现代临床检验医学

张丽娜 ◎ 著

吉林科学技术出版社

图书在版编目（CIP）数据

现代临床检验医学/ 张丽娜著. -- 长春 :吉林科学技术出版社, 2019.5
ISBN 978-7-5578-5587-1

Ⅰ.①现… Ⅱ.①张… Ⅲ.①临床医学–医学检验 Ⅳ.①R446.1

中国版本图书馆CIP数据核字(2019)第113618号

现代临床检验医学
XIANDAI LINCHUANG JIANYAN YIXUE

出 版 人　李　梁
责任编辑　李　征　李红梅
书籍装帧　山东道克图文快印有限公司
封面设计　山东道克图文快印有限公司
开　　本　787mm×1092mm　1/16
字　　数　290千字
印　　张　12.5
印　　数　3000册
版　　次　2019年5月第1版
印　　次　2020年6月第2次印刷

出　　版　吉林科学技术出版社
发　　行　吉林科学技术出版社
地　　址　长春市福祉大路5788号出版集团A座
邮　　编　130000
发行部电话/传真　0431-81629529　81629530　81629531
　　　　　　　　　81629532　81629533　81629534
储运部电话 0431-86059116
编辑部电话 0431-81629508
网　　址　http://www.jlstp.net
印　　刷　北京市兴怀印刷厂

书　　号　ISBN 978-7-5578-5587-1
定　　价　98.00元

前　言

　　检验技术的发展日新月异,特别是分子生物学、免疫学等技术进展迅速。新的检验技术、检验项目和检验方法不断进入临床实验室,其操作方法也进一步规范。

　　全书共十章,紧密结合我国临床诊疗工作实际和临床检验新进展,对检验技术基础项目进行了详细的阐述。内容充实,文字简明,表达准确,十分易于医务人员掌握。相信本书的出版,会为进一步统一和规范各医疗机构的临床检验操作行为带来帮助,进一步推动实验室室内质量控制和室间质量评价工作,促进检验医学的发展。

　　尽管编者希望本书能融最实用、最前沿的检验知识和技术于其中,但在医学知识日新月异的今天,编撰中仍然会存在一些不足之处,望同道们不吝赐教,以便再版时修正和补充。

编　者

目　录

第一章　临床血液一般检验

临床血液一般检验是血液学检验最基础、最常用的一类检验项目,主要包括全血细胞计数、外周血细胞形态学检查、红细胞沉降率测定、血液流变学检查等。血液一般检验取材容易,检测便捷,是临床最常用的初筛项目之一。

第一节　血液一般检验标本的采集与处理

一、静脉血的采集

【原理】

利用负压的原理,使用真空采血管或注射器将针头刺入浅静脉后,通过真空负压控制定量采集静脉血或通过手工控制吸取一定量的静脉血。

【试剂与器具】

压脉带、垫枕和手套;70%乙醇、消毒棉球或棉签;一次性无菌针头、持针器和真空采血管,或者使用注射器和试管;胶带。

【操作】

(1)对照申请单核对患者身份。

(2)采血部位的选择:患者取坐位或仰卧位,前臂置于桌面枕垫上或水平伸直。检查患者的肘前静脉,为使静脉血管充分暴露,可让患者握紧拳头,系上压脉带。采血人员可用示指触摸寻找合适的静脉,触摸时能感觉到静脉所在区域较周围其他组织的弹性大,一般肘臂弯曲部位或稍往下区域是比较理想的穿刺部位。如在一只手臂上找不到合适的静脉,则用同样的方法检查另一只手臂。如需从腕部、手背或脚部等处的静脉采血,最好由有经验的采血人员进行。

(3)静脉穿刺的准备:选择好合适的穿刺部位后,放松压脉带,依照《医疗机构消毒技术规范》(WS/T 2012-367)的要求,使用 70%～80%(体积分数)的乙醇溶液擦拭消毒 2 遍,作用 3 分钟,消毒范围强调以穿刺部位为中心,由内向外缓慢旋转,逐步涂擦,共 2 次,消毒皮肤面积应≥5cm×5cm。

(4)静脉穿刺:①将患者的手臂置于稍低位置,在穿刺点上方约 6cm 处系紧压脉带,嘱受检者紧握拳头,使静脉充盈显露。采血人员一手拿着采血装置,另一只手的手指固定穿刺部位下方的皮肤,以使静脉位置相对固定。②手握持针器或注射器,保持穿刺针的方向和静脉走向一致,穿刺针与皮肤间的夹角约为 20°,针尖斜面朝上。③将穿刺针快速、平稳地刺入皮肤和静脉。使用真空采血器时一只手固定住持针器和穿刺针,另一只手将真空采血管从持针器另一端推入;使用注射器穿刺成功后右手固定针筒,左手解开压脉带后,再缓缓抽动注射器针栓至采集到所需血量。④血液开始流出即可解开压脉带,或者在开始采最后一管标本后立即解开压脉带,同时嘱患者松开拳头。⑤消毒干棉球压住穿刺点,拔出针头,嘱患者继续按压棉球并保持手臂上举数分钟,如患者无法做到,则由采血人员按压穿刺点直至不出血。⑥在静脉穿刺处贴上不会引起过敏的胶条以助止血,如穿刺点的按压力度和时间不够,可能会导致皮下出血,形成瘀斑。⑦来回颠倒采血管数次将标本和抗凝剂混匀,但不可剧烈摇晃。⑧将采血针弃于利器盒内。⑨按实验室要求在每支采血管上贴好标签。⑩如是门诊患者,嘱其静坐片刻,确认无头晕、恶心等不良反应后再允许患者离开。

【注意事项】

(1)采血部位通常选择肘前静脉,如此处静脉不明显,可采用手背、手腕、腋窝和外踝部静脉;幼儿可采用颈外静脉。

(2)使用真空采血器前应仔细阅读厂家说明书。使用前勿松动一次性真空采血试管盖塞,以防采血量不准。

(3)使用注射器采血时,切忌将针栓回推,以免注射器中气泡进入血管形成气栓,造成严重后果。

(4)采血过程中应尽可能保持穿刺针位置不变,以免血流不畅。

(5)压脉带捆扎时间不应超过1分钟,否则会使血液成分的浓度发生改变。

(6)如果一次需要采集多管血液标本时,应按以下顺序采血:血培养管-需氧、血培养管-厌氧,凝血项管,无抗凝剂管(含或不含促凝剂和分离胶),有抗凝剂管。

(7)如遇受检者发生晕针,应立即拔出针头,让其平卧。必要时可用拇指压掐或针刺人中、合谷等穴位,嗅吸芳香氨酊等药物。

二、末梢血的采集

【试剂与器具】

(1)一次性使用的无菌采血针。

(2)70%乙醇棉球。

(3)一次性手套和消毒干棉球。

(4)不同检测所需特殊器具(如用于制作血涂片的玻片、微量移液管、血细胞计数稀释液、微量血细胞比容测量管)。

【操作】

(1)采血部位:成人以无名指或中指的指尖内侧为宜;特殊患者(如烧伤),必要时可从足跟部两侧或大拇指采血;婴儿理想的采血部位是足底面两侧的中部或后部,针刺的深度不应超过2mm,靠近足底面后部的针刺深度不应超过1mm。

(2)可轻轻按摩采血部位,使其自然充血,用70%乙醇棉球消毒局部皮肤,待干。

(3)操作者用左手拇指和示指紧捏穿刺部位两侧,右手持无菌采血针,自指尖内侧迅速有力地穿刺,即刻拔出采血针并弃于利器盒内。

(4)用消毒干棉球擦去第一滴血,按需要依次采血。采血顺序:血涂片、EDTA抗凝管、其他抗凝管、血清及微量采集管。

(5)可轻柔按压周围组织以获得足量的标本。

（6）采血完毕,用消毒干棉球压住伤口,止血片刻。

【注意事项】

（1）所选的采血部位要避开冻疮、炎症、水肿和瘢痕等患处;除特殊情况外,不宜从耳垂采血。

（2）不宜从婴儿的手指以及脚后方跟腱处采血,以防止可能造成骨组织和神经组织的损伤。

（3）采血部位宜保持温暖,有利于血液顺畅流出。

（4）消毒皮肤后应待乙醇挥发,皮肤干燥后方可采血,否则流出的血液不呈圆滴状,也可能会导致溶血。

（5）穿刺深度一般不超过 2mm;针刺后,稍加按压以血液能流出为宜。

三、抗凝剂的选用

血液一般检验常用的抗凝剂有以下 3 种:

1.枸橼酸钠（柠檬酸钠）

枸橼酸能与血液中的钙离子结合形成螯合物,从而阻止血液凝固。市售枸橼酸钠多含 2 个分子的结晶水,分子量（MW）为 294.12,常用浓度为 109mmol/L（32g/L）。枸橼酸钠与血液的比例多采用 1:9（V:V）。常用于凝血试验和红细胞沉降率测定（魏氏法血沉测定时抗凝剂为 0.4ml 加血 1.6ml）。

2.乙二胺四乙酸二钠（EDTA-Na_2·H_2O,MW336.21）或乙二胺四乙酸二钾（EDTA-K_2·$2H_2O$,MW404.47）

抗凝机制与枸橼酸钠相同。全血细胞分析用 EDTA-K_2·$2H_2O$,1.5~2.2mg 可阻止 1ml 血液凝固。由于 EDTA-Na_2 溶解度明显低于 EDTA-K_2,故 EDTA-K_2 特别适用于全血细胞分析,尤其适用于血小板计数。由于其影响血小板聚集及凝血因子检测,故不适合做凝血试验和血小板功能检查。

3.肝素

是一种含有硫酸基团的黏多糖,分子量为 15000,与抗凝血酶结合,促进其对凝血因子Ⅻ、Ⅺ、Ⅸ、Ⅹ 和凝血酶活性的抑制,抑制血小板聚集从而达到抗凝。通常用肝素盐或锂盐粉剂（125U=1mg）配成 1g/L 肝素水溶液,即每 ml 含肝素 1mg。取 0.5ml 置小瓶中,37~50℃烘干后,能抗凝 5ml 血液。适用于血气分析、电解质、钙等测定,不适合凝血象和血液学一般检查（可使白细胞聚集并使血涂片产生蓝色背景）。

四、血涂片制备

【器材】

清洁、干燥、无尘、无油脂的载玻片（25mm×75mm,厚度为 0.8~1.2mm）。

【操作】

血涂片制备方法很多,目前临床实验室普遍采用的是手工推片法,即用楔形技术制备血涂片方法,在玻片近一端 1/3 处,加 1 滴（约 0.05ml）充分混匀的血液,握住另一张边缘光滑的推片,以 30°~45°角使血滴沿推片迅速散开,快速、平稳地推动推片至载玻片的另一端。

【注意事项】

（1）血涂片应呈舌状，头、体、尾三部分清晰可分。

（2）推好的血涂片在空气中晃动，使其尽快干燥。天气寒冷或潮湿时，应于37℃恒温箱中保温促干，以免细胞变形缩小。

（3）涂片的厚薄、长度与血滴的大小、推片与载玻片之间的角度、推片时的速度及血细胞比容有关。一般认为血滴大、角度大、速度快则血膜越厚；反之则血膜越薄。血细胞比容高于正常时，血液黏度较高，保持较小的角度，可得满意结果；相反，血细胞比容低于正常时，血液较稀，则应用较大角度、推片速度较快。

（4）血涂片应在1小时内染色或在1小时内用无水甲醇（含水量<3%）固定后染色。

（5）新购置的载玻片常带有游离碱质，必须用约1mol/L HCl浸泡24小时后，再用清水彻底冲洗，擦干后备用。用过的载玻片可放入含适量肥皂或其他洗涤剂的清水中煮沸20分钟，洗净，再用清水反复冲洗，蒸馏水最后浸洗后擦干备用。使用时，切勿用手触及玻片表面。

（6）血液涂片既可直接用非抗凝的静脉血或毛细血管血，也可用EDTA抗凝血制备。由于EDTA能阻止血小板聚集，故在显微镜下观察血小板形态时非常合适。但EDTA抗凝血有时能引起红细胞皱缩和白细胞聚集，因此最好使用非抗凝血制备血涂片。

（7）使用EDTA-K_2抗凝血液样本时，应充分混匀后再涂片。抗凝血样本应在采集后4小时内制备血涂片，时间过长可引起中性粒细胞和单核细胞的形态学改变。注意制片前，样本不能冷藏。

五、血涂片染色

（一）瑞氏染色法

【原理】

瑞氏（Wright）染色法使细胞着色既有化学亲合作用，又有物理吸附作用。各种细胞由于其所含化学成分不同，对染料的亲合力也不一样，因此，染色后各种细胞呈现出各自的染色特点。

【试剂】

1.瑞氏染液

（1）瑞氏染料　　　　　　　0.1g

（2）甲醇（AR）　　　　　　60.0ml

瑞氏染料由酸性染料伊红和碱性染料亚甲蓝组成。将瑞氏染料放入清洁干燥研钵里，先加少量甲醇，充分研磨使染料溶解，将已溶解的染料倒入棕色试剂瓶中，未溶解的再加少量甲醇研磨，直至染料完全溶解，甲醇全部用完为止，即为瑞氏染液。配好后放室温，一周后即可使用。新配染液效果较差，放置时间越长，染色效果越好。久置应密封，以免甲醇挥发或氧化成甲酸。染液中也可加中性甘油2～3ml，除可防止甲醇过早挥发外，也可使细胞着色清晰。

2.pH 6.8磷酸盐缓冲液

磷酸二氢钾（KH_2PO_4）　　0.3g

磷酸氢二钠（Na_2HPO_4）　　0.2g

加少量蒸馏水溶解，再用蒸馏水加至1000ml。

【操作】

以血涂片染色为例。

(1)采血后推制厚薄适宜的血涂片(见血涂片制备)。

(2)用蜡笔在血膜两头画线,然后将血涂片平放在染色架上。

(3)加瑞氏染液数滴,以覆盖整个血膜为宜,染色约1分钟。

(4)滴加约等量的缓冲液与染液混合,室温下染色5～10分钟。

(5)用流水冲去染液,待干燥后镜检。

【注意事项】

(1)pH对细胞染色有影响。由于细胞各种成分均由蛋白质构成,蛋白质均为两性电解质,所带电荷随溶液pH而定。对某一蛋白质而言,如环境pH<pl(pl为该蛋白质的等电点),则该蛋白质带正电荷,即在酸性环境中正电荷增多,易与酸性伊红结合,染色偏红;相反,则易与亚甲蓝结合,染色偏蓝。因细胞着色对氢离子浓度十分敏感,为此,应使用清洁中性的载玻片,稀释染液必须用pH 6.8缓冲液,冲洗片子必须用中性水。

(2)未干透的血膜不能染色,否则染色时血膜易脱落。

(3)染色时间的长短与染液浓度、染色时温度及血细胞多少有关。染色时间与染液浓度、染色时温度成反比;染色时间与细胞数量成正比。

(4)冲洗时不能先倒掉染液,应用流水冲去,以防染料沉淀在血膜上。

(5)如血膜上有染料颗粒沉积,可用甲醇溶解,但需立即用水冲掉甲醇,以免脱色。

(6)染色过淡,可以复染。复染时应先加缓冲液,创造良好的染色环境,而后加染液,或加染液与缓冲液的混合液,不可先加染液。

(7)染色过深可用水冲洗或浸泡水中一定时间,也可用甲醇脱色。

(8)染色偏酸或偏碱时,均应更换缓冲液再重染。

(9)瑞氏染液的质量好坏除用血涂片实际染色效果评价外,还可采用吸光度比值(RA)评价。瑞氏染液的成熟指数以RA(A_{650nm}/A_{525nm})=1.3±0.1为宜。

(二)瑞氏-吉姆萨复合染色法

【原理】

吉姆萨染色原理与瑞氏染色相同,但提高了噻嗪染料的质量,加强了天青的作用,对细胞核着色效果较好,但和中性颗粒着色较瑞氏染色法差。因此,瑞氏·吉姆萨(Wright-Giemsa)复合染色法可取长补短,使血细胞的颗粒及胞核均能获得满意的染色效果。

【试剂】

瑞氏·吉姆萨复合染色液

Ⅰ液:取瑞氏染粉1g、吉姆萨染粉0.3g,置洁净研钵中,加少量甲醇(分析纯),研磨片刻,吸出上层染液。再加少量甲醇继续研磨,再吸出上层染液。如此连续几次,共用甲醇500ml。收集于棕色玻璃瓶中,每天早、晚各振摇3分钟,共5天,以后存放一周即能使用。

Ⅱ液:pH 6.4～6.8磷酸盐缓冲液

磷酸二氢钾(无水)　　　　　6.64g

磷酸氢二钠(无水)　　　　　2.56g

加少量蒸馏水溶解,用磷酸盐调整 pH,加水至 1000ml。

【操作】

瑞氏-吉姆萨染色方法基本上与瑞氏染色法相同。

(三)30 秒快速单一染色法

【试剂】

1.贮存液

瑞氏染粉	2.0g
吉姆萨染粉	0.6g
天青Ⅱ	0.6g
甘油	10.0ml
聚乙烯吡咯烷酮(PVP)	20.0g
甲醇	1000ml

2.磷酸盐缓冲液(pH 6.2～6.8)

磷酸二氢钾	6.64g
磷酸氢二钠	0.26g
苯酚	4.0ml
蒸馏水加至	1000ml

3.应用液

1 液、2 液按 3∶1 比例混合放置 14 天后备用。

【操作】

将染液铺满血膜或将血片浸入缸内,30 秒后用自来水冲洗。

(四)快速染色法

【试剂】

Ⅰ液：

磷酸二氢钾	6.64g
磷酸氢二钠	2.56g
水溶性伊红 Y	4.0g(或伊红 B 2.5g)
蒸馏水	1000ml
苯酚	40ml

煮沸,待冷后备用。

Ⅱ液：

亚甲蓝	4g
蒸馏水	1000ml
高锰酸钾	2.4g

煮沸,待冷后备用。

【操作】

把干燥血涂片浸入快速染色液的Ⅰ液中 30 秒,水洗,再浸入Ⅱ液 30 秒,水洗待干。

第二节　血细胞分析

一、血细胞分析的质量要求

（一）人员

1.实验室专业技术人员

应有明确的岗位职责,包括标本的采集与处理,样本检测,质量保证,报告的完成、审核与签发,检验结果的解释等岗位的职责和要求。

2.形态学检查技术主管

应有专业技术培训(如进修学习、参加形态学检查培训班等)的考核记录(如合格证、学分证及岗位培训证等),其他形态学检查人员应有定期培训及考核记录。

3.血液形态学检验人员的配置

宜满足工作需求,如血细胞分析复检标本的数量在每日 100 份以下时,宜配备 2 人;复检标本量在每日 100～200 份时,宜配备 3～4 人;若采用自动化仪器进行形态学筛查时,可适当减少人员数量。

4.应有人员培训计划

包括但不限于如下内容:培训目的,时间和培训内容(包括专业理论和操作技能),接受培训人员,可供使用的参考资料等。

5.应每年评估员工的工作能力

对新进员工,尤其是从事血液学形态识别的人员,在最初 6 个月内应至少进行 2 次能力评估。当职责变更时,或离岗 6 个月以上再上岗时,或政策、程序、技术有变更时,应对员工进行再培训和再评估。没有通过评估的人员应经再培训和再评审,合格后才可继续上岗,并记录。

6.其他

工作人员应对患者隐私及结果保密并签署声明。

（二）设施与环境条件

(1)实验室应具备满足工作需要的空间。

(2)如设置了不同的控制区域,应制定针对性的防护措施及合适的警告。

(3)应依据所用检测设备和实验过程对环境温湿度的要求,制定温湿度控制要求并记录。温度失控时应有处理措施并记录。

(4)应有足够的、温度适宜的储存空间(如冰箱),用以保存临床样品和试剂,设置目标温度和允许范围,温度失控时应有处理措施。

（三）实验室设备

1.血液分析仪的性能验证

新仪器使用前应进行性能验证,内容至少应包括精密度、正确度、可报告范围等,验证方法和要求见卫生行业标准(WS/T406-2012《临床血液学检验常规项目分析质量要求》)。要求至少每年对每台血液分析仪的性能进行评审。

2.血液分析仪的校准应符合如下要求

依照卫生行业标准（WS/T 347-2011《血液分析仪的校准指南》）的要求实施校准;应对每一台仪器进行校准;应制定校准程序,内容包括校准物的来源、名称,校准方法和步骤,校准周期等;应对不同吸样模式(自动、手动和预稀释模式等)进行校准或比对;可使用制造商提供的配套校准物或校准实验室提供的定值新鲜血进行校准;至少6个月进行一次校准。

3.试剂与耗材的要求

应提供试剂和耗材检查、接收、储存和使用的记录。商品试剂使用记录应包括使用效期和启用日期,自配试剂记录应包括试剂名称或成分、规格、储存条件、制备或复溶日期、有效期、配制人等。

4.电源配置

必要时,实验室可配置不间断电源(UPS)和(或)双路电源以保证关键设备的正常工作。

5.设备故障原因分析

设备发生故障后,应首先分析故障原因,如设备故障可能影响了方法学性能,于故障修复后,可通过以下合适的方式进行相关的检测、验证:可校准的项目实施校准;质控物检验;与其他仪器或方法比对;以前检验过的样品再检验。

(四)检验前程序

(1)所有类型的样品应有采集说明(一些由临床工作人员负责采集的样品不要求实验室准备详细的采集说明,如骨髓样品的采集;但实验室需提出相关要求,如合格样品的要求和运输条件等)。

(2)血细胞分析标本的采集应使用 EDTA 抗凝剂,除少数静脉取血有困难的患者(如婴儿、大面积烧伤或需频繁采血进行检查的患者外,宜尽可能使用静脉穿刺方式采集标本;血液与抗凝剂的体积比一般为9∶1。

(3)应根据检验项目明确列出不合格标本的类型(如有凝块、采集量不足、肉眼观察有溶血的标本等)和处理措施。

(4)用于疟原虫检查的静脉血标本,应在采集后1小时内同时制备厚片和薄片。如超过1小时,应在报告单上标注处理时间。

(五)检验程序

(1)应制定血细胞分析项目的标准操作程序。

(2)应制定血细胞分析的显微镜复检标准并对复检标准进行验证;要求复检后结果的假阴性率≤5%;应用软件有助于显微镜复检的有效实施;显微镜复检应保存记录;复检涂片至少保留2周。

(3)应规定检测结果超出仪器线性范围时的识别和解决方法(如对血样进行适当稀释和重复检验)。

(4)当检测样本存在影响因素(如有核红细胞、红细胞凝集、疟原虫、巨型血小板等)时,对仪器检测结果可靠性的判定和纠正措施应有规定。

(5)血液寄生虫检查的要求见第四篇。

(6)如使用自建检测系统,应有程序评估并确认精密度、正确度、可报告范围、参考区间等分析性能符合预期用途。

(7)可由制造商或其他机构建立参考区间后,由使用相同分析系统的实验室对参考区间进行验证或评审。实验室内部有相同的分析系统(仪器型号、试剂批号以及消耗品等相同)时,可调用相同的参考区间。当临床需要时,应根据年龄和(或)性别分组建立参考区间。中国成人血细胞分析参考区间可采纳行业标准(WS/T 405-2012《血细胞分析参考区间》)。

(六)检验程序的质量保证

1.实验室内部质量控制应符合如下要求

(1)质控品的选择:宜使用配套质控品,使用非配套质控品时应评价其质量和适用性。

(2)质控品的浓度水平:至少使用 2 个浓度水平(正常和异常水平)的质控品。

(3)质控项目:认可的所有检测项目均应开展室内质量控制。

(4)质控频度:根据检验标本量定期实施,检测当天至少 1 次。

(5)质控图:应使用 Levey-Jennings 质控图;质控图或类似的质量控制记录应包含以下信息:检测质控品的时间范围、质控图的中心线和控制界线、仪器/方法名称、质控品的名称、浓度水平、批号和有效期、试剂名称和批号、每个数据点的日期、操作人员的记录。

(6)质控图中心线的确定:血细胞计数质控品的测定应在不同时段至少检测 3 天,使用 10 个以上检测结果的均值画出质控图的中心线;每个新批号的质控品在日常使用前,应通过检测确定质控品均值,制造商规定的"标准值"只能作为参考。

(7)标准差的确定:标准差的计算方法参见 GB/T 20468-2006。

(8)失控判断规则:应规定质控规则,全血细胞计数至少使用 1_{3s} 和 2_{2s} 规则。

(9)失控报告:必要时宜包括失控情况的描述、核查方法、原因分析、纠正措施及纠正效果的评价等内容;应检查失控对之前患者样品检测结果的影响。

(10)质控数据的管理:按质控品批次或每月统计 1 次,记录至少保存 2 年。

(11)记录:实验室负责人应对每批次或每月室内质量控制记录进行审查并签字。

2.其他

所开展的检验项目应参加相应的室间质评要求使用相同的检测系统检测质控样本与患者样本;应由从事常规检验工作的人员实验室间质评样品的检测;应有禁止与其他实验室核对上报室间质评结果的规定;应保留参加室间质评的结果和证书。实验室应对"不满意"和"不合格"的室间质评结果进行分析并采取纠正措施。实验室负责人应监控室间质量评价活动的结果,并在评价报告上签字。

3.对未开展室间质评检验项目的比对要求

应通过与其他实验室(如使用相同检测方法的实验室、使用配套系统的实验室)比对的方式,判断检验结果的可接受性,并应满足如下要求:

(1)规定比对实验室的选择原则。

(2)样品数量:至少 5 份,包括正常和异常水平。

(3)频率:至少每年 2 次。

(4)判定标准:应有≥80%的结果符合要求。当实验室间比对不可行或不适用时,实验室应制定评价检验结果与临床诊断一致性的方法,判断检验结果的可接受性。每年至少评价 2

次,并有记录。

4.实验室内部结果比对应符合如下要求

(1)检验同一项目的不同方法、不同分析系统应定期(至少6个月)进行结果的比对。血液分析仪等血液学检测设备,确认分析系统的有效性并确认其性能指标符合要求后,每年至少使用20份临床标本(含正常和异常标本)进行比对(可分批进行),结果应符合卫生行业标准(WS/T 406-2012《临床血液学检验常规项目分析质量要求》)。

(2)应定期(至少每3个月1次,每次至少5份临床样本)进行形态学检验人员的结果比对、考核并记录。

(3)比对记录应由实验室负责人审核并签字,记录至少保留2年。

(七)结果报告

(1)如收到溶血标本,宜重新采集,否则检验报告中应注明标本溶血。

(2)危急值通常用于患者血液检验的首次结果。

二、血红蛋白测定

氰化高铁血红蛋白(HiCN)分光光度法是世界卫生组织和国际血液学标准化委员会(ICSH)推荐的参考方法,该方法的测定结果是其他血红蛋白测定方法的溯源标准。常规实验室多使用血液分析仪或血红蛋白计进行测定,无论采用何种原理的测定方法,均要求实验室通过使用血液分析仪配套校准物或溯源至参考方法的定值新鲜血实施校准,以保证 Hb 测定结果的准确性。

(一)检测方法

1.氰化高铁血红蛋白分光光度法

【原理】

血红蛋白(除硫化血红蛋白外)中的亚铁离子(Fe^{2+})被高铁氰化钾氧化成高铁离子(Fe^{3+}),血红蛋白转化成高铁血红蛋白。高铁血红蛋白与氰根离子(CN^-)结合,生成稳定的氰化高铁血红蛋白。用分光光度计检测时,氰化高铁血红蛋白在波长 540nm 处有一个较宽的吸收峰,它在 540nm 处的吸光度同它在溶液中的浓度成正比。

【试剂】

HiCN 试剂:

氰化钾(KCN)	0.050g
高铁氰化钾[$K_3Fe(CN)_6$]	0.200g
无水磷酸二氢钾(KH_2PO_4)	0.140g
非离子表面活性剂[可用 Triton X-100,Sapon-ic218 等]0.5~1.0ml	

分别溶于蒸馏水中,混合,再加蒸馏水至 1000ml,混匀。试剂为淡黄色透明溶液,pH 在 7.0~7.4,用冰点渗透压仪测定的渗透量应在(6~7)mOsm/(kg·H_2O)。血红蛋白应在 5 分钟内完全转化为高铁血红蛋白。

【操作】

(1)标准曲线制备:将氰化高铁血红蛋白(HiCN)参考液稀释为四种浓度(200g/L,100g/L,50g/L,25g/L),然后以 HiCN 试剂调零,分别测定其在 540nm 处的吸光值。以血红蛋白浓度(g/L)为横坐标,其对应的吸光度为纵坐标,在坐标纸上描点。用 $Y(A_{540})=a+bX$ (G)进行直线回归处理。

(2)常规检测血红蛋白:先将 $20\mu l$ 血用 $5.0ml$ HiCN 试剂稀释,混匀,静置 5 分钟后,测定待检标本在 540nm 下的吸光值,按下面公式计算,从而得出待检标本的血红蛋白浓度。

$$C=\frac{A_{540}-a}{b}=(A_{540}-a)\times\frac{1}{b}$$

式中:A_{540}——患者待测 HiCN 在波长为 540nm 的吸光值

C——血红蛋白浓度,g/L

a 为截距

b 为斜率

【注意事项】

(1)血红蛋白测定方法很多,但无论采用何种方法,都应溯源至氰化高铁血红蛋白分光光度法的结果。

(2)试剂应储存在棕色硼硅有塞玻璃瓶中,不能贮存于塑料瓶中,否则会使 CN^- 丢失,造成测定结果偏低。

(3)试剂应置于 2～8℃保存,不可冷冻,结冰可引起高铁氰化钾破坏,使试剂失效。

(4)试剂应保持新鲜,至少一个月配制一次。

(5)氰化钾是剧毒品,配试剂时要严格按剧毒品管理程序操作。

(6)脂血症或标本中存在大量脂蛋白可产生浑浊,可引起血红蛋白假性升高。白细胞数 $>20\times10^9/L$、血小板计数 $\geqslant700\times10^9/L$ 及异常球蛋白增高也可出现混浊,均可使血红蛋白假性升高。煤气中毒或大量吸烟引起血液内碳氧血红蛋白增多,也可使测定值增高。若因白细胞数过多引起的混浊,可离心后取上清液比色;若因球蛋白异常增高(如肝硬化患者)引起的混浊,可向比色液中加入少许固体氯化钠(约 0.25g)或碳酸钾(约 0.1g),混匀后可使溶液澄清。

(7)测定后的 HiCN 比色液不能与酸性溶液混合(目前大都用流动比色,共用 1 个废液瓶,尤须注意这一点),因为氰化钾遇酸可产生剧毒的氢氰酸气体。

(8)为防止氰化钾污染环境,比色测定后的废液集中于广口瓶中处理。废液处理:①首先以水稀释废液(1:1),再按每升上述稀释废液加入次氯酸钠 35ml,充分混匀后敞开容器口放置 15 小时以上,使 CN^- 氧化成 CO_2 和 N_2 挥发,或水解成 CO_3^{2-} 和 NH_4^+,再排入下水道;②碱性硫酸亚铁除毒:硫酸亚铁和 KCN 在碱性溶液中反应,生成无毒的亚铁氰化钾,取硫酸亚铁($FeSO_4\cdot7H_2O$)50g,氢氧化钠 50g,加水至 1000ml,搅匀制成悬液。每升 HiCN 废液,加上述碱性硫酸亚铁悬液 40ml,不时搅匀,置 3 小时后排入下水道,但该方法的除毒效果不如前者好。

(9)HiCN 参考液的纯度检查:①波长 450～750nm 的吸收光谱曲线形态应符合文献所述;②A_{540nm}/A_{504nm} 的吸光度比值应为 1.59～1.63;③用 HiCN 试剂作空白,波长 710～800nm 处,比色杯光径 1.0cm 时,吸光度应小于 0.002。

(10)血液标本使用静脉血,静脉血用乙二胺四乙酸二钾($EDTA-K_2$)抗凝。

2.十二烷基硫酸钠血红蛋白测定法

由于 HiCN 法会污染环境,对环境保护不利。为此各国均相继研发不含 KCN 测定血红蛋白的方法,如十二烷基硫酸钠血红蛋白(sodium lauryl sulfate hemoglobin,SLS-Hb)测定方法,但其测定结果应溯源到 HiCN 分光光度法。

【原理】

除硫化血红蛋白(SHb)外,血液中各种血红蛋白均可与十二烷基硫酸钠(SLS)作用,生成 SLS-Hb 棕色化合物,SLS-Hb 波峰在 538nm,波谷在 500nm,本法可用 HiCN 法定值的新鲜血,对血液分析仪进行校准或绘制标准曲线。

【试剂】

(1)血液分析仪商品试剂。

(2)自配试剂:①60g/L 十二烷基硫酸钠的磷酸盐缓冲液:称取 60g 十二烷基硫酸钠溶解于 33.3mmol/L 磷酸盐缓冲液(pH 7.2)中,加 TritonX-100 70ml 于溶液中混匀,再加磷酸盐缓冲液至 1000ml,混匀;②SLS 应用液:将上述 60g/L SLS 原液用蒸馏水稀释 100 倍,SLS 最终浓度为 2.08mmol/L。

【操作】

(1)按血液分析仪操作说明书的要求进行操作。

(2)末梢血检测方法(适用于婴幼儿、采血困难的肿瘤患者等):准确吸取 SLS 应用液 5.0ml 置于试管中,加入待测血 20μl,充分混匀。5 分钟后置 540nm 下以蒸馏水调零,读取待测管吸光度值,查标准曲线即得 SLS-Hb 结果。

(3)标准曲线绘制:取不同浓度血红蛋白的全血标本,分别用 HICN 法定值。再以这批已定值的全血标本,用 SLS-Hb 测定,获得相应的吸光度值,绘制出标准曲线。

【参考区间】

(仪器法,静脉采血)

成年男性：   130～175g/L

成年女性：   115～150g/L

新生儿：   180～190g/L

婴儿：   110～120g/L

儿童：   120～140g/L

【注意事项】

(1)注意选用 CP 级以上的优质十二烷基硫酸钠[$CH_3(CH_2)_3SO_4Na$, MW288.38]。

(2)本法配方溶血力很强,不能用同一管稀释标本同时测定血红蛋白和白细胞计数。

(3)其他环保的血红蛋白测定方法还很多,如碱羟血红蛋白测定法等。

(4)建议各临床实验室对参考区间进行验证后,采纳使用。

(5)为保证结果的可靠性,应尽可能使用静脉血进行检测。

(二)临床意义

1.生理性降低

主要见于生理性贫血,如生长发育迅速而导致造血原料相对不足的婴幼儿、妊娠中后期血容量明显增加而引起血液稀释的孕妇,以及造血功能减退的老年人。

2.病理性降低

见于各种贫血,常见原因有:①骨髓造血功能障碍,如再生障碍性贫血、白血病、骨髓瘤、骨髓纤维化;②造血物质缺乏或利用障碍,如缺铁性贫血、铁粒幼细胞贫血、巨幼细胞贫血(叶酸及维生素 B_{12} 缺乏);③急慢性失血,如手术或创伤后急性失血、消化道溃疡、寄生虫病;④血细胞破坏过多,如遗传性球形红细胞增多症、阵发性睡眠性血红蛋白尿、异常血红蛋白病、溶血性贫血;⑤其他疾病(如炎症、肝病、内分泌系统疾病)造成或伴发的贫血。

3.生理性增高

见于生活在高原地区的居民、胎儿及初生儿、健康人进行剧烈运动或从事重体力劳动时。

4.病理性增高

分为相对性增高和绝对性增高。相对性增高通常是由于血浆容量减少,致使血液中有形成分相对增多形成的暂时性假象,多见于脱水血浓缩时,常由严重呕吐、多次腹泻、大量出汗、大面积烧伤、尿崩症、大剂量使用利尿药等引起。绝对性增高多与组织缺氧、血中促红细胞生成素水平升高、骨髓加速释放红细胞有关,见于:①原发性红细胞增多症:为慢性骨髓增生性疾病,临床较为常见,其特点为红细胞及全血容量增加导致皮肤黏膜暗红,脾大同时伴有白细胞和血小板增多。②继发性红细胞增多症:见于肺源性心脏病、阻塞性肺气肿、发绀型先天性心脏病及异常血红蛋白病等;与某些肿瘤和肾脏疾患有关,如肾癌、肝细胞癌、子宫肌瘤、卵巢癌、肾胚胎瘤和肾积水、多囊肾、肾移植后;此外,还见于家族性自发性促红细胞生成素浓度增高、药物(雌激素、皮质类固醇等)引起的红细胞增多等。

在各种贫血时,由于红细胞内血红蛋白含量不同,红细胞和血红蛋白减少程度可不一致。血红蛋白测定可以用于了解贫血的程度,如需要了解贫血的类型,还需作红细胞计数和红细胞形态学检查,及与红细胞其他相关的指标测定。

三、红细胞计数

红细胞计数(RBC)可采用自动化血液分析仪或显微镜检查法进行检测,以前者最为常用。血液分析仪进行红细胞计数的原理是电阻抗原理,在仪器计数结果不可靠(如红细胞数量较低、存在干扰等)需要确认、不具备条件使用血液分析仪时,可采用显微镜检查法进行红细胞计数。

(一)检测方法

1.血液分析仪检测法

【原理】

主要使用电阻抗原理进行检测。有的仪器采用流式细胞术加二维激光散射法进行检测,全血经专用稀释液稀释后,使自然状态下的双凹盘状扁圆形红细胞成为球形并经戊二醛固定,这种处理不影响红细胞的平均体积,红细胞通过测量区时,激光束以低角度前向光散射测量单个红细胞的体积和红细胞总数,可使红细胞计数结果更加准确。

【仪器与试剂】

血液分析仪及配套试剂(如稀释液、清洗液)、配套校准物、质控物。

【操作】

使用稀释液和特定装置定量稀释血液标本;检测稀释样本中的细胞数量;将稀释样本中的细胞数量转换为最终报告结果,即每升全血中的红细胞数量。不同类型血液分析仪的操作程序依照仪器说明书规定。

【参考区间】

(仪器法,静脉采血)

成年男性:$(4.3\sim5.8)\times10^{12}/L$;成年女性:$(3.8\sim5.1)\times10^{12}/L$。

2.显微镜计数法

【原理】

显微镜检查方法用等渗稀释液将血液按一定倍数稀释并充入细胞计数板(又称牛鲍计数板)的计数池,在显微镜下计数一定体积内的红细胞数,经换算得出每升血液中红细胞的数量。

【试剂与器材】

①赫姆(Hayem)液:氯化钠1.0g,结晶硫酸钠($Na_2SO_4 \cdot 10H_2O$)5.0g(或无水硫酸钠2.5g),氯化汞0.5g,分别用蒸馏水溶解后混合,再用蒸馏水加至200ml,混匀、过滤后备用;如暂无赫姆(Hayem)液,可用无菌生理盐水替代;②改良Neubauer血细胞计数板、盖玻片;③普通显微镜。

【操作】

①取中号试管1支,加红细胞稀释液2.0ml;②用清洁干燥微量吸管取末梢血或抗凝血10μl,擦去管外余血后加至红细胞稀释液底部,再轻吸上层清液清洗吸管2~3次,然后立即混匀;③混匀后,用干净微量吸管将红细胞悬液充入计数池,不得有空泡或外溢,充池后静置2~3分钟后计数;④高倍镜下依次计数中央大方格内四角和正中5个中方格内的红细胞。对压线红细胞按"数上不数下、数左不数右"的原则进行计数。

【结果计算】

红细胞数/L=5个中方格内红细胞数×5×10×200×10^6

$\qquad$=5个中方格内红细胞数×10^{10}

$\qquad\displaystyle=\frac{5个中方格内的红细胞}{100}\times10^{12}$

式中:×5:5个中方格换算成1个大方格;×10:1个大方格容积为0.1μl,换算成1.0μl;×200:血液的实际稀释倍数应为201倍,按200是便于计算;×10^6:由1μl换算成1L。

【注意事项】

①显微镜计数方法由于计数细胞数量有限,检测结果的精密度较差,适用于红细胞数量较低标本的检测;②红细胞的聚集可导致计数不准确;③如计数板不清洁或计数板中的稀释液蒸发,也会导致结果增高或错误;④配制的稀释液应过滤,以免杂质、微粒等被误认为细胞。

(二)方法学评价

临床实验室主要使用血液分析仪进行红细胞计数,不仅操作简便、检测快速,重复性好,而且能够同时得到多个红细胞相关参数。使用配套校准物或溯源至参考方法的定值新鲜血实施校准后,可确认或改善检测结果的准确性。某些病理状态下(如白细胞数过高、巨大血小板、红细胞过小、存在冷凝集素等),仪器检测结果易受干扰,需使用手工法进行确认。手工法是传统方法,无须特殊设备,但操作费时费力,结果重复性较差,在常规检测中已较少使用。

(三)临床意义

1.生理性降低

主要见于生理性贫血,如婴幼儿、妊娠中后期孕妇以及造血功能减退的老年人等。

2.病理性降低

见于各种贫血,常见原因有:①骨髓造血功能障碍,如再生障碍性贫血、白血病、骨髓瘤、骨髓纤维化;②造血物质缺乏或利用障碍,如缺铁性贫血、铁粒幼细胞贫血、巨幼细胞贫血;③急慢性失血,如手术或创伤后急性失血、消化道溃疡、寄生虫病;④血细胞破坏过多,如溶血性贫血;⑤其他疾病造成或伴发的贫血。

3.生理性增高

见于生活在高原地区的居民、胎儿及新生儿、剧烈运动或重体力劳动的健康人。

4.病理性增高

分为相对性增高和绝对性增高。相对性增高通常是由于血浆容量减少,致使血液中有形成分相对增多形成的暂时性假象,常由严重呕吐、多次腹泻、大面积烧伤、尿崩症、大剂量使用利尿药等引起。绝对性增高多与组织缺氧、血中促红细胞生成素水平升高、骨髓加速释放红细胞有关,见于:①原发性红细胞增多症:为慢性骨髓增殖性肿瘤,临床较为常见;②继发性红细胞增多症:见于肺源性心脏病、慢性阻塞性肺气肿及异常血红蛋白病等;与某些肿瘤和肾脏疾患有关,如肾癌、肝细胞癌、卵巢癌、肾移植后;此外,还见于家族性自发性促红细胞生成素浓度增高,药物(雌激素、皮质类固醇等)引起的红细胞增多等。

四、血细胞比容测定

血细胞比容(hematocrit,Hct)可采用离心法或血液分析仪进行测定。微量离心法是国际血液学标准化委员会(ICSH)推荐的参考方法。临床实验室主要使用血液分析仪测定 Hct,血液分析仪的检测结果应通过校准溯源至参考方法。

(一)检测方法

1.血液分析仪检测法

【原理】

仪器检测 Hct 的原理分为两类:一类是通过累积细胞计数时检测到的脉冲信号强度得出;另一类是通过测定红细胞计数和红细胞平均体积的结果计算得出,Hct=红细胞计数×红细胞平均体积。

【仪器与试剂】

血液分析仪及配套试剂、校准物、质控物、采血管等耗材。

【操作】

按血液分析仪说明书的要求进行操作。

【参考区间】

(仪器法,静脉采血)

成年男性:0.40~0.50;成年女性:0.35~0.45。

【注意事项】

血标本中有凝块、溶血、严重脂血等因素可导致检测结果不可靠。

2.毛细管离心法

【原理】

离心法是将待测标本吸入孔径一致的标准毛细玻璃管并进行离心,血细胞与血浆分离并被压紧,通过测量血细胞柱和血浆柱的长度即可计算出血细胞占全血的体积比。

【试剂与器材】

(1)抗凝剂:以 EDTA-K_2 为最好。

(2)毛细管:毛细管用钠玻璃制成,长度为 75mm±0.5mm;内径为 1.155mm±0.085mm;管壁厚度为 0.20mm,允许范围为 0.18~0.23mm。

(3)毛细管密封胶:应使用黏土样密封胶或符合要求的商品。

(4)高速离心机:离心半径应大于 8.0cm,能在 30 秒内加速到最大转速,在转动圆盘周边的 RCF 为 10 000~15 000g 时,转动 5 分钟,转盘的温度不超过 45℃。

(5)刻度读取器,如微分卡尺。

【操作】

(1)将血标本与抗凝剂混匀时,动作应轻柔,避免血液中产生过多气泡。

(2)利用虹吸作用将抗凝静脉血吸入毛细管内,反复倾斜毛细管,使血柱离毛细管两端的距离分别大于 0.5cm。

(3)将毛细管未吸血液的一端垂直插入密封胶,封口。密封胶柱长度为 4~6mm。

(4)将毛细管编号,按次序放置于离心机上。密封的一端朝向离心机圆盘的周边一侧。

(5)RCF 至少为 10000×g,离心 5 分钟。

(6)取出毛细管,测量其中红细胞柱、全细胞柱和血浆柱的长度。红细胞柱的长度除以全细胞柱和血浆柱的长度之和,即为血细胞比容。

【注意事项】

①采血应顺利,防止溶血及组织液混入;②同一标本的测量结果之差不可大于 0.015;③测量红细胞柱的长度时,不能将白细胞和血小板层计算在内;④离心机应符合要求。

(二)方法学评价

临床实验室主要使用血液分析仪进行 Hct 检测,其优点是检测速度快,精密度良好,适合批量标本的检测,使用配套校准物或溯源至参考方法的定值新鲜血实施校准后,可确认或改善检测结果的准确性;常规条件使用的离心法操作简单,但检测速度较慢,结果准确性易受离心条件的影响,在临床实验室较少使用。

(三)临床意义

Hct 不仅与红细胞数量的多少有关,而且与红细胞的体积大小及血浆容量的改变有关。Hct 是诊断贫血的主要实验室检查指标之一,也是影响全血黏度的重要因素和纠正脱水及酸碱平衡失调时治疗的参考指标。

1.Hct 增高

常导致全血黏度增加,呈现血液高黏滞综合征。临床研究表明,高血细胞比容与血栓形成密切相关,在诊断血管疾病的血栓前状态中也有显著意义。Hct 增高临床常见于:①各种原因所致的血液浓缩,使红细胞数量相对增多,如严重呕吐、腹泻、大量出汗、大面积烧伤等;②真性红细胞增多症;③继发性红细胞增多(如高原病、慢性肺源性心脏病等)的患者红细胞数量绝对增多,Hct 可显著增高。

2.Hct 减低

见于:①正常孕妇;②各种类型贫血,如急慢性出血、缺铁性贫血和再生障碍性贫血,但Hct 减少的程度与 RBC、Hb 的减少程度并非完全一致;③继发性纤维蛋白溶解症患者;④应用干扰素、青霉素、吲哚美辛(消炎痛)、维生素 A 等药物的患者。

五、红细胞平均指数

【原理】

临床不仅要根据红细胞计数、血红蛋白浓度及血细胞比容的变化对贫血进行诊断,还要利用 RBC、Hb 及 Hct 的数值,计算出红细胞平均指数,帮助对贫血做形态学分类,初步判断贫血的原因以及对贫血进行鉴别诊断。红细胞平均指数分别为:平均红细胞体积(MCV)、平均红细胞血红蛋白量(mean corpuscular hemoglobin,MCH)和平均红细胞血红蛋白浓度(mean corpuscular hemoglobin concentra-tion,MCHC)。

【计算方法】

1.平均红细胞体积(MCV)

是指每个红细胞的平均体积,以飞升(fl)为单位。

$$MCV = \frac{每升血液中红细胞比容(L) \times 10^{15}}{每升血液红细胞数(个)}$$

$$= \times \times fl$$

举例:患者血红细胞数为 $3.6 \times 10^{12}/L$,血细胞比容为 0.392。

因为 $1L = 10^{15}fl$,即

$$MCV = \frac{0.392 \times 10^{15}}{3.6 \times 10^{12}} = 109fl$$

2.平均红细胞血红蛋白含量(MCH)

是指每个红细胞内所含血红蛋白的平均量,以皮克(pg)为单位。

$$MICH = \frac{每升血液中血红蛋白浓度(g) \times 10^{12}}{每升血液红细胞数(个)}$$

$$= \times \times pg$$

举例:患者红细胞数 $3.6 \times 10^{12}/L$,血红蛋白为 136g/L。

因为 $1g = 10^{12}pg$,即

$$MCV = \frac{136 \times 10^{12}}{3.6 \times 10^{12}} = 38pg$$

3.平均红细胞血红蛋白浓度(MCHC)

是指平均每升红细胞中所含血红蛋白浓度(g/L)。

$$MCHC = \frac{每升血液中血红蛋白 g 数(g/L)}{每升血液红细胞比容(L/L)} = \times \times g/L$$

举例：患者血红蛋白 136g/L，血细胞比容为 0.392。

$$MCHC = \frac{136}{0.392} = 347g/L$$

1.MCV

MCV 增高见于红细胞体积增大时，见于各种造血物质缺乏或利用不良引起的巨幼细胞贫血、酒精性肝硬化、获得性溶血性贫血、出血性贫血再生之后和甲状腺功能减退等。MCV 降低见于红细胞减小时，见于慢性感染、慢性肝肾疾病、慢性失血、珠蛋白生成障碍性贫血（地中海贫血）、铁缺乏及铁利用不良等引起的贫血；其他原因引起的贫血 MCV 一般正常，如再生障碍性贫血、急性失血性贫血和某些溶血性贫血等。

2.MCH

增高见于各种造血物质缺乏或利用不良的大细胞性贫血（如巨幼细胞贫血）、恶性贫血、再生障碍性贫血、网织红细胞增多症、甲状腺功能减退等。MCH 降低见于慢性感染、慢性肝肾疾病、慢性失血等原因引起的单纯小细胞性贫血和铁缺乏及铁利用不良等原因引起的小细胞低色素性贫血，也可见于妊娠、口炎性腹泻等，急性失血性贫血和某些溶血性贫血的 MCH 检测结果多为正常。

3.MCHC

增高见于红细胞内血红蛋白异常浓缩，如烧伤、严重呕吐、频繁腹泻、慢性一氧化碳中毒、心脏代偿功能不全、遗传性球形红细胞增多症和相对罕见的先天性疾病。MCHC 降低主要见于小细胞低色素性贫血，如缺铁性贫血和珠蛋白生成障碍性贫血。患者的 MCHC 结果通常变化较小，可用于辅助监控血液分析仪检测结果的可靠性和标本异常等情况，如 MCHC 高于 400g/L 提示仪器检测状态可能有错误，也可能是标本出现了冷凝集。

【注意事项】

（1）由于以上三个参数都是间接算出的，因此红细胞数、血红蛋白浓度和血细胞比容的检测数据必须准确，否则误差很大。

（2）应结合红细胞形态学进行贫血种类的分析。

六、白细胞计数

白细胞计数（WBC）可使用血液分析仪或显微镜进行检测，以前者最为常用。在血液分析仪计数结果异常（如白细胞数量较低、存在干扰等）需要确认或没有条件使用血液分析仪时，可采用手工显微镜法进行白,细胞计数。

（一）检测方法

1.血液分析仪检测法

【原理】

进行白细胞计数的原理主要有电阻抗法和光散射法。即血液经溶血素处理后，在鞘流液的带动下白细胞逐个通过血液分析仪的细胞计数小孔或激光照射区，引起小孔周围电阻抗的变化或产生特征性的光散射，对应的脉冲信号或光散射信号的多少即代表白细胞的数量。

【仪器与试剂】

血液分析仪及配套试剂（如稀释液、溶血剂、清洗液）、配套校准物、质控物。

【操作】

使用稀释液和特定装置定量稀释血液标本;检测稀释样本中的细胞数量;将稀释样本中的细胞数量转换为最终报告结果,即每升全血中的白细胞数量。不同类型血液分析仪的操作程序依照仪器说明书规定。

【参考区间】

(仪器法,静脉采血)

成年人:$(3.5\sim9.5)\times10^{12}/L$。

【注意事项】

血液应与抗凝剂充分混匀,避免产生凝块;同时应避免标本出现溶血。存在冷球蛋白、冷纤维蛋白原、红细胞抵抗溶血和高三酰甘油等影响因素均会干扰白细胞计数结果。

2.显微镜计数法

【原理】

手工计数时用白细胞稀释液将血液稀释一定倍数并破坏成熟的红细胞,然后将稀释后的标本充入细胞计数板(又称牛鲍计数板)的计数池,在显微镜下计数一定体积内的白细胞数,换算出每升血液中白细胞的数量。

【试剂与器材】

(1)白细胞稀释液

冰醋酸	2ml
蒸馏水	98ml
10g/L 亚甲蓝溶液	3 滴(混匀过滤后备用)

(2)其他:显微镜、改良 Neubauer 血细胞计数板等。

【操作】

(1)取小试管 1 支,加白细胞稀释液 0.38ml。

(2)用微量吸管准确吸取 $20\mu l$ EDTA 抗凝全血或末梢血,擦去管外余血,将吸管插入小试管中稀释液的底部,轻轻将血放出,并吸取上清液清洗吸管 2 次,混匀。

(3)待红细胞完全破坏,液体变为棕褐色后,再次混匀后充池,静置 2~3 分钟,待白细胞下沉。

(4)用低倍镜计数四角 4 个大方格内的白细胞数,对压线细胞按"数上不数下、数左不数右"的原则进行计数。

【计算】

$$白细胞数/L=\left(\frac{N}{4}\right)\times10\times20\times10^6=\frac{N}{20}\times10^9$$

式中:

N   4 个大方格内白细胞总数;

÷4   为每个大方格(即 $0.1\mu l$)内白细胞平均数;

×10   1 个大方格容积为 $0.1\mu l$,换算成 $1.0\mu l$;

×20   血液稀释倍数;

$\times 10^6$　由 $1\mu l$ 换算成 1L。

【注意事项】

手工法计数白细胞的误差,与样本量过少、采集样本的质量以及计数池中细胞分布不均匀等因素有关。

(1)静脉血稀释前应充分混匀,不能有凝集。末梢血在穿刺后应避免挤压,使之自由流出,且立即稀释,以免产生凝集。

(2)小试管、计数板均应清洁、干燥,以免杂质、微粒等被误认为细胞。

(3)应准确量取血液样本、恰当稀释。计数池只能加入一定量的稀释样本,过量则使盖玻片抬高,从而改变计数池的充液高度。

(4)白细胞数量过高时,可加大稀释倍数,如超过 $30\times 10^9/L$,可用 1∶100 稀释;白细胞数量过低时,可计数 8 个大方格的白细胞数或减少稀释倍数,如 1∶10 稀释。

(5)白细胞计数的稀释液破坏或溶解所有的无核红细胞。在某些疾病条件下,有核红细胞可能会在外周血中出现,这些细胞不能从白细胞中分辨出来,在计数池中也被计数成白细胞。因此,对染色血涂片进行分类,每 100 个白细胞中有 5 个或更多有核红细胞时,白细胞计数结果按下列公式进行校正:

$$校正后的白细胞计数结果 = X \times \frac{100}{100+Y}$$

X:未校正的白细胞数;Y:分类计数时,每 100 个白细胞中同时计到的有核红细胞数。

白细胞计数以校正后的结果进行报告。

(6)白细胞总数在正常范围内时,大方格间的细胞数不得相差 8 个以上,两次重复计数误差不得超过 10%。

(二)方法学评价

临床实验室主要使用血液分析仪进行白细胞计数,不仅操作简便、检测快速,而且重复性好,易于标准化,适合批量标本的检测。使用配套校准物或溯源至参考方法的定值新鲜血实施校准后,可确认或改善检测结果的准确性。某些人为因素(如抗凝不充分)或病理状态(如外周血出现有核红细胞、巨大血小板、血小板凝集)干扰仪器的检测结果时,需使用手工法进行确认。手工法是白细胞计数的传统方法,简便易行,无须特殊设备,但检测速度慢、结果重复性较差,难于满足常规工作批量标本的检测需求。在规范操作条件下,当血液分析仪检测结果存在干扰因素导致结果不可靠时,手工法可用于 WBC 结果复核。

(三)临床意义

1.生理性变化

白细胞计数结果有明显生理性波动,如:早晨较低,傍晚较高;餐后较餐前高;剧烈运动、情绪激动时较安静状态下偏高;月经期、妊娠、分娩、哺乳期亦可增高;新生儿及婴儿明显高于成人;吸烟亦可引起 WBC 增高。

2.病理性增多

常见于:①急性化脓性感染,尤其是革兰阳性球菌感染(脓肿、脑膜炎、肺炎、阑尾炎、扁桃体炎等);②某些病毒感染(传染性单核细胞增多症、流行性乙型脑炎等);③组织损伤(严重外伤、大手术、大面积烧伤、急性心肌梗死等）；④急性大出血；⑤白血病；⑥骨髓纤维化；⑦恶性肿瘤（肝癌、胃癌、肺癌等）；⑧代谢性中毒（糖尿病酮症酸中毒、尿毒症等）；⑨某些金属（铅、汞等）中毒。

3.病理性减少

见于：①某些感染性疾病，尤其是革兰阴性杆菌感染（伤寒、副伤寒等）；②某些原虫感染（黑热病、疟疾等）；③某些病毒感染（病毒性肝炎、流感等）；④某些血液病（再生障碍性贫血、急性粒细胞缺乏症、巨幼细胞贫血等）；⑤自身免疫性疾病（系统性红斑狼疮、艾滋病等）；⑥脾功能亢进（门脉肝硬化、班替综合征等）；⑦肿瘤化疗，电离辐射（如 X 线）及某些药物（氯霉素、磺胺类药等）反应等。

七、血小板计数

血小板计数是常用止凝血功能筛查指标之一。血小板计数可使用血液分析仪、显微镜或流式细胞仪进行检测。临床实验室主要使用血液分析仪进行血小板计数，其优点是重复性好、检测速度快，但当仪器检测报告显示血小板数量、图形异常或报警提示时，应使用显微镜或流式细胞仪检测法对血小板计数结果进行复核。ICSH 推荐的流式细胞术检测参考方法主要用于其他计数方法的溯源。

（一）检测方法

1.血液分析仪检测法

【原理】

有电阻抗法和（或）光散射法，分别根据血小板的电阻抗特性和光学特性计数血小板数量。

【试剂】

血液分析仪检测试剂，如稀释液、溶血剂、鞘液等，详见仪器说明书。

【操作】

按仪器说明书要求进行操作

【参考区间】

$(125\sim350)\times10^9/L$（仪器法，静脉采血）。

【注意事项】

检测结果数值或图形异常，或结果出现仪器报警提示时，均应使用血涂片显微镜检查法进行结果确认，必要时使用计数板在显微镜下计数血小板。

2.显微镜计数法

【原理】

在仪器计数结果异常需要确认或不具备条件使用血液分析仪时，可采用人工显微镜检查方法计数血小板。可选用普通光学显微镜或相差显微镜，将血液标本按一定比例稀释后充入细胞计数池，在显微镜下计数一定体积内的血小板数量，经过换算得出每升血液中的血小板数。

【试剂与器材】

（1）1‰草酸铵稀释液：分别用少量蒸馏水溶解草酸铵 1.0g 及 EDTA-Na₂ 0.012g，合并后加蒸馏水至 100ml，混匀，过滤后备用。

（2）其他：显微镜、改良 Neubauer 血细胞计数板及试管等。

【操作】

（1）于清洁试管中加入血小板稀释液 0.38ml。

（2）准确吸取毛细血管血 20μl，擦去管外余血，置于血小板稀释液内，吸取上清液洗三次，立即充分混匀。待完全溶血后再次混匀 1 分钟。

（3）取上述均匀的血小板悬液 1 滴，注入计数池内，静置 10～15 分钟，使血小板下沉。

（4）用高倍镜计数中央大方格内四角和中央 5 个中方格内血小板数。

【计算】

血小板数/L＝5 个中方格内血小板数×10^9/L。

【注意事项】

（1）应防止血小板稀释液被微粒和细菌污染，配制后应过滤。试管及吸管也应清洁。

（2）针刺应稍深，使血流顺畅流出。拭去第一滴血后，首先采血进行血小板检测。操作应迅速，防止血小板聚集和破坏。采集标本后应在 1 小时内完成检测。

（3）血液加入稀释液内要充分混匀，滴入计数池后应静置 10～15 分钟。室温高湿度低时注意保持计数池周围的湿度，以免水分蒸发而影响计数结果。

（4）计数时光线要适中，不可太强，应注意将有折光性的血小板与杂质和灰尘予以区别。附在血细胞旁边的血小板也要注意，不要漏数。

（5）用相差显微镜或暗视野显微镜计数，效果更佳，计数结果更准确。

3.流式细胞仪检测法

【原理】

用单克隆抗体染色标记血小板，根据荧光强度和散射光强度、用流式细胞检测原理计数血小板，是国际血液学标准化委员会（ICSH）推荐的参考方法。

【试剂】

鞘液、荧光染液、CD41 和 CD61 抗体、质控品。

【操作】

详见 ICSH 发布文件《Platelet countinghy the RBC/platelet ratio method. A reference method》。

【注意事项】

（1）应使用健康人新鲜血进行参考方法检测。

（2）此方法仅可得出血小板和红细胞的比值，要获得血小板计数的准确结果，还应同时保证红细胞计数的准确性。

（二）临床意义

血小板计数是人体止血与凝血功能障碍筛查的重要指标之一，血小板数量的升高或降低，除了个体自身的生理波动外，还与多种出血和血栓性疾病密切相关。

1.生理性变化

正常人的血小板数随时间和生理状态而波动，通常午后略高于早晨；冬季高于春季；高原居民高于平原居民；月经后高于月经前；妊娠中晚期增高，分娩后即减低；运动、饱餐后增高，休息后恢复。小儿出生时血小板略低,两周后显著增加,半年内可达到成人水平。

2.病理性增高

血小板计数超过$350×10^9/L$为血小板增多,常见于:①原发性增多:骨髓增生综合征、原发性血小板增多症、慢性粒细胞性白血病、真性红细胞增多症、特发性骨髓纤维化等;②反应性增多:急性和慢性炎症、急性大失血、急性溶血、肿瘤、近期行外科手术(尤其是脾切除术后)、缺铁性贫血、恶性肿瘤早期等,血小板可出现反应性增多、轻度增多或呈一过性增多;③其他疾病:心脏疾病、肝硬化、慢性胰腺炎、烧伤、肾衰竭、先兆子痫、严重冻伤等。

3.病理性降低

血小板计数低于$125×10^9/L$为血小板减少,常见于:①血小板生成障碍:再生障碍性贫血、急性白血病、急性放射病、巨幼细胞贫血、骨髓纤维化等;②血小板破坏增多:原发性血小板减少性紫癜(ITP)、脾功能亢进、系统性红斑狼疮、血小板同种抗体等;③血小板消耗过多:如弥散性血管内凝血(DIC)、血栓性血小板减少性紫癜等。

八、血液分析仪常用检测参数的缩写及其临床意义

1.RBC(红细胞计数)

2.Hb(hemoglobin,血红蛋白测定)

3.Hct(hematocrit,血细胞比容)

4.MCV(mean corpuscular volume,平均红细胞体积)

5.MCH(mean corpuscular hemoglobin,平均红细胞血红蛋白含量)

6.MCHC(平均红细胞血红蛋白浓度)

7.RDW(red blood cell volumle distribution width,红细胞体积分布宽度)

是由仪器测量获得反映红细胞体积异质性的参数,是反映红细胞大小不等的客观指标。多数仪器用RDW-CV来报告,也有的仪器采用RDW-SD来表达。RDW增高的意义在于轻型β-珠蛋白生成障碍性贫血(RDW正常)与缺铁性贫血(RDW异常)的鉴别;RDW可用于缺铁性贫血的早期诊断和疗效观察;RDW/MCV还可用于贫血的形态学分类等。

8.RBC直方图(histogram of red blood cell)

正常情况下呈钟形正态分布,如红细胞的体积发生改变,红细胞直方图可左移(MCV变小)或右移(MCV变大),或出现双峰(存在两个细胞群)。峰底的宽度反映红细胞大小变化范围,此时RDW值也呈相应变化。

9.PLT(血小板总数)

10.PCT(platelet hematocril,血小板比容)

与血小板的数量及大小呈正相关。

11.PDW(platelet volume distribution width,血小板体积分布宽度)

指血细胞分析仪测量一定数量的血小板体积后,获得反映外周血小板体积大小异质性的参数,常用CV表示。

12.MPV(平均血小板体积)

指血液中血小板体积的平均值。与血小板数呈非线性负相关,分析MPV时应结合血小板数量的变化。临床常用于鉴别血小板减少的原因;MPV增大可作为骨髓造血功能恢复的

较早期指征,而且 MPV 增大常先于 PLT 升高。

13.PLT 直方图

呈正偏态图形。曲线峰右移,MPV 结果增高,曲线峰左移,MPV 结果减低。如标本中血小板有轻度凝集,曲线峰右侧抬高呈拖尾状。注意小红细胞干扰血小板直方图,在曲线峰的右侧抬起并上扬,不与横坐标重合。

14.WBC(白细胞总数)

15.WBC 直方图(histogram of white blood cell)

根据仪器型号不同、使用稀释液、溶血剂不同,WBC 直方图的形状也不相同。有的以浮动界标来分群,有的以一定体积范围来分群。

16.三分群仪器其他参数

(1)LYM%(小细胞%或淋巴细胞%)

(2)LYM♯(小细胞绝对数或淋巴细胞绝对数)

(3)MID%(中等大小细胞%,包括嗜酸性粒细胞、嗜碱性粒细胞、单核细胞及幼稚细胞)

(4)MID♯(中等大小细胞绝对数)

(5)GRAN%(大细胞%或中性粒细胞%)

(6)GRAN♯(大细胞绝对数或中性粒细胞绝对数)

17.五分类仪器其他参数

(1)NE%或 NEUT%(中性粒细胞%)

(2)NE♯或 NEUT♯(中性粒细胞绝对数)

(3)LY%或 LYMPH%(淋巴细胞%)

(4)LY♯或 LYMPH♯(淋巴细胞绝对数)

(5)M0%或 MONO%(单核细胞%)

(6)MO♯或 MONO♯(单核细胞绝对数)

(7)EO%(嗜酸性粒细胞%)

(8)E0♯(嗜酸性粒细胞绝对数)

(9)BA%或 BASO%(嗜碱性粒细胞%)

(10)BA♯或 BASO♯(嗜碱性粒细胞绝对数)

(11)IG%(未成熟粒细胞数%)

(12)IG♯(未成熟粒细胞绝对数)

18.网织红细胞常用参数

(1)RET%(网织红细胞%)

(2)RET♯(网织红细胞绝对数)

(3)LFR(low fluorescent reticulocyte,弱荧光强度网织红细胞),荧光越弱提示网织红细胞越接近成熟红细胞

(4)MFR(middle fluorescent reliculocyte,中荧光强度网织红细胞)

(5)HFR(high fluorescent reticulocyte,强荧光强度网织红细胞),幼稚网织红细胞显示最强荧光

（6）RMI（reticulocyte mature index，网织红细胞成熟指数）

$$RMI = \frac{MFR + HFR}{LFR} \times 100$$

该参数可表达骨髓造红细胞的功能，能早期反映贫血疗效、骨髓被抑制或造血重建等情况。

第三节　血细胞形态学检查

血细胞形态学检查是对血液有形成分质量的检查和数量的评估，主要包括对红细胞、白细胞及血小板的大小、形态、染色及结构等方面的检查。其检查方法有经典的显微镜检查、自动化数字式细胞图像分析仪及流式细胞仪检查。通过检查可发现周围血细胞病理形态的异常、确认血细胞分析需要显微镜复检细胞的形态与数量，有助于鉴别白细胞增高的原因、判断感染的程度，有助于贫血的病因分析及形态学分类，有助于鉴别血小板减少并了解血小板功能，可发现血液中某些寄生虫感染。对血液病的诊断、鉴别诊断、疗效观察及预后判断有重要价值。

一、血细胞分析的显微镜复检标准

血细胞分析复检的内容包括：应用血细胞分析对细胞数量的再测、应用显微镜对异常细胞的发现和确认，以及外观对大体标本的合格性判断。可见，血细胞分析的显微镜复检是血细胞分析复检的一部分，包括血细胞分析显微镜复检标准的建立和验证。

（一）血细胞分析显微镜复检规则的建立

建立血细胞分析显微镜复检规则，能够从大量的临床送检血常规标本中筛出异常，能通过镜检阅片确认血细胞分析仪检测标本异常的性质，既能充分发挥血细胞分析仪的自动化与智能化的作用，又能减少漏检误诊，保证检验结果的准确。

1.国际血液学复检专家组推荐的血细胞分析显微镜复检规则

2005年，国际血液学复检专家组对13 298份血标本进行检测分析，推荐了41条复检规则，于2005年发表了《关于自动化全血细胞计数和WBC分群分析后行为的建议规则》：

（1）新生儿：①复检条件：首次检测标本；②复检要求：涂片镜检。

（2）WBC、RBC、Hb、PLT、网织红细胞（Ret）：①复检条件：超出线性范围；②复检要求：稀释标本后重新测定。

（3）WBC、PLT：①复检条件：低于实验室确认的仪器线性范围；②复检要求：按实验室标准操作规程（SOP）进行。

（4）WBC、RBC、Hb、PLT：①复检条件：无结果；②复检要求：检查标本是否有凝块；重测标本；如结果维持不变用替代方法计数。

（5）WBC：①复检条件：首次结果$<4.0 \times 10^9/L$或$>30.0 \times 10^9/L$；②复检要求：涂片镜检。

（6）WBC：①复检条件：3天内Delta值超限，并$<4.0 \times 10^9/L$或$>30.0 \times 10^9/L$；②复检要求：涂片镜检。

（7）PLT：①复检条件：首次结果$<100 \times 10^9/L$或$>1000 \times 10^9/L$；②复检要求：涂片镜检。

(8) PLT：①复检条件：Delta 值超限的任何结果；②复检要求：涂片镜检。

(9) Hb：①复检条件：首次结果<70g/L 或>其年龄和性别参考范围上限 20g/L；②复检要求：涂片镜检；确认标本是否符合要求。

(10) 平均红细胞体积(MCV)：①复检条件：24 小时内标本的首次结果<75fl 或>10^5 fl(成人)；②复检要求：涂片镜检。

(11) MCV：①复检条件：24 小时以上的成人标本>10^5 fl；②复检要求：涂片镜检观察大红细胞相关变化；如无大红细胞相关变化，要求重送新鲜血标本；如无新鲜血标本，报告中注明。

(12) MCV：①复检条件：24 小时内标本的 Delta 值超限的任何结果；②复检要求：确认标本是否符合要求。

(13) 平均红细胞血红蛋白浓度(MCHC)：①复检条件：≥参考范围上限 20g/L；②复检要求：检查标本是否有脂血、溶血、红细胞凝集及球形红细胞。

(14) MCHC：①复检条件：<300g/L，同时，MCV 正常或增高；②复检要求：寻找可能因静脉输液污染或其他标本原因。

(15) RDW：①复检条件：首次结果>22%；②复检要求：涂片镜检。

(16) 无白细胞分类计数(DC)结果或 DC 结果不全：①复检条件：无条件复检；②复检要求：涂片镜检和人工分类。

(17) 中性粒细胞绝对计数(Neut♯)：①复检条件：首次结果<$1.0×10^9$/L 或>$20.0×10^9$/L；②复检要求：涂片镜检。

(18) 淋巴细胞绝对计数(Lym♯)：①复检条件：首次结果>$5.0×10^9$/L(成人)或>$7.0×10^9$/L(<12 岁)；②复检要求：涂片镜检。

(19) 单核细胞绝对计数(Mono♯)：①复检条件：首次结果>$1.5×10^9$/L(成人)或>$3.0×10^9$/L(<12 岁)；②复检要求：涂片镜检。

(20) 嗜酸性粒细胞绝对计数(Eos♯)：①复检条件：首次结果>$2.0×10^9$/L；②复检要求：涂片镜检。

(21) 嗜碱性粒细胞绝对计数(Baso♯)：①复检条件：首次结果>$0.5×10^9$/L；②复检要求：涂片镜检。

(22) 有核红细胞绝对计数(NRBC♯)：①复检条件：首次出现任何结果；②复检要求：涂片镜检。

(23) 网织红细胞绝对计数(Ret♯)：①复检条件：首次结果>$0.10×10^9$/L；②复检要求：涂片镜检。

(24) 怀疑性报警[不成熟粒细胞(IC)/杆状核中性粒细胞(Band)报警提示除外]：①复检条件：首次成人结果出现阳性报警；②复检要求：涂片镜检。

(25) 怀疑性报警：①复检条件：首次儿童结果出现阳性报警；②复检要求：涂片镜检。

(26) WBC 结果不可靠报警：①复检条件：阳性报警；②复检要求：确认标本是否符合要求并重测标本；如出现同样报警提示，检查仪器；如需要，进行人工分类。

(27) RBC 碎片：①复检条件：阳性报警；②复检要求：涂片镜检。

(28) 双形 RBC：①复检条件：首次结果出现阳性报警；②复检要求：涂片镜检。

(29)难溶性 RBC:①复检条件:阳性报警;②复检要求:检查 WBC 直方/散点图;根据实验室 SOP 证实 Ret 计数是否正确;涂片镜检是否有异常形态的红细胞。

(30)PLT 聚集报警:①复检条件:任何计数结果;②复检要求:检查标本是否有凝块;涂片镜检估计 PLT 数;如 PLT 仍聚集,按实验室 SOP 进行。

(31)PLT 报警:①复检条件:除 PLT 聚集外的 PLT 和 MPV 报警;②复检要求:涂片镜检。

(32)IG 报警:①复检条件:首次结果出现阳性报警;②复检要求:涂片镜检。

(33)IG 报警:①复检条件:WBC 的 Delta 值超上限,有以前确认的阳性报警结果;②复检要求:涂片镜检。

(34)左移报警:①复检条件:阳性报警;②复检要求:按实验室 SOP 进行。

(35)不典型和(或)变异 Lym:①复检条件:首次结果出现阳性报警;②复检要求:涂片镜检。

(36)不典型和(或)变异 Lym:①复检条件:WBC 的 Delta 值超上限,有以前确认的阳性报警结果;②复检要求:涂片镜检。

(37)原始细胞报警:①复检条件:首次结果出现阳性报警;②复检要求:涂片镜检。

(38)原始细胞报警:①复检条件:3～7 天内 WBC 的 Delta 值通过,有以前确认的阳性报警结果;②复检要求:按实验室 SOP 进行。

(39)原始细胞报警:①复检条件:WBC 的 Delta 值超上限,有以前确认的阳性报警结果;②复检要求:涂片镜检。

(40)NRBC 报警:①复检条件:阳性报警;②复检要求:涂片镜检;如发现 NRBC,计数 NRBC,重新计算 WBC 结果。

(41)Ret:①复检条件:散点/直方图异常;②复检要求:检查仪器状态是否正常;如吸样有问题,重测标本;如结果维持不变,涂片镜检。

2.血细胞分析显微镜复检规则建立的技术要点

(1)复检的标本要求:建立血细胞复检规则标本数量一般不少于 1000 份,这些标本从日常检测中随机抽取,其中包括:800 份首次检测标本,200 份再次检测标本,用于验证 Delta Check 规则。此外,要求标本中含有一定数量的幼稚细胞。

Delta Check 规则指同一患者连续 2 次检测结果间的差异,用于判断因标本等错误引起结果的偶然误差。一般在仪器检测 WBC、PLT、HGB、MCV、MCH 时使用 Delta Check 规则。

(2)复检的镜下检查:每份标本制备两张血涂片,由有血细胞形态学检验资质的检验人员(至少两人)按照标准操作程序进行镜检。依据原卫计委发布的 WS/T 246-2005《白细胞分类计数参考方法》进行白细胞分类计数;每人计数 200 个白细胞,共计 400 个;取值为人工分类值,并进行形态观察:白细胞和血小板数量评估;红细胞和血小板的大小、染色及形态;有无巨大血小板及血小板聚集;其他异常:有核红细胞、红细胞冷凝集及寄生虫。对比双盲法分别做仪器和人工检测两者的结果,也可应用血细胞分析仪的筛选软件,对触及复检规则的样本自动筛查、自动涂片,并得出复检百分率、假阴性率和假阳性率等。

(3)复检的参数内容:应涵盖仪器的所有参数以及形态学特征。将不显示 WBC、RBC、

HGB、PLT 检测数据,仪器不显示分类信息,白细胞异常散点图,未成熟粒细胞、异常淋巴细胞/原始淋巴细胞、原始细胞、有核红细胞、双峰红细胞、血小板凝集列入复检规则中,并结合实验室血细胞危急值来设定 WBC、RBC、HGB、PLT 复检标准。

(4)复检的人员配置:血细胞分析复检标本的数量在每日 100 份以下时,至少配备 2 人;复检标本量在每日 100～200 份时,至少配备 3～4 人;若采用自动化仪器进行形态学筛检,可适当减少人员数量。复检人员应根据《白细胞分类计数参考方法》对镜检的操作人员进行培训。

(5)复检的关键指标:假阴性(<5%)是最关键的指标,特别是具有诊断意义的指标不能出现假阴性,对所有诊断不明确的贫血、白血病或临床有医嘱的样本应做显微镜细胞形态学检查,血液病细胞无漏诊。

(6)复检的"宽""严"程度:仪器对细胞形态的识别能力决定复检标准的"宽""严"程度,不同型号仪器建立的复检参数不同,同一型号仪器因实验室要求不同,标准也可不同,复检参数也不同。在保证结果准确性的基础上,适当降低复检率。

(7)复检的涂片记录:实验室应记录显微镜复检结果,复检涂片至少保留 2 周。

(二)血细胞分析显微镜复检规则的验证

血细胞分析显微镜复检规则验证是标准化流程的重要环节,是对上次复检规则预期指标和应用效果的评价,并在此基础上建立新的更加适宜的复检规则。复检规则建立后,应对规则进行验证,判断复检规则的合理性和有效性:减低检测过程中的假阴性率(<5%),在保证筛选质量的基础上适当降低复检率。实验室可根据验证指标对复检规则进行有目的的调整修改。

1.验证的定量指标

(1)定量指标:复检率、假阳性率、假阴性率、真阳性率、真阴性率。进行血细胞复检规则的验证时,比较血涂片显微镜复检与血细胞分析仪检测结果,以镜检结果为金标准,镜检血涂片阳性为真阳性,镜检血涂片阴性为真阴性。

2.显微镜检查血涂片阳性的判断标准

(1)国际血涂片阳性的标准

1)形态学:①细胞形态≥2+,且只要发现疟原虫均认为是红细胞有阳性形态改变;②大血小板形态≥2+;③血小板偶见聚集;④Dohle 小体≥2+;⑤中毒颗粒≥2+;⑥空泡变性≥2+。

2)异常细胞类型:①原始和幼稚细胞≥1%;②早幼粒细胞和中幼粒细胞≥1%;③晚幼粒细胞>2%;④异型淋巴细胞>5%;⑤有核红细胞>1%;⑥浆细胞>1%。

(2)国内血涂片阳性的标准(2008 年中国血细胞分析复审协作组)

1)细胞形态学改变:RBC 明显大小不等,染色异常 RBC>30%;巨大 PLT>15%;见到PLT 聚集;存在 Dohle 小体的细胞;中毒颗粒中性粒细胞>0.1;空泡变性粒细胞>0.1。

2)细胞数量/比例改变:原始细胞≥0.01;早幼/中幼粒细胞≥0.01;晚幼粒细胞≥0.02;异常淋巴细胞>0.05;有核红细胞>0.01;浆细胞>0.01。

3.验证方法

(1)将实验室建立的复检规则设置在血细胞分析仪的筛选软件中。

(2)随机选取一定数量的血常规标本,全部上机检测并推片染色。验证所用血常规标本一般不低于 300 份。

（3）仪器检测结果只要触及复检规则中的任何 1 条或同时触及多条的标本为仪器检测阳性。具有制片染色功能的血细胞分析仪或流水线会将阳性标本依据复检规则自动筛出、自动进行涂片染色后待镜检。手工方法时需收集仪器检测阳性的标本，进行手工涂片、瑞氏染色。每份标本涂片、染色 2 张，待显微镜镜检。

（4）对仪器检测结果未触及复检规则中任何 1 条的为仪器检测阴性。收集全部仪器检测阴性标本，每份标本涂片、染色 2 张，待显微镜镜检。

（5）进行显微镜血涂片镜检：首先，参考国际或国内显微镜检查血涂片阳性的判断标准，制定目测镜检结果正常与异常标准；其次，由有形态学经验的专业技术人员按照标准操作程序双盲法分别做仪器和人工镜检。镜检包括确认发现形态异常、评估细胞数量异常。对白细胞分类异常应重点镜检，对红细胞形态异常和血小板异常要镜下浏览，分别记录镜检结果。

（6）比对仪器和人工镜检两者结果：以显微镜检查结果为"金标准"：若仪器检验时触及规则为阳性，血涂片镜检也阳性为真阳性，镜检未发现异常则仪器结果为假阳性；若仪器检验时没有触及规则为阴性，镜检也阴性为真阴性，镜检发现了异常则仪器结果为假阴性。

（7）根据规则验证公式计算复检率、假阳性率、假阴性率、真阳性率、真阴性率。

（8）分析复检规则的验证结果，调整复检规则：假阴性率是关键参数，具有诊断意义的重要参数不能出现假阴性。其他参数的假阴性率也要尽可能最低。假阴性与漏诊密切相关，应至少低于 5%。根据触发假阴性规则的样本所占百分比逐条分析，同时分析假阴性病例的临床信息以确认漏诊的疾病种类。当假阴性偏高时，应调整规则使其更为严格。

（9）假阳性率根据触及假阳性规则所占的百分比进行分析：如果其中某一条规则比例较高，可适当放宽规则范围，降低复检率，在低假阴性率确保无漏诊的前提下，调整标准降低假阳性率。

（10）对调整后制定的复检规则重新进行统计分析，满足各项质量指标，最终确定本实验室的复检规则。

4.验证举例

验证用血常规样本 300 份，其中：仪器检测触及规则的 83 例阳性样本和仪器检测未触及规则的 217 例阴性样本。标本均进行涂片、染色、显微镜镜检。仪器 83 例阳性中镜检阳性 62 例、阴性 21 例；仪器 217 例阴性中镜检阳性 3 例、镜检阴性 214 例。

二、血细胞形态学显微镜检查

（一）红细胞形态学检查

血涂片红细胞形态学（red blood cell morphology）检查主要是镜下对周围血液中红细胞大小、形态、染色和结构四个方面的检查，包括对红细胞数量的评估。正常时，成人及出生一周以上新生儿的外周血成熟红细胞无核，直径为 $6\sim9\mu m$，双面微凹，瑞氏染色呈粉红色，中央 1/3 处着色较淡，称中心淡染区。通过检查红细胞形态，有助于各种贫血、红细胞增多症和红细胞形态异常疾病的诊断和鉴别诊断。

1.大小异常

(1)小红细胞:红细胞直径<6μm,见于球形细胞增多症、缺铁性贫血、海洋性贫血、慢性失血导致的贫血等。

(2)大红细胞:红细胞直径>10μm,见于巨幼细胞贫血、恶性贫血、溶血性贫血等。

(3)巨红细胞:红细胞直径>15μm,见于营养性巨幼细胞贫血、化疗相关性贫血、骨髓增生异常综合征、红白血病等。

(4)红细胞大小不等:红细胞大小直径相差超过一倍,见于各种原因的慢性贫血如巨幼细胞贫血或骨髓增生异常综合征。

2.形态异常

(1)球形红细胞:直径常<6μm,厚度增加,常>2μm,呈小圆球形,红细胞中心淡染区消失。此外,还可见于其他原因的溶血性贫血、脾功能亢进等。

(2)靶形红细胞:由于红细胞内的血红蛋白分布于细胞周边,聚集于细胞中心,故在瑞氏染色下红细胞中心及边缘深染,形态类似靶状称靶形红细胞,正常人占1%~2%,见于缺铁性贫血、珠蛋白生成障碍性贫血等。

(3)缗钱状红细胞:当血浆中带正电荷的不对称大分子物质增多时(如球蛋白、纤维蛋白原),导致膜带负电荷的红细胞相互排斥减弱,成熟红细胞聚集呈串状叠加连成缗钱状。见于多发性骨髓瘤、巨球蛋白血症等。

(4)泪滴形红细胞:成熟红细胞形态似泪滴状。主要见于DIC、骨髓纤维化等。

(5)椭圆形红细胞:成熟红细胞呈椭圆形或杆形,长度一般为宽度的3~4倍,正常人占1%。增多对遗传性椭圆形细胞增多症有诊断参考价值,还可见于巨幼细胞贫血、骨髓增生异常综合征(MDS)。

(6)棘形红细胞:红细胞表面呈不规则棘样突起,细胞突起少于5~10个且不规则者称棘细胞,细胞突起多于10~30个且规则者称为锯齿红细胞。棘细胞大于25%时对巨细胞增多症有诊断意义,还可见于严重肝病、脾切除术后、梗阻性黄疸等。

(7)口形红细胞:成熟红细胞中心淡染区扁平状,似口形。正常人小于4%,增多见于遗传性口形红细胞增多症、酒精性肝病。

(8)镰形红细胞:由于红细胞内存在异常的HbS,在缺氧情况下红细胞呈镰刀状,见于镰形红细胞贫血、血红蛋白病等。

(9)红细胞形态不整:红细胞出现梨形、哑铃形、三角形、盔形等形态不规则变化。见于DIC、溶血性贫血、感染性贫血、巨幼细胞贫血、骨髓增生异常综合征等。

(10)红细胞聚集:成熟红细胞成堆聚集,是可逆性抗体冷凝集素增多时导致的红细胞聚集,见于支原体肺炎、传染性单核细胞增多症、恶性淋巴瘤、肝硬化等。

3.染色异常

(1)浅染红细胞:红细胞中心淡染区扩大,着色过浅甚至呈影形、环状。多见于缺铁性贫血、海洋性贫血、铁粒幼细胞增多的难治性贫血。

(2)浓染红细胞:红细胞中心淡染区消失,着色过深。见于球形细胞增多症、溶血性贫血、MDS、红白血病等。

（3）嗜多色性红细胞：未完全成熟的红细胞质中残留有核糖体等嗜碱性物质，在瑞氏染色下，红细胞质内全部或局部呈蓝灰色，见于各种原因的增生性贫血。

4.结构异常

（1）嗜碱性点彩红细胞：未完全成熟的红细胞质中残留的核糖体等嗜碱性物质变性聚集，在瑞氏染色下，红细胞质内呈点状、散在的蓝黑色颗粒，见于重金属中毒、各种原因的增生性贫血、再生障碍性贫血等。

（2）卡波环：红细胞内出现红色8字形或环形结构，多认为是核膜的残留物。见于溶血性贫血、脾切除及各种原因的增生性贫血。

（3）豪周小体：红细胞内出现紫红色、圆形小体，大小不等，多认为是红细胞脱核时的核残留。见于溶血性贫血、脾切除及各种原因的增生性贫血。

（4）有核红细胞：有核红细胞存在于骨髓内及一周内出生的新生儿外周血中。成人及出生一周后新生儿的外周血中出现有核红细胞见于各种原因的贫血、急慢性白血病、骨髓纤维化、原发性血小板增多症、恶性组织细胞病、MDS、多发性骨髓瘤及骨髓转移癌等。

（5）红细胞内的其他包涵体：HbH小体（活体组织染色）见于α-珠蛋白生成障碍性贫血，Heinz小体（活体组织染色）见于α-珠蛋白生成障碍性贫血重型，Fessus小体（活体组织染色）见于β-珠蛋白生成障碍性贫血重型，Pappenheimer小体见于铁粒幼细胞贫血、MDS或脾切除后。

5.其他

原始红细胞、早幼红细胞、中幼红细胞、晚幼红细胞、网织红细胞的形态见相关章节。

（二）白细胞形态学检查

血涂片白细胞形态学（white blood cell morpholo-gy）检查主要是镜下对周围血液中的中性粒细胞、淋巴细胞、嗜酸性粒细胞、嗜碱性粒细胞和单核细胞5种白细胞形态的检查，包括对血细胞分析仪检查数量的评估。通过显微镜检查观察白细胞的各种形态变化，有助于急慢性白血病诊断、鉴别诊断及治疗后缓解状况的观察，可以了解感染的程度，提示各种血液相关性疾病，对白细胞异常疾病的诊断和疗效观察有重要意义。

1.中性粒细胞

（1）中性分叶核粒细胞（neutrophilic segmentedgranulocyte，Neg）：正常人白细胞分类分叶核粒细胞占50%～70%。细胞大小为10～15μm，呈圆形或卵圆形，核多分为3～5叶。分叶之间以丝相连，或核最细部分的直径小于最粗部分的1/3，或分叶核各分叶之间扭曲折叠。核染色质粗糙、浓缩成块状，无核仁。胞质丰富、淡粉红色、含细小的紫红色颗粒。

（2）中性杆状核粒细胞：正常人白细胞分类杆状核粒细胞＜5%。细胞大小为10～18μm，呈圆形或卵圆形。核弯曲呈杆状，核最细部分的直径大于最粗部分的1/3。核染色质粗颗粒状聚集，无核仁。胞质丰富、淡粉红色、含细小的紫红色颗粒。

（3）中性粒细胞核象变化：指中性粒细胞细胞核形态的变化情况，反映中性粒细胞的成熟程度。正常情况下外周血中性粒细胞杆状核与分叶核的比值约为1:13，病理情况下可出现核左移和核右移。

1）核左移：外周血白细胞分类中性粒细胞杆状核大于5%或出现杆状核以前阶段的幼稚

细胞,称为核左移。依据杆状核增多的程度分为轻度核左移(＞6％)、中度核左移(＞10％)和重度核左移(＞25％)。核左移常伴有白细胞增高或白细胞减少,伴有中性粒细胞的中毒性改变。常见于急性感染、急性中毒、急性失血、急性溶血、急性组织细胞破坏、长期应用肾上腺皮质激素及急性粒细胞白血病。

2)核右移:外周血白细胞分类中性粒细胞分叶核5叶者超过3％,称为核右移。见于巨幼细胞贫血、恶性贫血、再生障碍性贫血、应用抗代谢药物、炎症恢复期等情况。在疾病进行期突然出现核象右移,提示预后不良。

(4)中性粒细胞中毒性变化:严重感染、恶性肿瘤、重金属或药物中毒、大面积烧伤等引起白细胞增高的疾病均可出现中性粒细胞的中毒性变化。

1)中毒颗粒:中性粒细胞质中出现的大小不等、蓝黑色、点状分布的颗粒,中性粒细胞碱性磷酸酶染色呈阳性,多认为是嗜苯胺颗粒聚集的结果。

2)空泡:中性粒细胞质中出现大小不等的泡沫状空泡,多认为是脂类变性的结果。

3)Dohle小体:中性粒细胞质内出现片状、云雾状结构,呈天蓝色或灰蓝色。多认为是核质发育失衡的结果。

4)核变性:中性粒细胞肿胀性变化是细胞体肿大、结构模糊、边缘不清晰,核肿胀和核溶解等现象;固缩性变化是细胞核致密、碎裂、变小。

5)大小不等:中性粒细胞体积大小相差明显。多认为是细胞分裂不规则的结果。

(5)棒状小体(Auer小体):在急性粒细胞性白血病或急性单核细胞白血病时,原、幼细胞质内出现棒状、红色杆状物,粒细胞性白血病时棒状小体短而粗,常多个,单核细胞白血病时,棒状小体长而细,常单个。棒状小体是嗜天青颗粒浓缩聚集的结果。

(6)中性粒细胞畸形

1)梅-赫畸形:同一涂片内多个中性粒细胞(成熟粒细胞)胞质内出现单个或多个蓝色包涵体,大而圆。梅-赫畸形是一种以家族性血小板减少为特点的常染色体显性遗传疾病,常伴有巨大血小板。

2)Pelger-Huet畸形:白细胞核呈眼镜形、哑铃形双叶核,核分叶减少,核染色质凝集成团块。Pelger-Huet畸形为常染色体显性遗传病,又称为家族性粒细胞异常。获得性异常见于急性髓系白血病(AML),骨髓异常综合征,偶见于慢性粒细胞性白血病(CML)。

3)Chediak-Higashi畸形:在各阶段粒细胞的胞质中含有数个至数十个紫红色的包涵体。Chediak-Higashi畸形为常染色体隐性遗传,患者常伴有白化病。

4)Alder-Reilly畸形:中性粒细胞质中含有的巨大深染嗜天青颗粒,呈深红或紫色包涵体。Alder-Reilly畸形多为常染色体隐性遗传,患者常伴有脂肪软骨营养不良或遗传性黏多糖代谢障碍。

(7)原始粒细胞、早幼粒细胞、中幼粒细胞、晚幼稚粒细胞的形态变化见相关章节。

2.淋巴细胞(lymphocyte,L)

(1)成熟淋巴细胞:大淋巴细胞直径10～15μm,占10％。小淋巴细胞在6～10μm,占90％。细胞呈圆形或卵圆形。大淋巴细胞蓝色胞质丰富,内有少量嗜天青颗粒。小淋巴细胞质少,无颗粒,胞核呈圆形或椭圆形,有切迹,成熟淋巴细胞染色质粗、块状凝聚。

（2）异型淋巴细胞

1）不规则形异型淋巴细胞：是异型淋巴细胞中最常见的一种。胞体较大而不规则，似单核细胞状，常见伪足，核呈圆形或不规则形，胞质丰富，呈较成熟淋巴细胞，染色深，呈灰蓝色。

2）幼稚型异型淋巴细胞：胞体较大，核圆形或椭圆形，染色质较粗，可见 1～2 个假核仁，胞质深蓝色。

3）空泡型异型淋巴细胞：属成熟淋巴细胞，细胞异型，胞质丰富，胞质及细胞核可见穿凿样空泡。空泡也可出现在不规则形异型淋巴细胞和幼稚型异型淋巴细胞。

异型淋巴细胞多见于病毒感染，以传染性单核细胞增多症（EB 病毒感染）时最为常见。此外，可见于流行性出血热、肺炎支原体性肺炎、疟疾、过敏性疾病、急慢性淋巴结炎、淋巴细胞增殖性疾病等。

（3）卫星现象：淋巴细胞核旁出现游离于核外的核结构（小卫星核），常见于接受大剂量电离辐射、核辐射之后或其他理化因素、抗癌药物等造成的细胞染色体损伤，是致畸、致突变的指标之一。

3.嗜酸性粒细胞（eosinophil，E）

成熟嗜酸性粒细胞主要包括嗜酸性杆状核粒细胞和分叶核粒细胞。周围血中多为分叶核，细胞直径为 13～15μm，圆形或类圆形，核呈镜片状，核染色质粗，胞质丰富，充满橘红色粗大、圆形、紧密排列的嗜酸性颗粒。

嗜酸性粒细胞增多主要见于寄生虫感染、变态反应性疾病、过敏性疾病、剥脱性皮炎、淋巴瘤、肺嗜酸性细胞增多症、嗜酸性粒细胞综合征及少见的嗜酸性粒细胞白血病。

4.嗜碱性粒细胞（basophil，B）

成熟嗜碱性粒细胞：细胞直径 10～12μm，核染色质粗，呈深紫色，细胞质内量少，含蓝黑色的嗜碱性颗粒，蓝黑色覆盖分布于整个细胞质及细胞核表面，导致细胞核结构不清。

嗜碱性粒细胞增多见于慢性粒细胞性白血病、嗜碱性粒细胞性白血病、骨髓纤维化、恶性肿瘤如转移癌及过敏性疾病如结肠炎、结缔组织病如类风湿关节炎。

5.单核细胞（monocyte，M）

成熟单核细胞：直径 14～20μm，圆形或不规则形，胞核不规则，可见伪足，核染色质粗糙、疏松、起伏感，胞质呈浅灰蓝色，胞质内可见细小淡红色颗粒。

单核细胞增多见于活动性结核病、亚急性感染性心内膜炎、急性感染恢复期、黑热病、粒细胞缺乏病恢复期、恶性组织细胞病、骨髓增生异常综合征、单核细胞白血病等。

原始及幼稚白细胞形态的描述见相关章节。

（三）血小板形态学检查

血涂片血小板形态学检查，主要是镜下对血小板形态的检查，包括对血细胞分析仪检查血小板数量的评估。形态学检查观察血小板大小、形态、聚集性和分布性情况，对判断和分析血小板相关性疾病具有重要意义。

1.大小异常

（1）正常血小板：血小板呈小圆形或椭圆形，直径 2～4μm，淡蓝色或淡紫红色，多以小堆或成簇分布，新生的幼稚血小板体积大，成熟者体积小。

（2）小血小板：占 33%～47%，增多见于缺铁性贫血、再生障碍性贫血。

（3）大血小板：占 8%～16%，直径 20～50μm 以上称为巨血小板，占 0.7%～2%，增多见于特发性血小板减少性紫癜、粒细胞白血病、血小板无力症、巨大血小板综合征、MDS 和脾切除后。

2.形态异常

（1）血小板颗粒减少：血小板内嗜天青颗粒减少或无颗粒，胞质灰蓝或淡蓝色，常见于骨髓增生异常综合征。

（2）血小板卫星现象：指血小板黏附、围绕于中性粒细胞或单核细胞的现象，可见血小板吞噬现象。偶见于 EDTA 抗凝血涂片中，可导致血液分析仪计数血小板假性减少。

（3）血小板分布情况：功能正常的血小板可聚集成团或成簇。原发性血小板增多症时血小板明显增多并聚集至油镜满视野，血小板无力症时血小板数量正常但无聚集，呈单个散在分布。

3.血小板数量的评估

镜下观察血小板可了解血小板的聚集功能，评估血小板数量。数量正常、聚集功能正常的血小板血涂片中常 7～10 个以上聚集，成小簇或成小堆存在。而单个分布、散在少见的血小板多表明血小板数减少或功能异常。

特发性血小板增多症和血小板增多的慢性粒细胞白血病，血小板可呈大片聚集。再生障碍性贫血和原发性血小板减少性紫癜因血小板数量少，聚集情况明显减少。血小板无力症时血小板无聚集功能，散在分布，不出现聚集现象。

三、血细胞形态自动化检查

应用自动化数字式细胞图像分析仪可自动进行血细胞形态检查，自动化数字式细胞图像分析仪主要装置包括系统电脑和玻片扫描装置，通过自动调焦显微镜、数码彩色照相机、浸镜用油装置、自动片盒传送单元、带条码阅读器的玻片进样单元、图像采集和分类软件控制单元和机壳来分析识别（预分类）外周血中白细胞、红细胞、血小板等细胞，并对不能识别的细胞提示人工确认，起到血细胞形态自动化检查和确认细胞计数结果的作用。血细胞形态自动化检查系统可以有效地缩短制片及阅片时间，有助于血细胞形态学检查的标准化，保证形态学检查结果的一致性。

【原理】

1.外周血白细胞分类原理

①定位 WBC 单细胞层：系统会锁定 WBC 的单细胞层，并从较厚区域的一个固定点开始逐步向较薄的区域扫描。同时分析红细胞的数目轮廓及平均大小。②定位细胞坐标：系统会根据城垛跟踪模式由薄向厚扫描单细胞层（10×）的细胞，并储存细胞坐标。当检查到一定数量的细胞或到扫描终点时则停止扫描。③自动对焦：此时系统会使用 100× 的物镜反复聚焦并抓拍细胞图像。④细胞切割：系统会对对焦后的细胞进行切割，并会通过预先存入的各项细胞特性（形状、颜色、胞核及胞质结构、颗粒特性等）对这些细胞进行特征分析。⑤通过人工神经网络（ANN）技术，对细胞信息进行处理分析和判断：系统会对白细胞进行预分类：原始细胞、早幼粒细胞、中幼粒细胞、晚幼粒细胞、中性杆状核粒细胞、中性分叶核粒细胞、嗜酸性粒细

胞、嗜碱性粒细胞、单核细胞、淋巴细胞、异型淋巴细胞及浆细胞。⑥还会对非白细胞进行预分类:有核红细胞、正常血小板、巨大血小板、血小板聚集物、细胞碎片、灰尘。

2.外周血红细胞特征描述原理

系统会先定位 RBC 的单细胞层,RBC 的单细胞层使用油镜观察,典型 RBC 的单细胞层与 WBC 单细胞层相比更薄一些,抓取一定数量的图像行预分析 RBC 特征,最后对红细胞进行预分类:包括对红细胞大小异常如小红细胞、巨红细胞,红细胞着色异常如嗜多色性红细胞、淡染红细胞,红细胞形态异型如靶形、裂形、盔形、镰形、球形、椭圆形、泪滴形、口形、棘形红细胞,红细胞结构异常如 HoweU-Jolly 小体、Pappenhei-mer 小体、嗜碱性点彩红细胞以及寄生虫。

3.血小板数量估算原理

使用与红细胞相同的方法,系统可抓取到血小板的概览图,并可将概览图中的血小板数量换算为平均每高倍视野下的血小板数量。用血细胞分析仪执行 30 个连续血液样本的血小板计数。对每个样本涂片染色,计数每个高倍视野下的血小板平均值。再用本系统检测这 30 个样本,计算出高倍视野下每个样本的平均血小板值。用自动血细胞分析仪检测到的血小板数值除以这个平均值即为每个样本的转换因子。计算 30 个转换因子的平均值即为血小板估计因子。样本血小板数量=平均每高倍镜视野的血小板数量×血小板估计因子。

4.其他细胞

不能预分类(识别)的血细胞如幼稚嗜酸性粒细胞、幼稚嗜碱性粒细胞、幼稚单核细胞、幼稚淋巴细胞、大颗粒淋巴细胞、毛细胞、Sezary 细胞等。系统自动提示,由操作者识别。体液细胞检测原理与外周血相似。

【操作】

(1)外周血涂片的制备:外周静脉抗凝血,抗凝剂为液体或者粉末状态的 EDTA-K$_2$ 或 EDTA-K$_3$[(1.5 +0.15)mg/ml]。将样本与抗凝剂充分混匀(手工做 20 次完整的颠倒),选择 25mm×75mm,厚度为 0.8~1.2mm 规格的载玻片人工或推片机推片。使用吉姆萨染色液或瑞氏染色液染色。外周血涂片选取的白细胞浓度应在正常范围内,建议大于 $7×10^9$/L。白细胞计数超过 $7×10^9$/L 可以减少处理时间。如果系统不能定位到 100 个有核细胞,将不能进行细胞定位。推好的血涂片尽快干燥并在 1 小时内染色。

(2)体液细胞涂片的制备:体液标本如脑脊液及浆膜腔积液,为避免标本凝固可用 EDTA 盐抗凝。将标本离心,取适量的沉淀物及 1 滴正常血清滴加在载玻片上。推片制成均匀薄膜,置室温或 37℃温箱内待干。使用吉姆萨染色液或瑞氏染色液染色。为保证体液细胞染色质量,滴加在载玻片上的最佳细胞数应为 5000~12 000 个。若大于 12 000/μl,应对标本进行稀释。

(3)血细胞形态自动化检查:标本上机检测严格执行项目 SOP,操作者应严格按照仪器说明书操作。自动化数字式细胞图像分析仪可识别预分类的细胞有:

1)外周血细胞预分类:①白细胞预分类:原始细胞、早幼粒细胞、中幼粒细胞、晚幼粒细胞、杆状核中性粒细胞、分叶核中性粒细胞、嗜酸性粒细胞、嗜碱性粒细胞、单核细胞、淋巴细胞、异型淋巴细胞及浆细胞;②非白细胞预分类:有核红细胞、正常血小板、巨大血小板、血小板聚集物、细胞碎片及灰尘颗粒;③红细胞预分类:嗜多色性(多染色性)、血红蛋白减少(染色过浅)、红细胞大小不均、小红细胞、巨红细胞、异型红细胞、有核红细胞等类型;④血小板预分类:正常血小板、巨大血小板、血小板聚集物。

2)体液细胞预分类:中性粒细胞、嗜酸性粒细胞、淋巴细胞、巨噬细胞(包括单核细胞)、嗜碱性粒细胞、淋巴瘤细胞、非典型淋巴细胞、原始细胞和肿瘤细胞。

(4)人工复核:对外周血细胞涂片或体液细胞涂片的分析结果需要形态学检验技术人员最终审核。

1)外周血细胞

白细胞:可以浏览系统预分类的所有白细胞种类,也可以对白细胞重新分类和添加注解。当遇到仪器不能识别的白细胞类型时,如:幼稚嗜酸性粒细胞、幼稚嗜碱性粒细胞、幼稚单核细胞、幼稚淋巴细胞、大颗粒淋巴细胞、毛细胞、Sezary细胞、巨核细胞等,仪器会发出报警提示,此时需人工进行确认。

红细胞:可根据红细胞概览图对红细胞进行进一步的描述,如:靶形红细胞、裂红细胞、盔形细胞、镰形细胞、球形红细胞、椭圆形红细胞、卵形红细胞、泪滴形红细胞、口形红细胞、皱缩细胞(锯齿状红细胞)、棘形红细胞、Howell-Jolly 小体、Pap-penheimer 小体、嗜碱性点彩细胞、寄生虫等。

血小板:血小板的概貌图像按网格划分,可依据网格中血小板估计血小板的数量。

2)体液细胞:人工复核同上。

【临床意义】

同血细胞形态学显微镜检查。

四、血细胞形态学检查的质量控制

形态学检查严格按照标准化操作程序进行操作,在体尾交界处或至片尾的 3/4 区域,选择细胞分布均匀、细胞着色好的部位,按照一定方向(如弓字形)有规律地移动视野,避免重复或遗漏。应用低倍镜—高倍镜—油镜阅片,低倍镜观察内容应包括观察取材、涂片、染色是否满意,细胞分布情况与血细胞分析仪检测结果数量的评估是否一致,有无有核红细胞及幼稚粒细胞,有无疟原虫等寄生虫。高倍镜观察细胞结构并确认细胞:包括中性杆状核或分叶核粒细胞、淋巴细胞、单核细胞、嗜酸性粒细胞、嗜碱性粒细胞、异型淋巴细胞、有核红细胞、幼稚或异常细胞的形态改变;观察血小板数量、大小、形态有无异常改变。此外,应进行形态学人员比对和人员能力考核,以保证形态学检查结果的一致性和准确性。

1.白细胞分类的人员比对

【目的】

保证白细胞分类人员之间结果具有可比性,保证检验人员之间结果的一致性。

【技术要求】

掌握白细胞分类的技术要求,参考 WS/T 246-2005《白细胞分类计数参考方法》。

【操作】

(1)样本的选择:选取 3~5 份外周抗凝血标本并编号。样本中应含有:中性分叶核粒细胞、中性杆状核粒细胞、淋巴细胞、单核细胞、嗜酸性粒细胞、嗜碱性粒细胞。异型淋巴细胞、有核红细胞、未成熟白细胞可作为分类比对的细胞。

(2)确定比对人员:如 A、B、C、D、E 五人,每个标本制备 5 张血涂片,统一编号,分成 5 套,每人 1 套,每套 3~5 张。每张进行白细胞分类计数,结果以百分数表示并记录。

(3)确定允许范围:以本实验室 2 名有经验者的分类结果为判断标准。

(4)结果记录:记录参加比对人员的分类结果。

(5)结果判断:判断每个人每类细胞的分类结果是否在允许范围内。

2.血细胞形态人员比对(人员能力考核)

【目的】

保证形态学检查人员对细胞的识别能力,保证形态学检验结果的准确性。

【技术要求】

形态学检验人员应能识别:

(1)红细胞:正常红细胞,异常红细胞(如大小异常、形状异常、血红蛋白含量异常、结构及排列异常等)。

(2)白细胞:正常白细胞(如中性杆状核粒细胞、中性分叶核粒细胞、嗜酸性粒细胞、嗜碱性粒细胞、淋巴细胞和单核细胞),异常白细胞(如幼稚细胞、中性粒细胞毒性变化、Auer 小体、中性粒细胞核象变化、中性粒细胞核形态的异常、与遗传因素相关的中性粒细胞畸形及淋巴细胞形态异常等)。

(3)血小板:正常血小板,异常血小板(如血小板大小异常、形态异常及聚集分布异常)。

(4)寄生虫:如疟原虫、微丝蚴、弓形虫及锥虫等。

【操作】

一次收集明确诊断的血细胞形态图片 50 张或镜下(显微镜视野下)50 个细胞,细胞种类尽量涵盖应用说明中要求识别的细胞,包括正常与异常病理形态变化细胞。要求形态学比对人员一定时间内识别上述细胞,并在将所识别的结果填写在形态学比对(考核)表格上。计算每个人的正确识别的符合率,以符合率≥80％为合格。

第二章　骨髓细胞学检验

俗称的骨髓细胞学检验是以涂片为标本进行诊断的传统细胞学检查的代表。骨髓涂片采用推片使细胞在载玻片上适度平铺而放大,染色后细胞色彩明亮、结构清晰;另一个长处是在涂片尾部易于浓集大细胞而便于观察和评判,这些优点是其他方法所不能比拟的。故以骨髓涂片进行的细胞学检查依然是血液病诊断和疗效评估的主要方法,但是了解相关学科的基础、密切结合疾病的临床特征和相关实验室检查的信息变得更为紧密和重要。

以细胞学为学科基础而逐渐建立起来的诸如细胞遗传学(细胞学与遗传学的结合)、细胞分子生物学(细胞学与生物学和分子技术的结合)等现代诊断技术,用于血液肿瘤检测的标本也常用骨髓,而且与形态学具有密切的联系,这里将骨髓细胞学检验作为一个整体,分别介绍骨髓细胞形态学检验、细胞遗传学检验、细胞分子生物学检验,以及整体上的临床应用。

第一节　骨髓细胞形态学检验

骨髓细胞形态学(bone marrow cell morphology)检验以骨髓涂片为主,但因骨髓穿刺常受血液稀释和组织病变特性(如骨髓纤维化和异常巨核细胞与淋巴细胞不易被抽吸)以及髓液特性(如涂片红细胞形态常不易观察)的影响,有若干欠缺。如有可能,与骨髓组织印片、血片和骨髓活检进行互补检验。

一、适应证与禁忌证

【适应证】

1.血细胞变化和形态异常

①血细胞减少(尤其是不易临床解释)的各种贫血、白细胞减少症和血小板减少症;②疑似的脾功能亢进(简称脾亢)、浆细胞骨髓瘤(PCM)、类脂质代谢障碍性疾病等;③血细胞增加的白血病、类白血病反应、感染,以及骨髓增殖性肿瘤(MPN)和淋巴瘤等,包括这些疾病的可疑病例;④血细胞形态明显异常者。

2.经一定检查原因未明或不明的相关体征

①脾和(或)肝大;②淋巴结肿大;③发热;④骨痛或骨质破坏;⑤血沉明显增高,尤其是>35 岁者;⑥胸腔积液;⑦高钙血症和皮肤病损;⑧年龄较大者的蛋白尿及肾脏受损;⑨紫癜、出血或黄疸等。

3.需作血液病病期诊断和治疗观察

前者诸如对淋巴瘤病期的评估;后者如造血和淋巴组织肿瘤化疗前后的骨髓评估。

4.评估体内铁的储存

骨髓细胞内外铁检查仍是目前评价体内铁含量多少的金标准,加之直观的细胞形态学所见,是其他方法所不能比拟的。

5.疑难病例

疑难病例中,一部分是由隐蔽的造血和淋巴组织疾病所致。对就诊于其他临床科而诊断不明、治疗无效者,尤其是有血液检查改变的疑难病例。

6.以骨髓细胞为样本的其他检查

造血细胞培养,骨髓细胞(分子)遗传学检查,骨髓细菌培养、骨髓细胞流式细胞仪免疫表型检查等。

7.其他

如临床需要了解骨髓造血功能,需要排除或需要做出鉴别诊断的造血和淋巴组织疾病;因患者明显的心理、精神因素经解释仍怀疑自己患有血液疾病者。

【禁忌证】

除了血友病等凝血因子中重度缺陷外,均可进行骨髓穿刺和活检,但局部有炎症(如褥疮)或畸形应避开。

二、标本采集、涂片与染色

【骨髓采集】

骨髓采集一般以临床居多。考虑到标本质量的保证、直面患者了解病况对诊断的需要,专门的骨髓检查科室应参与骨髓采集与标本制备。许多血液病骨髓穿刺与活检一起进行,故采集标本除了髓液涂片外,还常有骨髓印片和组织固定与血片的制备。

1.取材部位

成人患者首取髂后上棘,其次是髂前上棘。胸骨也是采集部位之一,常被用于髂骨穿刺获取的标本不能解决诊断,以及需要更多地了解造血功能时。3岁以下患儿常选取胫骨。

2.抽吸骨髓

抽吸骨髓液,一般以 0.2ml 为宜。也可以将骨髓液放入 EDTA-K$_2$ 干燥抗凝管(2% EDTA-K$_2$ 溶液 0.5ml)抗凝后,按需制备涂片。

3.推制涂片

建议使用一端有磨砂区的载玻片,推片前在磨砂区写上患者的姓名和标本号等识别标记。将抽吸的骨髓液置于载玻片上立即制片,一般涂片 6～8 张;对疑似急性白血病者涂片 8～10 张。因部分需要细胞化学和免疫化学染色的血液病不能预见,所以涂片张数宜多。一般应同时采集血片 2 张。推制的涂片应有头、体、尾部分。

【标本染色】

国际血液学标准化委员会(ICSH)推荐的细胞普通染色为 Romanowsky 染色,由于该染色剂组成的天青 B 质量不易达到要求,故使用最多最广并被许可的是 Wright-Giemsa 混合染色。

【原理】

Wright 染料中含有碱性亚甲蓝和酸性伊红 2 种主要成分,分别与细胞内的各种物质具有不同的亲和力,使之显现不同的色调以利于分辨。血红蛋白、嗜酸性颗粒是碱性蛋白,与 Wright 染料中的酸性伊红有亲和力,染成红色;淋巴细胞质和细胞核的核仁含有酸性物质,与碱性亚甲蓝有亲和力,染成蓝色。当酸性和碱性物质各半时则被染成蓝红色或灰红色。胞核有 DNA 和碱性的组蛋白、精蛋白等成分,与染料中的酸性染料伊红有亲和力,但又含微量弱酸性蛋白与亚甲蓝反应,故胞核被染成紫红色。Giemsa 染色原理与 Wright 染色相似。Wright 染液对胞质成分着色较佳,Giemsa 染液对胞核着色较佳,故采用两者的混合染色可使细胞着色获得较为满意的效果。

【试剂】

1.染色液

(1)Wright-Ciemsa 混合染液配制:Wright 染料 0.5g、Giemsa 染料 0.5g,加入 500ml 的优级纯甲醇中混匀备用。

(2)分别配制 Wright 染液和 Giemsa 染液后混合:取 Wright 染料 0.84g,倒入含 500ml 的优级纯甲醇瓶中,振荡溶解(在配制的 3～4 周内,每隔数日振摇一次)。取 Giemsa 染料 4.2g 加入已加温于 37℃ 的 280ml 甘油中,振荡数分钟,待基本溶解后加入优级纯甲醇 280ml,混合(在配制的 3～4 周内每隔数日振摇一次)。

2.磷酸盐缓冲液

磷酸二氢钾 0.3g、磷酸氢二钠 0.2g,加入 1000ml 蒸馏水中溶解,调 pH 6.8 左右。

【操作】

将干燥的涂片平放于有机玻璃染色盒或染色架上,滴满 Wright 染液;30～60 秒后滴加 Giemsa 染液 2 滴;分次加 2 倍于染液的磷酸盐缓冲液混合;染色 10～15 分钟后用水冲洗,置于晾片架上晾干。

染液配制和染色方法的改良很多,实验室可以根据各自的经验适当地灵活掌握,但染色的细胞必须符合要求。

【评判的基本标准】

细胞膜、核膜、染色质结构清晰,红细胞完整、染色微杏红色。ICSH 推荐的染色要求:染色质为紫色,核仁染为浅蓝色,嗜碱性胞质为蓝色,中性颗粒为紫色,嗜酸颗粒为橘红色,嗜碱颗粒为紫黑色,血小板颗粒为紫色,红细胞为红色至橘黄色,中毒性颗粒为黑色,Auer 小体为紫色,Dohle 小体为浅蓝色,Howell-Jolly 小体为紫色。

三、检验方法

有核细胞数量检验和细胞形态观察是镜检的两个主要内容。先用低倍镜检查,确认微小骨髓小粒和油滴的有无、染色的满意性,有核细胞的多少、有无明显的骨髓稀释、有无明显的异常细胞、涂片尾部有无特征细胞和异常的大细胞。然后用油镜进一步观察、确定细胞类型和分类,并随时与临床表现和相关检查相联系,对异常细胞进行定性和解释。

(一)油滴和小粒检验

【操作】

油滴为带有发亮感的大小不一的空泡结构,骨髓小粒为鱼肉样至油脂样,大小不一。当油滴和小粒细小以及检查小粒内细胞时,需要镜检判断。

【结果判定】

油滴"-"示涂片上几乎不见油滴;"＋"示油滴稀少,在涂片上呈细沙状分布,尾端无油滴;"＋＋"为油滴多而大,尾端有油滴;"＋＋＋"为油滴聚集成堆,或布满涂片。小粒"-"示涂片上不见小粒;"＋"示小粒稀小,眼观涂片尾部隐约可见,镜下有明显的小粒结构;"＋＋"为小粒较密集,在尾端明显可见;"＋＋＋"为小粒很多,在尾部彼此相连。

【参考区间】

正常骨髓涂片油滴为"＋～＋＋";骨髓小粒为"＋"。

【临床意义】

油滴在造血功能减退时增加,白血病等有核细胞增多时减少。鱼肉样小粒增多是造血旺盛的表现;检查小粒内细胞可以评估一些血液病的病变,如再生障碍性贫血(AA)小粒内缺乏造血细胞而由条索状纤维搭成网架和基质细胞构成的空巢。骨髓小粒明显存在是穿刺成功的标记。

(二)有核细胞数量检验

【操作】

检查骨髓涂片有核细胞的数量有无明显变化。我国多采用中国医科院血液学研究所五级分类法(表2-1),在涂片厚薄均匀的区域根据有核细胞与红细胞的比,计算有核细胞的数量,即所谓的骨髓(细胞)增生程度。也可以取 EDTA-K$_2$ 抗凝骨髓液同白细胞计数法进行计数。

【参考区间】

增生活跃(镜检五级分类法),$(36～124)×10^9/L$(有核细胞直接计数法)。

【临床意义】

骨髓细胞增生与疾病关系见表2-1。

表 2-1　骨髓细胞增生程度五级分类法

增生级别	红细胞:有核细胞	意义
增生极度活跃	1.8:1	多见于白血病
增生明显活跃	(5～9):1	多见于白血病和增生性贫血
增生活跃	27:1	正常骨髓象及多种血液病
增生减低	90:1	AA 及多种血液病
增生重度减低	200:1	AA 及低增生的各种血液病

(三)巨核细胞检验

【操作】

1.巨核细胞数量

通常用低倍镜计数适宜大小[参考区间(2～2.5)cm×(3～3.5)cm]的全片巨核细胞或以片为单位,通过换算成一般认为的"标准"涂片面积(1.5cm×3cm)中的巨核细胞数。

2.分类计数

低倍镜下的巨核细胞转到油镜确认其成熟阶段,分类25个,不足时增加涂片累计分类,计算百分比;小于 10 个时可以不用百分比表示。

3.形态观察

检查巨核细胞有无大小异常、核叶异常(多少和异型性)、胞质空泡和病态造血。

4.涂片上血小板

观察涂片上散在和成簇的血小板是否容易检出。

【参考区间】

1.全片巨核细胞

为 10～120 个;"标准"涂片面积(1.5cm×3cm)巨核细胞数 7～35 个。

2.巨核细胞阶段

原始巨核细胞 0,幼巨核细胞<5%,颗粒型 10%～27%,产血小板型 44%～60%,裸核 8%～30%。

(四)细胞分类计数和粒红比值计算

骨髓细胞分类,分为有核细胞(all nucleatedbone marrow ceUs,ANC)、非红系细胞(NEC)分类和单系细胞分类等。

【ANC 分类】

ANC 分类为骨髓有核细胞(不包括巨核细胞)的分类方法。一般分类计数 200 个 ANC,必要时增加至 500 个,如需要确切判断骨髓增生异常综合征(myelodysplastic syndromes,MDS)还是急性髓细胞白血病(acute myeloid leukemias,AML)时。

【粒红比值】

ANC 分类后,以百分数为基数,计算总的粒系细胞和有核红细胞,求出粒红比值(G:E)。G:E 与 M:E 不同,2008 年 ICSH 在骨髓标本和报告标准化指南中,所指的 M:E 为所有粒单系细胞(原始单核细胞除外)与有核红细胞的比值。

【NEC 分类】

NEC 为去除有核红细胞(E)、淋巴细胞(L)、巨噬细胞(M)、浆细胞(P)和肥大细胞(MC)(FAB),或去除有核红细胞、淋巴细胞和浆细胞(WHO)的分类方法。对 AML 的部分类型(如伴成熟和不伴成熟的 AML、急性红系细胞白血病)和 MDS 幼红细胞>50%的患者,除了 ANC 分类外,还要进行 NEC 分类,以确认原始细胞是否≥20%(AML)或<20%(MDS)、≥90%(不伴成熟的 AML)或<90%(伴成熟的 AML)。

NEC 分类取决于原始细胞及其成熟状态、有核红细胞和淋巴细胞的百分数。ANC 分类后某一细胞(用 x 表示)百分数可通过公式换算成 NEC 分类中某一细胞的百分数。公式如下:

$$NEC=x÷[100\text{-}(E+L+P)]×100\%（WHO 分类法）$$

【单系细胞分类】

当前,尚需要单系细胞分类用于部分髓系肿瘤,需要对髓系三个系列中的单系细胞异常程度做进一步评价时。如 MDS、AML 和骨髓增生异常-骨髓增生性肿瘤(MDS-MPN)是否存在明显的病态造血,就需要用单系细胞分类。评判有无粒系病态造血为病态粒细胞占粒系细胞、红系病态造血为病态有核红细胞占有核红细胞、巨核系病态造血为分类 30 个巨核细胞计算病态巨核细胞占巨核细胞的百分比。参考区间为无病态造血细胞,或一般疾病中所占比例都<

10％；＞10％指示明显的病态造血存在。

在急性单核细胞白血病细胞分类中,也需要单系细胞分类,以确定原始单核细胞是否＞80％(急性原始单核细胞白血病)与＜80％(急性单核细胞白血病);反之,幼单核细胞是否＞20％或＜20％。

【其他】

髓系肿瘤与非髓系肿瘤并存时,如慢性中性粒细胞白血病(CNL)与 PCM 并存,细胞分类不能包括非髓系肿瘤细胞。即去除非髓系肿瘤细胞后,再进行 ANC 分类,以反映髓系细胞的增生情况。

(五)细胞形态检验

细胞形态检验有两层含义:其一是单指细胞的形态变化,如高尔基体发育、颗粒多少、细胞毒性变化、细胞大小变化和病态造血性异常等;其二包括增多的幼稚细胞或正常情况下不出现的异常细胞,如原始细胞增加及其成熟障碍和找到转移性肿瘤细胞。观察的涂片区域,应选取厚薄均匀、细胞展开并有一定立体感的区域。形态与涂片厚薄显著相关,涂片厚细胞小,有颗粒者可以不见颗粒、不规则者可呈规则状。

(六)细胞化学染色检验

在细胞学检验的同时,根据细胞学异常和临床要求有选择地进行细胞化学染色。如贫血的铁染色,急性白血病的过氧化物酶(peroxidase,POX)、苏丹黑 B(SBB)、醋酸萘酯酶(NAE)、氯乙酸 ASD 萘酚酯酶(naphthol ASD chloroacetate esterase,NASDCE 或 CE)和丁酸萘酯酶(a-naphthyl butyrate esterase,NBE)、糖原染色。此外,中性粒细胞碱性磷酸酶(neutro-philic alkaline phosphatase,NAP)等方法也有助于某些疾病的鉴别诊断。检查方法见后述。

四、检验结果分析与报告

细胞形态学检验结果分析是形态学诊断中一个极其重要的过程。通过镜检有核细胞数量,细胞系列、比例及其形态变化等项目,判断骨髓病变的存在与否、病变的性质与程度或检查是否不足,同时结合临床,合理地评估并做出解释,最后按形态学诊断报告的要求给出恰当的诊断意见和(或)提出进一步检查的建议。

(一)骨髓细胞形态学(骨髓象)检验分析

通常在骨髓细胞形态学检验前,阅读患者的临床信息,从中找出需要检查的目的与解决诊断的要求,随后有重点兼顾其他进行细胞形态学的检查和分析。

【有核细胞数量分析】

有核细胞数量检验虽是一项不精确的项目,但在明显变化的标本中有重要的评判意义。如细胞的明显增多与减少(排除稀释),可以反映许多疾病骨髓的主要病变。

1.急性白血病

白血病确认后,首先评判有核细胞量。WHO 和 FAB 分类与诊断要求中,都需要按细胞多少做出是高细胞性(增生性)和低细胞性(低增生性)急性白血病的评判。然后,按形态特点和细胞化学反应进一步鉴定类型。对于低增生性则要求骨髓切片提供证据。

2.MDS

普遍的血液和骨髓异常为血细胞减少与骨髓细胞增多的矛盾,即相悖性造血异常,有评判意义。这一异常还常伴随细胞形态上的改变,即病态造血,又称增生异常或发育异常。

3.骨髓增生性肿瘤和 MDS-MPN

MPN 中,经典类型的真性红细胞增多症(PV)、特发性血小板增多症(essential thrombo-cythae-mia,ET)和原发性骨髓纤维化(PMF)大多见于中老年人。骨髓为与年龄不相称的过度造血,即高细胞量(骨髓增殖异常),有评判意义。同时在外周血中有一系或多系细胞增多,这恰与 MDS 不同。MDS-MPN 骨髓造血细胞量不但增多而且有明显的病态造血细胞。

4.贫血和其他疾病

通过细胞量检查将贫血粗分为增生性与低增生性,典型的例子是 AA 和巨幼细胞贫血(MA)。脾亢、继发性或反应性骨髓细胞增多等也都是通过对有核细胞量的检验结合临床做出诊断的。由于骨髓穿刺涂片受许多因素影响,评判有核细胞数量,尤其是减少者,有时会失去真实性。一般,评判有核细胞数量骨髓活检最可靠,骨髓印片其次,骨髓涂片较差。

【ANC 分类和 G:E 比值分析】

有核细胞数量检查,又称增生程度评判。我国常用方法是根据涂片红细胞与有核细胞之比。由于这一方法精度很差,骨髓涂片上又多不能正确计数红细胞。故实际上大多是一个大体判断。ANC 中各阶段细胞和 C:E 的参考值,各家报告差异很大,国内外都缺乏统一的标准,实验室需要加强或建立健康人的参考范围。如 G:E 的参考区间为 2:1~4:1,浙江大学医学院附属第二医院 16 例健康成人志愿者髂后上棘骨髓液涂片的参考区间为 1.5:1~3.5:1。通常,当 G:E 达到 3.5:1 以上时常指示粒细胞增多或者有核红细胞减少;当达 4:1 以上时全是异常骨髓象。此外,分析 G:E 需要注意细胞增高、减低与相对性变化的关系。

1.原始细胞百分比

分析原始细胞多少是评判有无血液病的重要指标。原始细胞是一个泛指的术语,一般在髓系肿瘤中被特指,参考区间<2%。

在髓系肿瘤中,原始细胞增多分几个层次,>2%、>5%、>10%与>20%。当>2%时,结合细胞学的其他检查并排除其他原因所致者,需要疑似髓系肿瘤,如 MDS。当>5%结合临床可以基本评判为原始细胞克隆性增生,如 MDS;在 MPN 和 MDS-MPN 中则指示疾病进展。当>10%时,在 MDS 中可以评判为更高危的类型,在 MPN、MDS-MPN 中可以指示疾病加速。类白血病反应可见原始细胞增加,一般<5%。当>20%时,不管原发还是继发,都可以诊断为 AML。婴幼儿患者,骨髓原始细胞比成人为多见,患病时又会相应增高。

2.幼红细胞百分比

在急性白血病和 MDS 诊断中,除了原始细胞量界定外,幼红细胞(红系前体细胞)亦是重要的一个定量指标。

在贫血中,分析幼红细胞量的意义同样重要,如增生性与低增生性贫血的评判。一般,骨髓有核红细胞约占 20%~35%,<15%时可视为减少,<5%~10%可考虑红系造血减低。红系为主的造血减低多见于慢性肾衰竭、某些病毒感染等疾病时。纯红细胞再生障碍(PRCAA)幼红细胞显著减低,通常<5%。红血病有核红细胞常在 60% 以上。MA、缺铁性贫血(iron deficiency anemia,IDA)、难治性贫血(RA)和铁粒幼细胞贫血(SA)有核红细胞增高,但>60%少见。

3.粒细胞百分比

粒系细胞所占有核细胞的比例,约为 50%～60%。通常当<45%为减少,>65%为增多。在各阶段中,原始粒细胞>2%,早幼粒细胞>5%,中幼粒细胞>10%～15%,晚幼粒细胞>15%,杆状核粒细胞和分叶核粒细胞分别>20%左右时,可以视为增多。同时注意细胞成熟是否正常,但具体意义还要参考细胞形态、临床和血象。

粒细胞减少见于许多疾病,当粒系细胞总和<10%～15%应考虑特发性纯粒细胞再生障碍(puregranulocytic aplastia,PGA)或其他原因所致粒系造血严重受抑时。

4.细胞成熟性及其数量变化

在确定有核细胞量、原始细胞量、幼红细胞量、粒细胞量、有无病态造血细胞及其程度后,还需要评判细胞的成熟性。如伴成熟的 AML 需要早幼粒细胞及其后阶段粒细胞>10%,不伴成熟的 AML 则为<10%;FAB 分类的 M2 和 M5b 等类型为原始细胞增多伴随细胞成熟,而 M1、M5a、M7 和 ALL 常不伴原始细胞的向下成熟;治疗相关白血病、MDS、MPN 和 MDS-MPN 转化的 AML,大多有明显的细胞成熟特性。

5.病态造血细胞数量

病态造血是通过对有核细胞形态的观察进行评判,用于髓系肿瘤粒红巨三系有核细胞特定的异常形态(非造血物质铁、叶酸与维生素 B_{12} 缺乏和非继发性原因所致)的描述,是诊断髓系肿瘤及其分类诊断的重要指标。如诊断伴病态造血 AML、原始细胞不增加的 MDS 和 MDS-MPN,都需要明显病态造血的存在。AML 中的明显病态造血是指单系细胞分类中,病态细胞占该系细胞的 50%以上。MPN,尤其是 PV、ET、CML、CNL,都是无病态造血的慢性髓系肿瘤,但在病情中出现则指示疾病加速。

6.嗜酸性粒细胞和嗜碱性粒细胞增多与减少

嗜酸性粒细胞参考区间为<5%。5%～10%为轻度增多,>20%为明显增多。嗜酸性粒细胞增多的原因十分复杂,除了嗜酸性粒细胞白血病(CEL)和一部分特发性嗜酸性粒细胞增多症外,其原因常不能很好地反映在骨髓涂片上。但骨髓检查时仍需仔细检查其增多和成熟的程度以及有无伴随原始细胞增多,并注意嗜酸性粒细胞增多的时间以及伴随的相关症状。

骨髓嗜碱性粒细胞参考区间为偶见或不见。>1%为增多,>5%为明显增多。CML 嗜碱性粒细胞多在 3%～10%,>20%时需要疑似急变趋向或急变。>40%病例可以考虑嗜碱性粒细胞白血病。当不能解释嗜碱性粒细胞持续增加的中老年患者,需要考虑 MPN 等慢性髓系肿瘤,与不明原因的单核细胞增多一样,常是一个不良依据。

嗜酸性粒细胞和嗜碱性粒细胞减少的临床重要性相对较低,但有一些疾病有提示意义,如 CNL 为不见或少见嗜碱性粒细胞和嗜酸性粒细胞。

7.淋系细胞百分比

原始淋巴细胞不见或偶见(婴幼儿可以稍增多),幼淋巴细胞偶见或不见,淋巴细胞 12%～24%(婴幼儿可以更高),浆细胞 0～2%。通常淋巴细胞增多意义大于减少,当外周血三系细胞减少、骨髓增生减低而淋巴细胞相对增多时便有造血减低的评价意义;较多病毒感染时淋巴细胞增多,还常伴有不典型形态和单核细胞增多;当白细胞增高及外周血和骨髓淋巴细胞增多,且年龄 35 岁以上又无其他原因解释时,需要考虑慢性淋巴细胞白血病(CLL)或其早期表现。

偶见原始淋巴细胞或易见(低百分比)幼淋巴细胞是否异常需要视其他条件。若为淋巴瘤则可能为极早期浸润的信号,需要密切随访;有脾大的非恶性疾病可以易见幼稚淋巴细胞。一般,对于淋巴细胞肿瘤,都需要分析淋系细胞的数量,对肿瘤负荷性或有无淋巴瘤侵犯或其侵犯的程度做出评判。

8.单核巨噬细胞百分比

单核细胞＞2％为增多。单核(系)细胞＞10％为明显增多,巨噬细胞≥1.0％时为增多。单核细胞增多需要结合临床信息,评估是肿瘤性增多还是继发性。形态学改变(如明显空泡和转化型巨噬细胞是继发性的特征)是评估的一个方面,但分析患者年龄、起病方式、三系血细胞的组成等通常更为重要。伴有血细胞增减而无明显感染,或不能用现病史解释的单核细胞持续增多,需要考虑(慢性)髓系肿瘤,尤其是中老年患者。如慢性粒单细胞白血病(CMML)定义的一个指标即是单核细胞增多。

9.基质细胞和少见的其他细胞

网状细胞、纤维细胞、内皮细胞等骨髓支架细胞,又称基质细胞,骨髓象中少见。增多时见于两种情况,造血明显减退和造血明显亢进时。肥大细胞一般为不见或偶见,部分 AA、类癌综合征等易见,较多出现时应考虑肥大细胞增多症或髓系肿瘤伴随的肥大细胞增多。对于不典型肥大细胞可用甲苯胺蓝染色鉴定。

10.红细胞和血小板

可以反映红细胞数量的指标是红细胞在涂片上的密度分布。当涂片上红细胞密集分布时,结合临床和血常规,可以疑似真性增多还是继发性增多。涂片上血小板的多少,通常是观察血小板簇的易见性。如巨核细胞生成血小板不佳,包括免疫性(如特发性血小板减少症)和(或)继发性因素,涂片上簇状血小板减少;ET 等 MPN 常见簇状血小板显著增多。

【细胞形态分析】

检查细胞数量改变和形态异常通常先后或同时进行,但需要注意疾病的特点,有的以量变为主,如原始细胞＞20％、浆细胞＞30％,不管形态如何都可以诊断 AML 和浆细胞肿瘤。有的以质变为主,如显著畸形和幼稚的浆细胞虽只有 5％,不符合诊断要求,但仍可以提示诊断;唯有明显病态造血的存在才是诊断原始细胞不增多类型 MDS 的条件。但是,在多数情况下是细胞数量和形态都有改变。

形态观察有两个重要的要求:一是低倍与油镜之间的灵活运用,熟悉两镜下的细胞形态;二是发现问题细胞的异常和意义。因此,能否发现异常是极其重要的。低倍镜检常被用来发现问题细胞,油镜被是用来鉴定问题细胞的性质。

1.原始细胞形态

髓系原始细胞形态,当前主要有四家协作组或机构(FAB、WHO、ELN 和 IWGM-MDS)的描述。

(1)FAB 协作组修正的原始细胞:见表 2-2。这一形态标准也适用于其他髓系肿瘤原始细胞。FAB 的 I 型和 II 型原始细胞不是全指原始粒细胞。I 型原始细胞多见于 AML 的 M1、M2。II 型原始细胞相当于过去认为的早期早幼粒细胞(颗粒在 20 颗左右),而不能认为是等于早幼粒细胞。

表 2-2　FAB 协作组修正的原始细胞范畴和形态学

细胞	形态学
修正原始细胞范畴	包括一些胞质含有颗粒者,不包括正常早幼粒细胞和可以辨认的幼单核细胞、原始红细胞和原始巨核细胞
Ⅰ型原始细胞	包括与原始粒细胞不易区分的大小不一的无法分类者,胞质内常无颗粒,核仁明显,染色质浓集不佳,较小的原始细胞核胞质比例高(0.8:1),较大的可稍低
Ⅱ型原始细胞	胞质内含有几颗及少许原始的嗜苯胺蓝颗粒,其他似Ⅰ型,但胞核胞质比例偏低而胞核仍在中间
早幼粒细胞	出现下列特征为早幼粒细胞而不再认为Ⅱ型原始细胞:胞核偏位;高尔基体发育;染色质较致密或结块;颗粒很多和低核质比例

（2）WHO 分类中描述的原始细胞：包括 APL 的颗粒过多早幼粒细胞（原始细胞等同意义细胞）。幼红细胞不包括在原始细胞中,但在纯红细胞白血病中与原始细胞意义等同;小的病态巨核细胞和微小巨核细胞不计入原始细胞;幼单核细胞在急性（原始）单核细胞白血病、急性粒单细胞白血病中的意义与原始单核细胞等同。原始细胞也分为有颗粒和无颗粒。原始（粒）细胞明显大小不一,比成熟淋巴细胞稍大到大如单核细胞。大原始（粒）细胞有丰富的灰蓝色胞质;细胞核圆形、卵圆形,染色质细颗粒状,常见几个核仁;胞质中可见少许嗜苯胺蓝颗粒,Auer 小体是髓系最特异的证据。

（3）ELN 共识原始细胞：欧洲白血病网（ELN）在 FAB 和 WHO 的形态基础上,确认原始细胞分为无颗粒和有颗粒。有颗粒的比 FAB 的Ⅱ型原始细胞为多,但其他仍具有原始细胞特征者。对不能识别某一系列的原始细胞指定为"原始细胞,不另做分类"。

（4）IWCM-MDS 共识原始细胞：MDS 形态学国际工作组（Intemational Working Croup on Morphologyof Myelodsplastic Syndrome,IWGM-MDS)介绍原始细胞的主要认识三条：一是将有颗粒（100 颗左右）和无颗粒的原始细胞替代过去的Ⅰ型、Ⅱ型和Ⅲ型原始细胞;二是从颗粒原始细胞和正常形态早幼粒细胞中区分出病态的早幼粒细胞;三是应有足够的细胞分类数来提高 MDS 中原始细胞增加的可靠性。

这四个描述的形态虽有差异,但最具特征的依然是三个:Auer 小体、胞质颗粒和胞质浅红色区域。因此观察到这些形态是指证髓系肿瘤粒单系原始细胞（大多指原始粒细胞）的依据。

2.病态造血细胞形态

确认病态造血细胞是检验其量变化的前提,但在形态把握上尚需要研究。一般来说,在分析中不能将轻度异常的病态造血细胞归类为病态造血细胞,因它见于许多良恶性疾病和部分正常骨髓象。

3.细胞变性形态

有中性粒细胞的毒性颗粒、Dohle 小体,空泡变性、淡染的嗜酸性变性胞质、细胞溶解和坏死等,检出这些形态需要结合临床做出正确的评判。如细胞空泡既见于感染,也见于多种原因所致的其他病理改变。酒精中毒和服用氯霉素后,常见幼红细胞空泡。部分髓系肿瘤和淋系肿瘤细胞也多见空泡形态。

4.细胞大小异常

观察细胞大小变化也是常见的观察指标。感染时,中性粒细胞可出现小型细胞;IDA 时出现不同阶段的红系小型细胞;MA 时出现多种细胞的显著巨变;急性造血停滞时可见巨大原始(粒)红细胞;低增生白血病和 MDS 时可见小型原始细胞;部分感染、粒细胞缺乏症和给予粒细胞集落因子时可见大型早、中幼粒细胞等。

5.胞核(核象)异常

胞核的大小、形状、染色,染色质的粗细、紧松,核叶的多少,核仁的大小和染色,核小体和核的其他形状突起,核的分裂象等,有无异常,属于核象形态学。分析中也需要结合其他信息。如检出增多的核小体和(或)核的其他畸形性形态时,主要意义有二:一是造血和淋巴组织肿瘤,为细胞的肿瘤性改变;二是少数重症感染的感染性核异质和良性造血显著异常的造血紊乱。

6.胞质成分和染色异常

评判光镜下可见的细胞器增加、减少和不正常性出现。比如 MDS 的粒细胞颗粒缺乏、胞质匀质性红染及其核质发育不平衡,感染时巨噬细胞质中的吞噬体或微生物。

7.细胞异质性形态

分析细胞大小和异型性有无同时存在。例如 IDA 时低色素性为主的红细胞常伴有异型性;骨髓纤维化时红细胞除了泪滴形外几乎都伴其他红细胞的异型性;一部分重症感染患者也可见粒红细胞的显著异质性和畸形性。

8.类似组织结构性形态

分析骨髓涂片上有无簇状细胞(≥3 个细胞围聚者)。原始细胞簇,如见于白血病和MDS;浆细胞簇,见于浆细胞肿瘤和免疫反应亢进时;巨核细胞簇,见于巨核细胞异常增生时;有核红细胞岛,如见于红系造血旺盛和噬血细胞综合征;幼粒细胞簇,如见于重症感染和噬血细胞综合征。

9.其他

骨髓象分析的形态很多,对每一份标本任一细胞不同程度的异常,都需要分析评估。检查血液寄生虫,除了认真、仔细外,结合临床或寻找病史中信息十分重要。在红细胞中检出疟原虫、贝巴虫,巨噬细胞中检出组织胞浆菌和单核巨噬细胞(或中性粒细胞)内查见利杜小体和马尔尼菲青霉,均可明确诊断。

【细胞化学染色分析】

1.ICSH 推荐的白血病细胞化学染色

国际血液学标准化委员会(ICSH)推荐用于急性白血病的细胞化学染色见表 2-3。髓过氧化物酶(MPO)是髓系成熟的特异性酶,原始粒细胞呈颗粒状阳性,且常聚集于高尔基体区域,原始单核细胞阴性或呈分散的颗粒状阳性,原始淋巴细胞和原始巨核细胞阴性。SBB 反应物较恒定,灵敏度高于 MPO。特异性方面则相反,故 SBB 和 MPO 应同步检验。MPO 和(或)SBB 阳性≥3% 可以评判为 AML 的 M1~M5,M0、M7、ALL 为阴性或<3% 阳性。酯酶中,

CE、NBE 和 NAE 最为常用。

表 2-3　ICSH 推荐的细胞化学染色

MPO	CE	NAE(M 型)	诊断	说明
+	-	-	M1	包括 NAE-的 M5
+	+	-	M2 或 M3	
+	-	+	M4 或 M5	
+	+	+	M4	CE+和 NAE-的混合
-	-	+	M5	
-	+	-	AML	免疫表型
-	-	-	分类不明	免疫表型

2.其他常用细胞化学染色

NAP 被用以鉴别 CML 与类白血病反应,前者 NAP 积分降低,后者常增高;辅助白血病类型鉴别,淋系肿瘤 NAP 活性可以增高,AML 常不增高;辅助鉴别间变性大细胞淋巴瘤骨髓浸润与反应性组织细胞增多症,前者 NAP 降低,后者一般增高。

骨髓可染色铁染色是评判铁负荷和缺铁的指标,在 MDS 分类中则是类型诊断指标。伴环形铁粒幼细胞难治性贫血是铁负荷性贫血的典范,诊断时需要可染色铁增加,环形铁粒幼细胞>15%。AA、MA 也是铁增加性贫血。IDA 是典型的铁缺乏(细胞外铁阴性、细胞内铁减少)性贫血,在分析中,首要指标是贫血和缺铁的存在,其次才是其他条件(如缺铁的原因和其他铁代谢指标)。脾亢和阵发性睡眠性血红蛋白尿也常有缺铁,但它们的缺铁常是形态学诊断中的次要条件。还有一种异常,为外铁增加(也可正常)而内铁减少的铁代谢反常,见于许多慢性病性贫血。

(二)骨髓细胞形态学检验报告

通过以上各个步骤的检验、分析与梳理,对骨髓细胞和形态的有无变化、意义如何有了基本的了解,结合临床特征和其他实验室的信息对所给出的形态学诊断有了基本的意见或结论,最后通过图文报告单发出报告。

【报告单格式、内容与填写要求】

1.报告单的内容

包括患者的基本信息,检验骨髓小粒和油滴、巨核细胞计数与分类、有核细胞分类、粒红比值、细胞化学染色结果,细胞形态学特征描述和诊断意见等。

2.报告单格式与填写要求

图文报告单基本上有竖式和横式两种,但不管式样如何,报告单格式和填写栏目应具有简明、使用方便和重点项有醒目标志的特质。

报告单内容的填写,需要突出关键性文字信息,如报告单位,患者姓名、年龄、性别,科别、床号、住院号(病案号),接收和报告的日期,标本号的数字,诊断病名的文字,都需用大一些的粗体醒目字号并做适当的色彩点缀,而患者姓名、年龄等小标题式栏目的文字,采用不醒目的小字号。对细胞图像应凸显代表性图像与报告单上的位置,并可以按需插入大小不一的多幅图像。

【细胞形态学特征描述】

在描述中应重点突出、符合逻辑、简明扼要。突出有核细胞总量的变化、变化细胞的系列、阶段和形态,尤其注意有无病态造血,有无原始细胞增加,有无特征性形态学。对有改变而不能下结论的异常更应着重描述。描述的基本内容如下。

1.骨髓小粒和油滴

表述骨髓小粒丰富、少见或不见,是油脂性小粒(非造血细胞为主)还是鱼肉样小粒(幼稚造血细胞或肿瘤细胞为主);描述骨髓小粒内造血成分的多少。类似表述油滴增多、一般和少见。也可用"＋、-"方式半定性表示。

2.有核细胞量

表述有核细胞量增多、大致正常和减少的范围。有核细胞增生程度是一种比细胞量多少描述更为客观的指标,宜慎重表述。

3.增减细胞的系列

表述增加或减少有核细胞的系列。如 AA 常为粒红巨三系造血细胞均减少,而脾亢则相反。

4.增减细胞系列的阶段

表述增加或减少有核细胞系列的阶段。如 CLL 为淋巴细胞增多为主,原始淋巴细胞和幼淋巴细胞少见或不见;急性白血病为原始细胞明显增多,而其后阶段及其正常的造血细胞均减少。

5.增减细胞的形态

表述增加或减少有核细胞系列阶段的形态,如 IDA 为红系中晚幼红细胞呈细胞小、核小深染、胞质少蓝染性改变。

6.其他

对无明显变化的其他系列细胞简略表述,还有涂片标本与染色的质量,以及在特定情况下提及无转移性肿瘤细胞、无血液寄生虫等。由于骨髓细胞学检验常需要与血片同步和参考,故在报告单中也需要描述血片有无幼稚细胞,有无异常形态包括红细胞大小、异型性及染色性变化,散在性和簇状血小板的多少。

【诊断意见或结论】

以证据为基础,必须客观、全面、慎重地评价。疾病临床期诊断意见按级报告,对非肯定性诊断需要提出进一步检查的建议。对不符合要求的标本而可能影响检验结果或诊断意见者,在报告单中予以说明。此外,应注意诊断性和检验性术语的恰当使用。

1.肯定性结论

为细胞形态学所见有独特的诊断价值者。譬如找到典型转移性肿瘤细胞(骨髓转移性肿瘤)、增多的幼稚和异型浆细胞(PCM)或原始细胞(急性白血病)、红细胞内找到形态典型疟原虫(疟疾感染)。

2.符合性结论

为临床表现典型而细胞形态学所见和其他实验室检查基本符合者。诸如形态典型而数量众多的幼红细胞巨幼变(MA),中晚幼红细胞和红细胞均有明显的小细胞性改变和可染色铁缺乏(IDA),与临床特点和血常规检验异常相符者。

3.提示性或疑似性结论

为临床表现典型而细胞形态学所见和其他实验室检查尚有不足,或细胞形态学所见较为典型但特异性尚有欠缺而临床表现和其他实验室所见尚有不符合者。

4.描述性结论

以细胞形态学所见的结论提供临床参考。为临床缺乏明确的证据而细胞形态学有一定的特征性所见或倾向性异常者。如巨核细胞增多伴生成血小板功能减退,而临床为不典型的原发免疫性血小板减少症(idiopathic thrombocytopenic purpura,ITP)或不能明确是否继发性者(如 SLE、干燥综合征、肝硬化等)。

5.其他或例外报告

其他,如无临床特征又无细胞形态学改变,却有可染色铁减少或缺乏者(隐性缺铁)。造血细胞或有核细胞少见骨髓象也可作为特殊的例外报之,便于临床参考和解释。造血细胞或有核细胞少见骨髓象是指骨髓涂片造血细胞或有核细胞少见,而尚不能确认是否为骨髓稀释所致。

【报告时间】

发出骨髓细胞形态学报告各地长短不一。2008 年 ICSH 指南中介绍的报告时间(工作日时间):骨髓涂片口头报告 3 小时,书面报告 24~48 小时;骨髓切片报告为 5 个工作日。考虑我国的情况,包括接收标本日在内,建议骨髓细胞形态学报告以 3 个工作日(至第 3 个工作日下午四时前发出),骨髓切片(塑料包埋超薄切片)以 6 个工作日发出报告,急需时可以口头形势报告。

五、各系统细胞形态

【正常形态学】

1.红系细胞

在光镜下可以识别的有核红细胞形态的基本特征是胞体、胞核的圆形和规则(形状大体一致,轮廓分明),而细胞大小和胞质染色性(细胞生化与结构的体现)有显著变化。

(1)原始红细胞:胞体(直径约为 15~25μm)、胞核大(约占细胞的 3/4 以上)而规则(圆形或卵圆形);胞核多居中或稍偏位,核染色质均匀、粗粒状紫红色,常见核仁 2~3 个,有时见核旁小的淡染区;胞质丰富深蓝色(大量多聚核糖体的存在而显强嗜碱性着色)不透明(为形态学评判的一个典型特征),时有瘤状凸起,无颗粒。

(2)早幼红细胞:胞体(直径为 12~20μm)、胞核(约占细胞的 2/3 以上)稍为收缩变小,染色质趋向浓集,核仁消失或偶见,胞质嗜碱性减弱,瘤状突起消失,细胞边缘常呈棉絮样。

(3)中幼红细胞:一般,在经历了二次分裂后,胞体(直径为 10~15μm)和胞核(约占细胞的一半)进一步缩小,核染质呈块状(异染色质致密块状),块间显示空白点,胞质呈多色性(常见灰红色,由于血红蛋白量的增加所致)。

（4）晚幼红细胞：细胞进一步成熟，细胞直径约为 $8\sim12\mu m$，胞核固缩，胞质呈灰红色或红色调中兼有灰色（仍含有多聚核糖体）。胞质完全血红蛋白性着色（正色素性）少见。

2.粒系细胞

粒系细胞成熟过程中最显著的特点是核形的变化和颗粒，前者是细胞阶段划分的主要依据，后者区分颗粒属性以及鉴别于其他细胞的主要证据。

（1）原始粒细胞：胞体（直径为 $12\sim22\mu m$）和外形较为规则，可见小而不明显的突起。胞核圆形或椭圆形（占细胞的 3/4～4/5），在胞核偏位的一面略显平坦。核仁常见、多少不一，部分核染色质较为细致均匀，故有细沙状描述。胞质较少，有浊感，常呈浅灰（蓝）色或带点淡红色，高尔基体发育不良，有时可见 MPO 阳性的少许嗜苯胺蓝颗粒。

（2）早幼粒细胞：典型者胞体较原始粒细胞为大（直径为 $14\sim25\mu m$），胞质丰富或较为丰富。胞核偏位，核仁消失或隐约，常在靠近细胞中间一边胞核收缩（未超过假设圆形胞核直径的 1/4），在核旁有发育良好的高尔基体（浅染区）和细少的特异性颗粒。胞质含有较多的嗜苯胺蓝颗粒和核旁浅染区是区分原始粒细胞的特征。

（3）中性中幼粒细胞：胞体为 $11\sim18\mu m$，胞核占细胞的 1/2 左右，核形演变成馒头状，核仁消失或隐约可见；胞质位于一边，含许多不易辨认的中性颗粒，呈杏黄色或浅粉红色或浅紫红色，靠近细胞边缘有少量嗜苯胺蓝颗粒。胞核收缩和胞质出现较多特异性颗粒是区分早幼粒细胞的特征。

（4）中性晚幼粒细胞：为中幼粒细胞核收缩内凹呈肾形者。胞质中高尔基体变小呈不活跃状态，但出现大量糖原颗粒和更多的特异性颗粒。

（5）中性杆状核和分叶核粒细胞：中性杆状核粒细胞为中性晚幼粒细胞成熟、胞核凹陷超过假设核圆径的 3/4，同时核的两端变细，当细长胞核进一步收缩为细丝相连或呈分叶（大多为 3～4 叶）者则划分为中性分叶核粒细胞。

（6）嗜酸性粒细胞和嗜碱性粒细胞：胞核形态与相应的中性粒细胞相似，区别在于颗粒的特性。在早幼粒细胞晚期和中幼粒细胞阶段可以区分特殊颗粒。通常，成熟嗜酸分叶核呈哑铃状，颗粒粗大，有中空感，常被染成暗褐色或棕黄色，在中、晚幼嗜酸性粒细胞中还易见双染性颗粒。嗜碱性粒细胞核结构常模糊，颗粒少而散在于胞核上，呈紫黑色至紫红色，也可见细小的嗜碱颗粒。

3.巨核系细胞

（1）原始巨核细胞：细胞明显大小不一，直径在 $10\sim35\mu m$，外形很不规则，常呈毛刺样和棉球样凸起或细丝状、花瓣样、分离状凸起；胞核大、轻度偏位，常见豆子状大小对称的双核或小叶状胞核，染色质凝集较为致密，着色常较暗，核仁小、多少不一；胞质量少，含有丰富的核糖核酸而呈不均性浑厚的嗜碱性着色，无颗粒，可有浓紫红色伪足突起。

（2）幼巨核细胞：大小 $25\sim50\mu m$，外形不规则；胞核大或巨大，由多个、分叶状核紧缩在一起，染色质致密粗糙，核仁不清晰或消失；胞质较多，嗜碱性仍较明显，但深浅浓淡不一；高尔基体发育良好，可在其附近（近核处）淡粉红色，或胞核附近（或在胞质的一端）出现少量颗粒，也可在明显蓝染的胞质区有少量血小板生成。

（3）颗粒型巨核细胞：胞体巨大至 $100\sim150\mu m$ 以上，外形不规则、边缘不清晰；胞核多分叶状,胞质成熟为嗜酸性,含有丰富细小的紫红色颗粒;胞质明显丰富,高尔基体合成若干细小颗粒,含有聚集 10～20 个为一组的细小嗜天青颗粒,由分界膜包裹,聚集产生血小板。

(4)产血小板型巨核细胞:颗粒型再成熟,胞质呈粉红色,紫红色颗粒充盈于其中,并在胞质周边颗粒凝聚生成血小板(≥3 个),形成产血小板型巨核细胞。

(5)裸核巨核细胞:胞质中血小板脱下或胞质脱完后成为裸核巨核细胞。

(6)血小板:胞体大小 2～4μm,圆形或椭圆形凸盘状、不规则或多突状,常成群出现。胞质周围染淡蓝色,称为透明区;中央部分含有细小紫红色颗粒,类似胞核,为颗粒区,含有多种生物化学物质。

4.单核系细胞

(1)原始单核细胞:细胞大小不一,大者可达 25μm,胞体胞核不规则状明显,胞质丰富,灰蓝色无颗粒;小者,可小至 12μm,胞体较规则,胞质比例高,易与原始粒细胞混淆。染色质纤细,淡紫红色,核仁大而清晰。

(2)幼单核细胞:胞体多不规则,直径为 15～25μm;胞核常呈扭折,核染色质浓集,核仁隐约可见或染色质纤细但无核仁,胞核常横向于细胞中,但常偏于一侧;有时胞核(包括原始单核细胞)虽为圆形,但不同于早期粒细胞的圆形胞核,其胞核为核膜圆度不完整;胞质丰富,呈灰蓝色,常见少许紫红色尘样颗粒。

(3)单核细胞:胞体圆形或不规则状,直径为 12～20μm;胞核呈扭、折、曲特征,染色质明显浓集和粗糙。胞质丰富浅灰蓝色,有时因胞质薄而呈毛玻璃样,也可呈浅红色,含有尘样颗粒,常见伪足样凸起。

(4)巨噬细胞:胞体比单核细胞为大,由于处于不同的转化过程而明显大小不一,胞体直径约为 15～40μm;胞核不规则状,明显偏位;胞质丰富,淡灰(蓝)色,细胞边缘不完整(明显伸突与细胞活跃有关),胞质常有空泡形成和被吞噬的细胞碎屑、凋亡细胞等。

5.淋系细胞

包括淋巴干细胞和祖细胞(光镜下还不能识别)、原始淋巴细胞、幼淋巴细胞和淋巴细胞,并按免疫性质分为 T、B 和 NK 细胞几个系列。B 细胞在抗原刺激下转化和发育为浆细胞,T 细胞也可发生转化。

(1)原始淋巴细胞:胞体大小不一,10～20μm,较规则。胞膜、核膜较厚而清晰。核仁 0～3 个,染色质常呈粗粒状染成紫红色。核质比例高,胞质少,浅(灰)蓝色,常无颗粒。

(2)幼淋巴细胞:胞体大小凸 10～18μm,核仁消失或模糊,染色质有浓集倾向,胞质可见颗粒。

(3)淋巴细胞:大淋巴细胞直径 10～15μm,胞核圆形或肾形,常偏位,染色质明显浓集,可见核仁痕迹;胞质丰富,淡(灰)蓝色,可见少许颗粒;有颗粒者相当于 NK 细胞。小淋巴细胞大小 6～10μm,胞核圆形,可轻度不规则,染色质紧密块状,深紫红色,胞质少,多位于细胞一侧,一般无颗粒。

(4)浆细胞:原幼浆细胞体较大,15～35μm,胞核圆形、偏位,可见核仁,染色质细致均匀,胞质丰富,嗜碱性较明显,并有浊感或泡沫状;浆细胞直径 12～20μm,外形可不规则状,胞核圆形或椭圆形,约占细胞的 1/2,偏位明显,染色质粗而浓集,间有空隙,故部分为车轮状结构。

胞质丰富,深蓝色、灰蓝色或呈多色性,常有泡沫感。

6.其他细胞

(1)网状细胞:胞体大小不一,呈星形或多突状。胞核圆形,染色质细腻疏松呈网状。胞质丰富,浅灰(蓝)色,近核处常深,细胞周边淡染,常不易看清其边界,用 NAP 染色可显示其细长和枝杈状胞质。

(2)内皮细胞:胞体呈梭形或长轴形,胞核圆形或椭圆形,染色质粗粒状,常排列成与胞核长轴一致的索状,无核仁。胞质一般,浅灰色或浅红色,位于胞核两边。在骨髓小粒或涂片中,有时血管尚未能完全破损,可见圆圈状或血管两边长条状。

(3)成纤维细胞:类似内皮细胞,但胞体大,长轴更长。胞核圆形或椭圆形,染色质粗网状,核仁隐约可见。胞质丰富,浅蓝色至浅红色不等。

(4)肥大细胞:胞体直径 $8\sim25\mu m$,外形变化大,可呈圆形、蝌蚪状、菱形等形状。胞核小而居中或偏位,染色质常被颗粒掩盖而结构不清。胞质丰富,常充满大小不一的深(蓝)紫(黑)色或暗紫红色颗粒,排列紧密。

(5)组织嗜酸细胞:胞体较大,直径 $15\sim30\mu m$,外形不规则,胞核圆形或椭圆形,染色质网状,常见核仁,胞质丰富,含有明显的嗜酸颗粒,有时细胞膜破损颗粒呈散开状。

(6)成骨细胞:胞体较大,直径 $20\sim40\mu m$,长椭圆形或不规则形,单个或多个簇状出现。胞核圆形,偏于一侧,可见 $1\sim3$ 个核仁。胞质丰富,暗蓝色或蓝色,不均匀,离核较远处常有一淡染区。

(7)破骨细胞:胞体大,直径 $20\sim100\mu m$,胞核数个至数十个,圆形或椭圆形,多有核仁,染色质均匀细致,胞质丰富,呈灰蓝色或浅蓝色,含有粗大的暗红色或紫红色溶酶体颗粒。

【异常形态学】

1.红系细胞

(1)巨幼红细胞:为叶酸或维生素 B_{12} 缺乏所致的具有特征的异型幼红细胞。胞体明显增大,胞核增大为主,染色质疏松,显示核幼质老的不同步现象。原早幼红细胞,染色质明显细疏似烟头丝样,副染色质明显,胞质嗜碱性常增强,尤其是原始红细胞;中、晚幼红细胞染色质虽为块状,但非常松散。

(2)类巨变幼红细胞:与叶酸或维生素 B_{12} 缺乏无明显关系的不典型幼红细胞巨变,主要见于髓系肿瘤。多见于晚幼红和中幼红细胞,胞体增大常明显于胞核,核染色质松散不明显或致密状,胞质血红蛋白着色显明。

(3)侏儒幼红细胞和炭核幼红细胞:侏儒幼红细胞为胞体偏小、胞质发育不良、血红蛋白合成不足(量少和染色偏蓝),胞核相对固缩显老(所谓"核老质幼"),主要见于 IDA 和珠蛋白生成障碍性贫血。炭核幼红细胞有类似形态,不过炭核幼红细胞重在胞核的高度致密,见于AA、SA 和珠蛋白生成障碍性贫血等。

(4)双核、多核幼红细胞:大多见于原始细胞和早幼红细胞,见于许多疾病,也偶见于正常骨髓,但大小不一和畸形双核大多见于髓系肿瘤;多核幼红细胞,细胞大或巨大,胞核 2 个以上,可大小不一和畸形,多见于原早幼红细胞,并常为核质发育常不平衡,见于造血和淋巴组织肿瘤,也见于特殊感染或重症感染(对骨髓的严重刺激所致)。

(5)核碎裂和核芽幼红细胞：多见于晚幼红和中幼红细胞，胞核呈分叶状、梅花样及花瓣状，胞体常增大。见于 MDS、MA、红血病和慢性(遗传性)HA 等疾病。

(6)Howell-Jolly 小体和嗜碱性点彩幼红细胞：Howell-Jolly 小体除了幼红细胞外也见于红细胞，见于 MA、HA 或骨髓无效造血时，多颗出现时更有参考价值。也见于少数 IDA(1~2颗 Howell-Jolly 小体)和某些特殊感染等疾病(可见高比例和颗粒众多)。嗜碱性点彩为胞质出现多少不一的嗜碱性点彩颗粒。正常人嗜碱性点彩红细胞约占红细胞的 0.01%，除经常提及的铅中毒增多外，临床上常见的是慢性肾功能不全和 MDS。

(7)空泡变性幼红细胞：多见于原早幼红细胞，胞质和(或)胞核上出现空泡。见于服用某些药物后、乙醇和化合物中毒等。

(8)红系病态造血细胞：包括前述的类巨变、多核和核碎裂幼红细胞，Howell-Jolly 小体、点彩、空泡、铁粒增多和其他畸形的幼红细胞。

(9)异常红细胞：有红细胞大小异常和形态异常(见第一章)。泪滴形等异型性红细胞，除了见于 PMF 外，少量出现还见于许多疾病病情严重(主要原因为血栓形成)时。

2.粒系细胞

(1)白血病性原始(粒)细胞：髓系肿瘤时可见四种原始细胞：①正常；②胞核异常；③胞质异常(如 Auer 小体、多形性凸起)；④大小异常。FAB、WHO、ELN 和 IWGM-MDS 描述的髓系肿瘤原始细胞见骨髓象分析。

APL 颗粒过多早幼粒细胞是与原始细胞等同意义的细胞，为胞质中含有或粗或粗细不一的密集颗粒。粗颗粒被染成紫红色，细小颗粒为颗粒细小或被染成浅(紫)红色均匀一片；有时因颗粒密集酷似胞核，有时由于颗粒排列有序而形成"内""外"胞质，"内"胞质为颗粒区，"外"胞质常无颗粒呈瘤状或花瓣状凸起和蓝染；胞质中可见数量不等的柴棒状 Auer 小体。胞核多偏位，单核样或呈分叶状。另有一种胞膜不完整状和多颗粒网状样细胞，胞核幼稚呈网状，常可在胞质中检出更多的柴棒状 Auer 小体。

(2)胞核胞质发育不同步早、中幼粒细胞：为胞核幼稚，可见核仁，胞质特异性颗粒常较明显，而表现为"核幼胞质老"现象，多见于髓系肿瘤，尤其是 MDS 和 MDS-MPN。

(3)胞体巨大和颗粒增多早、中幼粒细胞：胞体常较大，胞质非特异性颗粒增多，中性颗粒较少，主要见于脾亢、粒细胞缺乏症、感染性疾病、MA。受继发性因素刺激时，早、中幼粒细胞还可出现胞核和胞质的形状变异(生长活跃)，给予粒(单)细胞集落刺激因子者，还可见粒细胞空泡和核分叶过少。早、中幼粒细胞体大、规则、颗粒较多、胞质浊感大多是反应性或刺激性粒细胞形态学的重要特征。

(4)中性颗粒缺乏粒细胞：见于不同阶段粒细胞，为胞质内颗粒稀少或缺如，胞质染色固有的杏黄(红)色减退，胞质有清淡感。见于 MDS、MDS-MPN、AML 等。

(5)双核幼粒细胞：见于不同阶段，特点为双核，多为大小、形状对称，呈"八"字形或镜形；一部分为胞核大小不一和异型。见于反应性粒细胞增多症、粒细胞相对增多的 MDS 和 AML；对称性双核者多见于良性血液病，大小不一和异型双核且胞质非特异性颗粒常少以血液肿瘤居多。

(6)多核幼粒细胞：为胞核出现三个或更多者，早、中幼粒细胞中比晚幼粒细胞多见。通常细胞较大,胞核可呈异型性,非特异性颗粒常多,可有变性空泡;此异常幼粒细胞对诊断某些感染,尤其是特殊感染或重症感染有帮助;白血病和 MDS 也可见多核幼粒细胞,但胞质非特异性颗粒常偏少。

(7)胞质红染幼粒细胞:多见于中、晚幼粒细胞,为胞质着色过度红染者,非特异性颗粒缺少或缺乏,胞质呈均匀一片的浓杏红色,细胞边缘可见少量无颗粒的蓝色"外"胞质。主要见于 MDS、AML 和 MDS-MPN,但须与 APL 的细颗粒早幼粒细胞相鉴别。

(8)巨变粒细胞:见于不同阶段,但晚幼和杆状核粒细胞巨变尤其醒目,胞核肥大伴畸特形状(如扭、折、叠、转、鼓)。巨变幼粒细胞众多出现见于 MA,少量出现也见于粒细胞生成增多的感染性疾病,不典型形态或偶见典型者也常见于粒细胞(相对)增多的 MDS、AML 等。

(9)中性多分叶核粒细胞:核分叶多至 6 叶者,多见于 MA,也见于其他许多疾病,如感染、MDS、AA、PMF。

(10)毒性变粒细胞:主要为中性分叶核和杆状核粒细胞的毒性颗粒和空泡,也可见胞质嗜酸性变和胞膜退化变,细胞常肿大,也可固缩变小。严重时还可见 Dohle 小体。Dohle 小体为中性粒细胞质内出现的淡蓝色囊状包涵体(蓝色斑状小体),1 个或多个,常分布于胞质边缘。

(11)Pelger-Huet 异常粒细胞:为中性粒细胞少分叶或不分叶。常为两叶、肿胀如眼镜状,单个核者呈花生形,也见棒状、哑铃形和夹鼻眼镜状。见于显性遗传的 Pelger-Huet 病,但临床上最常见于 MDS、AML 和 MDS-MPN。

(12)环形杆状中性粒细胞:胞体比同期杆状核粒细胞大,胞核凹陷呈环状或锁状,中间为含颗粒的胞质。锁状为胞核一边变小出现成熟性收缩,形成胞核三面核径大致等宽而一面胞核收缩后留下一条常向外鼓起的相连核膜。最常见于 MA,其次为 MDS、AML、CML、重症酒精中毒、PMF 等。

(13)核染色质松散菊花样中性粒细胞:又称粒细胞核染色质异常,为不同阶段中性粒细胞的胞核染色质呈现松散不紧密的粗粒状、小块状,染色质均匀浅紫红色。典型者染色质酷似菊花样,但又非早期有丝分裂和核碎裂,菊花瓣与瓣之间间隙分明。见于 MDS、AML、aCML 等髓系肿瘤。

(14)其他:①Chediak-Higashi 畸形,见于 Che-diak-Higashi 综合征,为细胞膜结构缺陷的异常导致粒细胞变形和运动功能异常和形态异常。形态学为中性粒细胞至早幼粒细胞质内出现嗜天青颗粒伴假性空泡,有时颗粒连缀在一起或融合一体的淡灰色块状物,MPO 阳性。患者多为小儿,中性粒细胞减少,反复感染,畏光,暴露部位皮肤灰色或色素过度沉着,肝脾淋巴结肿大。②May-Hegglin 畸形,为类似于 Dohle 小体的粒细胞异常浅蓝斑形成,也见于单核细胞和淋巴细胞,临床上有白细胞减少和血小板减少,可见颗粒稀少的巨大血小板。③Alder-Reilly 畸形或异常,为黏多糖性白细胞异常,是由于白细胞内溶酶体不能分解黏多糖,使黏多糖沉聚于白细胞内形成许多大而粗糙类似非特异性的颗粒,也类似包涵体,亦像嗜酸性和嗜碱性异常颗粒,这一异常颗粒除了成熟中性粒细胞外,也见于嗜酸性粒细胞和嗜碱性粒细胞、淋巴细胞和单核细胞,患者常有骨和关节畸形。

(15)粒系病态造血细胞:包括前述的核质发育不同步幼粒细胞、颗粒缺乏中性粒细胞、Pelger-Huet 异常粒细胞、双核粒细胞、环形杆状核粒细胞、多分叶核粒细胞、核染质松散菊花样中性粒细胞、红染幼粒细胞、不典型巨变粒细胞,以及不易归类的其他异常。

3.巨核系细胞

(1)空泡变性巨核细胞:为巨核细胞质边缘出现空泡,见于ITP、MDS和感染等。

(2)白血病性原始巨核细胞:胞体大小悬殊,常为多形态与大小不一并存;胞核规则圆形,多偏位,染色质紫红色粗颗粒状;胞质常较丰富、嗜碱性无颗粒,呈空泡状、花瓣状、棉球样、龟甲状、分离状,并有云雾状、层状态和脱落状。

(3)病态巨核细胞:包括:①微小巨核细胞(胞核圆形或椭圆形,一般无核仁;胞质少、浅红色或灰蓝色,常含有少量紫红色颗粒或血小板,可见不规则分离状或脱落感);②小圆核巨核细胞(大小在20~40μm,胞核小,1~2个,圆形或椭圆形;胞质多少不一,含细小紫红色颗粒或血小板);③多小圆核巨核细胞(大小40~100μm,核小、多个、圆形或类圆形、分散、核间无丝相连);④低核叶巨核细胞(胞体偏小,胞核1~3个),检出较多的低核叶巨核细胞常具有提示意义,5q-MDS巨核细胞具有这一形态特征。

(4)异常血小板:包括大小变化(巨大型和衰老小型血小板),染色变化(如蓝染的年轻血小板),聚集异常(如见于血小板无力症的单个散在血小板),颗粒多少及密度异常,形状改变。

4.单核细胞和巨噬细胞

(1)白血病性原幼单核细胞:显著大小不一,多有明显的胞体和(或)核的异型性,胞质中可见尘样颗粒和吞噬的细胞。一部分原始单核细胞缺乏不规则性,与原始粒细胞鉴别需要细胞化学或免疫化学检查。WHO描述的原始单核细胞形态为胞体大、胞质丰富、浅灰色至深蓝色、有时有伪足凸起、胞质空泡和细小颗粒,胞核通常圆形、亦呈卵圆形和不规则形、染色质细致、有1个至多个明显的核仁;幼单核细胞核呈卷、折、凹状,染色质稀疏、核仁小或不明显,胞质有细小颗粒。

(2)刺激性异型和转化中单核细胞:常见胞质增多、嗜碱性明显增强和突起者为细胞受刺激的活跃形态;胞体增大、胞质空泡,可含有吞噬物者,意味着单核细胞向巨噬细胞转化。这些细胞多见于感染,也可见于应激反应显著时。

(3)印戒状巨噬细胞:为胞核呈类圆形、豆形或肾形,明显偏位,染色质较单核细胞疏松;胞质丰富,呈裙边样或泡状吹起,常有许多空泡环胞膜存在,靠近胞核的中央部分胞质常显厚实的内容物,如含有细小紫红色颗粒(内突外挤状)和吞噬的少量血小板及红细胞。常见于伤寒等感染性疾病。

(4)吞噬异常巨噬细胞:胞体大小明显不一(多为15~50μm),常呈不规则圆形,胞膜可呈裙边状,胞质丰富,染色反应不一,可同时或单独吞噬多量红细胞、血小板、粒细胞、有核红细胞、淋巴细胞和单核细胞等细胞。见于细菌和病毒感染所致的噬血细胞综合征和淋巴瘤与癌症等伴随的噬血细胞综合征。

(5)Gaucher细胞:胞体大小20~80μm,外观圆形或不规则圆形;胞核较小,偏位于一旁,偶见核仁;胞质丰富,多为浅红色,有条索状或葱皮样结构为其形态特征。见于Gaucher病,CML等病可见不典型形态。

（6）Niemann-Pick 细胞：胞体大小 20～80μm；胞核较小，偏位，染色质呈网状；胞质极丰富，淡蓝色，充满大小不一的有透明感或泡沫感或蜂窝状磷脂颗粒。见于 Niemann-Pick 病，CML 等病可见不典型形态。

（7）海蓝组织细胞：胞体大小 20～50μm；胞核小，偏位，染色质粗网状，可见核仁；胞质丰富，嗜碱性，含有多少不一般的海蓝、蓝黑色或蓝紫色颗粒，呈石榴籽或桑葚样排列，可有泡沫感。见于特发性和继发性海蓝组织细胞增多症。

5.淋系细胞

（1）白血病性原始淋巴细胞：原始淋巴细胞可见以下几种：①小原始淋巴细胞，直径＜12μm，染色质均匀细致，常无核仁，核质比例高；②大原始淋巴细胞，胞体＞12μm，染色质均匀但粗细不一，核形可不规则状，部分凹陷、折叠和切迹，核仁明显，1 个以上；胞质常丰富，嗜碱性，可见空泡，多者似蜂窝状（多见于 Burkitt 细胞白血病）；③核型明显不规则伴少量嗜碱性胞质者，多见于 T 原始细胞 ALL；④含颗粒原始淋巴细胞，多见于大原始淋巴细胞，颗粒较少（5～10 颗居多），较清晰，有集积倾向，分布于细胞一侧；⑤手镜型原始淋巴细胞，为胞质位于一侧，呈阿米巴样、蝌蚪状或手镜状，此细胞对化疗有抵抗性。

（2）原、幼淋巴瘤细胞：侵犯骨髓和血液的淋巴瘤细胞形态变异很大，除部分同 ALL 形态外，为胞体大小明显不一，胞核异型（如核长芽和凸起），胞质较丰富，周边胞质嗜碱性强，一般无颗粒。过去描述的恶性组织细胞，大多为异常的幼稚 T 淋巴瘤细胞，一部分为弥散性大 B 细胞淋巴瘤等细胞。

（3）肿瘤性成熟 T 细胞：成熟型 T 淋巴瘤/白血病细胞，共性特点常是高核质比例、不规则核形、轻至中度嗜碱性胞质和无颗粒，临床上多见于中老年，常有明显浸润性（肝脾和淋巴结肿大、骨损害等）。如成人 T 细胞白血病为中等最大的肿瘤细胞，常有显著的胞核多形性（可见盘、绕、曲或脑回形胞核的巨大细胞），核染色质明显粗糙块状，有时可见明显核仁，胞质嗜碱性。外周血中肿瘤细胞常为多核叶，故又称为花细胞。Sezary 综合征（SS）血液和骨髓中瘤细胞一部分为显著旋绕为特征的胞核（Sezar 细胞）。花细胞和 Sezar 细胞为特指的异常 T 细胞。

（4）肿瘤性成熟 B 细胞：多与 T 细胞相反：胞体核质比例低，胞体较大或小，核形规则而多偏位，胞质较丰富、常偏位和（或）凸起（如毛发样、绒毛状）。临床上 B 细胞肿瘤多有孤立性脾大。

多毛细胞被特指为多毛细胞白血病（HCL）的肿瘤细胞，细胞有成熟特征，胞质丰富或较丰富，周围有细长绒毛；有短绒毛的脾性淋巴瘤细胞浸润血液和骨髓时的形态学特点为胞核偏位，胞质位于一侧并有短小的绒毛。

淋巴样浆细胞为胞质偏于一侧，典型者似鞋形。见于淋巴浆细胞淋巴瘤（LPL）/Waldenstrom 巨球蛋白血症（Waldenstrom macroglobulinemia，WM）外，也见于继发性体液免疫异常反应时。

（5）不典型淋巴细胞（异型淋巴细胞）：基本形态是胞体增大和胞质嗜碱性改变。此外，胞核增大和染色质细疏。按细胞形状可分为浆细胞型、幼稚细胞型和单核细胞型，有助于形态学上的认识,但一般不具有临床意义上的差异。出现少量不典型淋巴细胞,除了病毒感染外,也见于病情较重的许多疾病。

(6)变异淋巴细胞:与细胞因子刺激有关的活化细胞,形态变异大。主要为胞质嗜碱性,形变显著(如蝌蚪状、花生形、鱼尾样),部分胞质含嗜天青颗粒;胞质凸起和分离(或脱落)常见。多见于感染(成熟为主)和淋巴瘤(幼稚为主)。

(7)反应性浆细胞和骨髓瘤细胞:反应性浆细胞常见一般性异常,如双核、三核,但无明显异型。PCM 浆细胞为多形性和畸形性,有原始与成熟,有巨大与小型,有胞核规则与畸形。偶见胞质无色或紫红色的条状晶体和 Russell 小体(异常浆细胞质含有大量肉红色、浅蓝色的圆形小体)。幼稚性和异型性特点是肿瘤性浆细胞的可靠依据。

六、细胞化学染色

(一)铁染色

铁染色是评判体内铁缺乏的金标准,也是评估细胞铁利用障碍的最佳方法。通过铁染色可以发现早期 IDA 和无贫血的隐性缺铁,明确是缺铁性、非缺铁性还是铁利用障碍性、铁代谢反常性的贫血。

【原理】

骨髓内含铁血黄素的铁离子和幼红细胞内的铁,在盐酸环境下与亚铁氰化钾作用,生成蓝色的亚铁氰化铁沉淀(普鲁士蓝反应),定位于含铁粒的部位。

【试剂】

铁染色液(临用时配制):200g/L 亚铁氰化钾溶液 5 份加浓盐酸 1 份混合;复染液:1g/L沙黄溶液。

【操作】

取新鲜含骨髓小粒的骨髓涂片,于铁染色架上,滴满铁染色液;室温下染色 30 分钟,流水冲洗,复染液复染 30 秒;流水冲洗,晾干后镜检。

【结果判定】

细胞外铁至少观察 3 个小粒。细胞外铁呈蓝色的颗粒状、小珠状或团块状,细胞外铁主要存在于巨噬细胞质内,有时也见于巨噬细胞外。"－"为涂片骨髓小粒全无蓝色反应;"＋"为骨髓小粒呈浅蓝色反应或偶见少许蓝染的铁小珠;"＋＋"为骨髓小粒有许多蓝染的铁粒、小珠和蓝色的片状或弥散性阳性物;"＋＋＋"为骨髓小粒有许多蓝染的铁粒、小珠和蓝色的密集小块或成片状;"＋＋＋＋"为骨髓小粒铁粒极多,密集成片。

铁粒幼细胞为幼红细胞质内出现蓝色细小颗粒(Ⅰ型含有 1～2 颗铁粒,Ⅱ型含有 3～5颗,Ⅲ型含有 6～10 颗,Ⅳ型含有 10 颗以上,Ⅲ型和Ⅵ型又称病理性铁粒幼细胞)。铁粒红细胞为红细胞内出现蓝色细小颗粒。环铁粒幼红细胞为胞质中含有铁粒≥6 粒,围绕核周排列成 1/3 圈以上者;WHO 标准为沉积于胞质铁粒≥10 颗,环核周排列≥1/3 者;IWGM-MDS 标准为铁粒≥5 颗,以任何形式比较有规则环绕胞核排列者。

【参考区间】

细胞外铁染色阳性(十～十十),细胞内铁阳性率为 25%～90%(上限有异议),铁粒≤5颗,不见Ⅲ型和Ⅳ型铁粒幼细胞。

【注意事项】

操作中,需要排除一些干扰因素,如标本不能污染铁质。铁染色液配制,组成的亚铁氰化钾溶液和盐酸的比例取决于后者的实际浓度,当久用的浓盐酸浓度下降时,需要适当增加浓盐酸溶液的量。新鲜配制的亚铁氰化钾溶液为淡黄色,放置后亚铁被氧化成三价铁离子而变成绿色时,不宜使用。陈旧骨髓涂片染色或染色后放置数日观察都可造成细胞外铁阳性强度增加。复染液中,习惯用沙黄溶液,但容易产生沉渣,也可用中性红和碱性复红溶液复染。

【临床意义】

主要用于协助以下疾病的诊断和鉴别:IDA 为外铁消失内铁减少。铁利用障碍性贫血(SA、AA、MA、MA、MDS、红血病等)为外铁增加(部分正常),内铁增加(Ⅲ型、Ⅳ型增多,可见环形铁粒幼细胞)。铁代谢反常性慢性贫血为外铁增加(也可正常)而内铁减少。此外,了解体内铁的贮存和利用情况,细胞外铁减少或消失表示骨髓储存铁已将用完。若患者为小细胞性贫血,而细胞内外铁正常至增多,则提示铁利用障碍。

(二)中性粒细胞碱性磷酸酶染色(偶氮偶联法)

【原理】

中性粒细胞碱性磷酸酶(NAP)在 pH 9.5 条件下能水解磷酸萘酚钠,释放出萘酚,后者与重氮盐偶联形成不溶性的有色沉淀定位于胞质酶活性处。

【试剂】

10%甲醛-甲醇固定液(甲醛 10ml、甲醇 901ml,混合后置 4℃冰箱);0.05mol/L 缓冲液(二氨基二甲基-1,3 丙二醇 2.625g,蒸馏水 500ml,溶解混合后置 4℃冰箱);基质液(a-磷酸萘酚 35mg 溶于 0.05mol/L 缓冲液 35ml,而后加入重氮盐坚牢蓝 B 35mg 溶解;复染液(1%苏木精溶液)。

【操作】

将新鲜涂片浸于 4℃固定液中 30 秒,水洗后晾干;入基质液中温育 30 分钟,水洗 5 分钟后晾干;复染液复染 2 分钟,水洗后,晾干镜检。

【结果判定】

中性粒细胞质内出现灰褐色至深黑色颗粒状或片状沉淀为阳性反应。"-"为胞质内无阳性产物(0 分);"十"为胞质内显灰褐色阳性产物(1 分);"十十"为胞质内显现灰黑色至棕黑色沉淀(2 分);"十十十"为胞质内基本充满至棕黑色至黑色颗粒状沉淀色(3 分);"十十十十"为胞质内全为深黑色阳性沉淀产物,甚至遮盖胞核(4 分)。

【参考区间】

参考区间阳性率为 30%～70%,阳性细胞积分为 35～100 分。积分为各阳性细胞分值百分比的乘积之和。

【注意事项】

基质液配制后需要即刻使用,且显示阳性的色泽因重氮盐的种类而不同。涂片厚薄对结果有影响,通常涂片薄处的阳性细胞及其积分低于涂片厚的区域。染色中,同时选择前1～2天骨髓检查而无明显改变和无临床可疑血液病的标本作为质控对照,也可选择骨髓网状细胞、网状纤维及骨髓小粒内支架成分作为监控对象,若这些细胞或反应物呈阴性反应或阳性反应强度明显减弱时,可考虑失控现象,也可在整批染色(10份标本以上)时,分析染色后的整体结果积分是否全高或均低,若有此现象应考虑偏倚结果。

【临床意义】

NAP主要用于鉴别诊断或诊断参考(见骨髓象分析)。

(三)过氧化物酶染色(ICSH推荐法)

【原理】

粒系和单核系细胞含有的过氧化物酶(POX)能将二氨基联苯胺的氢原子转移给过氧化氢,产生有色染料沉淀于胞质酶活性处。

【试剂】

甲醛-丙酮缓冲液(pH 6.6):磷酸氢二钠20mg,磷酸二氢钾100mg,蒸馏水30ml,丙酮45ml,400g/L甲醛溶液25ml(配制后4℃保存);50mmol/L Tris-HCl缓冲液(pH 7.6):基质液:3,3二氨基联苯胺20mg,Tris-HCl缓冲液50ml,3%过氧化氢溶液0.2ml,振荡混合后过滤(临时配制)。

【染色】

新鲜涂片用冷甲醛.丙酮缓冲液固定30秒(4℃),流水冲洗;入基质液温育10～15分钟(20℃+5℃),流水冲洗;Giemsa染液复染30分钟,流水冲洗,晾干,镜检。

【结果判定与细胞反应】

阳性产物为棕黄色颗粒。"-"为胞质中无阳性颗粒;"±"为胞质中细小阳性颗粒;"+"胞质中阳性颗粒较粗大,常呈局限性分布;"++"为阳性颗粒粗大密集,约占胞质的1/2～2/3;"+++"为阳性颗粒粗大几乎布满胞质;"++++"阳性颗粒呈团块状,充满胞质,可覆盖核上。

一般,粒系和单核系细胞POX阳性,并与细胞成熟有关,故早期原始粒细胞和原始单核细胞可呈阴性反应,而分化好的原始粒细胞及其以下阶段细胞随细胞成熟而阳性反应增强。衰老中性粒细胞阳性强度减弱。嗜酸性粒细胞阳性,嗜碱性粒细胞阴性。单核系细胞为弱阳性反应。淋巴细胞、有核红细胞和巨核细胞阴性。

【注意事项】

POX染色方法有Washburn法、二氨基联苯胺法、四氨基联苯胺法和Pereira法等。ICSH(1985)推荐三种方法:二氨基联苯胺法(DAB法)、氨基-甲基卡巴唑法和二盐酸联苯胺法中,二氨基联苯胺法为常用方法。

染色中,同时选择前1～2天骨髓检查而无明显改变和无临床可疑血液病的标本作为质控对照,尤其要重视受检标本中非白血病细胞的反应特性,它是自身质量监控的重要手段,如残余的应该阳性反应的正常细胞(对照的背景细胞)出现阴性(除非白血病细胞阳性),或阴性的正常细胞出现阳性,首先应考虑技术原因或试剂因素造成的失控。在观察中,还需要重视显微镜的质量和镜检技巧的把握,尤其注意位于核旁的微弱阳性颗粒。

【临床意义】

主要用于急性白血病类型之间的鉴别诊断。通常阳性＞3％考虑为 AML,＜3％考虑为 ALL,但 AML 的 M0、M7 阳性细胞也为＜3％,在 M5a 中亦易见阴性病例。在 AML 中,M3 白血病细胞强阳性,AML 的 M2、M4 阳性,M1 弱阳性或阳性,M5 弱阳性或阴性。成熟粒细胞或单核细胞 POX 阴性或活性降低为其酶缺乏,主要见于 AML 和 MDS。

POX 反应呈弱阳性者,不仔细检查易于遗漏。弱阳性产物常位于原始细胞核收缩处或凹陷处,或细小点状散布于胞质。注意后者与细小染料沉着物区别,染料沉着物在涂片上无区域性,而细小阳性产物仅分布在胞质中,而与胞质外的沉积物无关。

(四)苏丹黑 B 染色

【原理】

苏丹黑 B(SBB)是一种脂溶性染料,可溶解细胞内的含脂结构,将中性脂肪、磷脂、胆固醇和糖脂等成分被着色为棕黑色至深黑色的颗粒,定位于胞质。

【试剂】

固定液(40％甲醛或 10％甲醛生理盐水);SBB 贮存液(SBB 0.3g 溶于 100ml 无水乙醇);SBB 缓冲液(酚 16g 溶于 30ml 无水乙醇,另取 12 水分子磷酸氢二钠 0.3g 溶于 100ml 蒸馏水中,取两液等量混合);SBB 染色液(取贮存液 60ml 和 SBB 缓冲液 40ml 混合);复染液(Wright-Giemsa 染液或 1g/L 沙黄溶液)。

【染色】

涂片 40％甲醛蒸气固定或 10％甲醛生理盐水中固定 5～10 分钟;流水冲洗,晾干后入 SBB 染色液温育 1～2 小时;取出快速流水冲洗后复染复染液;流水冲洗,晾干。

【结果判定与细胞反应】

同 POX,但可见 SBB 阳性而 POX 阴性的同类细胞。正常细胞反应与 POX 基本相同。

【注意事项】

SBB 染色时间应根据实际染色效果而定,一般情况下染色 30 分钟至 2 小时。采用不同复染液,需达到阳性和阴性细胞结构和涂片背景清晰。染色质控和结果观察的技巧同 POX 染色。

【临床意义】

SBB 的阳性率较 POX 为高,在 AML 的 M5 中可见 POX 阴性而 SBB 阳性。因此,两者可以互补。通常 AML-M5 阳性产物为细小和局限,AML-M1 和 M2 阳性颗粒较为粗大,AML-M3 白血病细胞几乎全呈强阳性反应。

(五)醋酸萘酯酶染色和氟化钠抑制试验

【原理】

造血细胞内的醋酸萘酯酶(NAE)在近中性条件下可水解底物 α-醋酸萘酯,使底物释放 α-萘酚,后者再与重氮盐偶联,生成不溶性有色沉淀定位于胞质。氟化钠抑制试验为基质液中加入氟化钠后,单核系细胞即出现明显的 NAE 活性被抑制。

【试剂】

固定液(10％甲醛生理盐水溶液);1％α-NA 溶液(α-NA lg 溶于 50ml 丙酮和 50ml 蒸馏水);0.05mol/L(pH 7.4)磷酸盐缓冲液和重氮盐(坚牢蓝 RR 或其他相应重氮盐,如坚牢蓝 B);基质液[0.05mol/L(pH 7.4)磷酸盐缓冲液 100ml,一边充分振荡一边缓慢滴入 2mlα-NA 溶液,最后加入重氮盐 100mg,溶解后过滤,分为两份,一份加入氟化钠,终浓度为 1.5g/L]。或者采用以下方法配制:α-NA 100mg 溶解于 50％丙酮水溶液.后,加入 0.05mol/L(pH 7.4)磷酸盐缓冲液 100ml,最后加入重氮盐 100mg,溶解。复染液(10g/L 甲基绿溶液或 1g/L 沙黄溶液)。

【染色】

新鲜涂片 2 张,10％甲醛生理盐水溶液固定 5 分钟,流水冲洗,晾干;1 张置入基质液,另 1 张置入加入氟化钠的基质液,各温育 37℃ 1 小时;流水冲洗,复染液复染 2 分钟,流水冲洗。

【结果判定与细胞反应】

在基质液中以坚牢蓝 RR 为重氮盐,阳性反应为胞质内出现灰黑色至棕黑色弥散性或颗粒状沉积。"-"为胞质中无阳性颗粒;"±"为胞质中可见细小阳性颗粒;"＋"胞质显现均匀浅色阳性反应,占胞质<1/4;"＋＋"为胞质显现均匀灰黑色阳性产物,占胞质<1/2;"＋＋＋"为胞质充满棕黑色阳性产物;"＋＋＋＋"胞质充满致密黑色阳性产物呈团块状。

加入氟化钠后的阳性酯酶抑制率为未加氟化钠酯酶阳性率或积分减去加氟化钠酯酶阳性率或积分,除以加氟化钠酯酶阳性率或积分,再乘以 100％。

正常细胞中,单核细胞呈弥散性絮状阳性,加入氟化钠后阳性酯酶被抑制;粒系细胞、巨核细胞和淋巴细胞多呈细小颗粒状阳性,不为加入氟化钠所抑制。

【注意事项】

NAE 染色满意是否,关键之一是配制基质液的技巧,滴入 α-NA 溶液需要缓慢地一滴一滴滴入又要小心防止滴入的试管触及母液或在振荡中母液玷污试管头。氟化钠抑制试验中,氟化钠浓度很重要,微量称取要准。在染色中,同时选用前 1～2 天骨髓检查未见明显变化和临床无可疑血液病的骨髓涂片标本或前几天检查而保存的阳性白血病标本作为质控对照。在镜检中,更需要注意标本中自身质控对照的细胞是否应该阳性或阴性。

【临床意义】

NAE 染色用于辅助鉴定急性白血病类型,当白血病细胞 NAE 呈明显的阳性反应,且其阳性产物为氟化钠抑制时,应考虑为 M5,部分阳性并被氟化钠抑制时应考虑为 M4,白血病细胞阴性或(弱)阳性,且其阳性产物不被氟化钠抑制者则考虑其他类型白血病。APL 有些例外,NAE 可呈明显的阳性反应且可被氟化钠抑制。

(六)氯乙酸 ASD 萘酚酯酶(CE)染色

【原理】

粒细胞内的 CE 能水解基质中的氯乙酸 ASD 萘酚产生 ASD 萘酚.后者与重氮盐偶联生成不溶性红色沉淀,定位于胞质酶活性处。

【试剂】

同定液(10％甲醛甲醇溶液,4℃保存);六偶氮对品红(或六偶氮副品红)溶液[取 4％对品红溶液(4g 对品红溶于 2mol/L 盐酸 100ml)和 4％亚硝酸钠水溶液(临时配制)各 0.125ml 等量混合分钟]；底物溶液(取底物氯乙酸 ASD 萘酚 5mg,溶于 2.5ml N,N 二甲基甲酰胺溶剂)；0.067mol/L(pH 6.7)磷酸盐缓冲液；基质液(先将临时配制的 2.5ml 底物溶液加到 47.5ml 磷酸盐缓冲液中,而后加入临时配制的 0.25ml 六偶氮对品红溶液)；复染液(10g/L 甲基绿溶液)。

【染色】

将涂片入固定液固定 30 秒,或蒸气固定 5 分钟,流水冲洗,晾干；入基质液于染色湿盒 37℃温育 1 小时,流水冲洗；入复染液 5 分钟,流水冲洗,晾干。

【结果判定与细胞反应】

阳性产物为红色颗粒或弥散性沉淀,定位于胞质酶活性处。根据阳性产物强弱,参考 NAE 阳性产物分级标准进行分级。

正常细胞,粒系细胞阳性。原始粒细胞多呈不同程度的阳性反应,早期原始粒细胞可呈阴性反应,早幼粒细胞至成熟中性全呈阳性反应,但酶活性不随细胞的成熟而增强。

【注意事项】

染色在染色盒内进行比基质液直接滴加于涂片上的效果为佳。标本新鲜和对品红溶液新鲜配制是染色结果良好的前提。在染色中,同时选用前 1～2 天骨髓检查未见明显变化和临床无可疑血液病的骨髓涂片标本或前几天检查而保存的阳性白血病标本作为质控对照。在镜检中,更需要注意标本中自身质控对照的细胞是否应该阳性或阴性。

【临床意义】

CE 为粒细胞酯酶,与 POX、SBB 一起为粒细胞阳性反应的染色项目,是鉴别 ALL 与 AML,M4 与 M5 的辅助性诊断指标。CE,AML 的 M1 和 M2 原始细胞呈阳性反应,阳性常在 30％以上,M3 颗粒过多早幼粒细胞强阳性,M5 和 ALL 阴性,M4 粒系细胞阳性,单核系细胞阴性。CE 也是肥大细胞的特异酯酶,有助于肥大细胞疾病的诊断和鉴别诊断。CE 染色可以帮助鉴别嗜碱性粒细胞与肥大细胞,前者阳性或阴性,后者强阳性。

(七)丁酸萘酯酶染色

【原理】

血细胞内的丁酸萘酯酶(NBE)在碱性条件下,将基质液中的 α-丁酸萘酯水解,释出 α-萘酚,再与六偶氮对品红偶联,形成不溶性红色沉淀,定位于胞质酶活性处。NBE 主要位于单核系细胞,可被氟化钠抑制,宜同时做氟化钠抑制试验。

【试剂】

固定液(甲醛)；基质液[0.1 mol/L(pH 8.0)磷酸盐缓冲液 95ml,加入溶于 5ml 乙二醇,甲醚的 α-丁酸萘酚 100mg 的底物溶液,而后加入六偶氮对品红溶液 0.5ml(配制同 CE),混合液充分混匀,过滤后均分于两个染色缸(各 50ml)中,其中一缸加氟化钠 75mg]；复染液(10g/L 甲基绿溶液)。

【染色】

涂片甲醛蒸气固定 5 分钟,水冲洗,晾干；入染色基质液,37℃温育 45 分钟,流水冲洗；入 10g/L 甲基绿复染液复染 10 分钟,水洗;晾干。

【结果判定与细胞反应】

阳性产物为定位于胞质的不溶性棕红色或棕红色沉淀。NBE 属于碱性非特异性酯酶,阳性产物的色泽还视重氮盐而不同,若用坚牢蓝 BB 盐为蓝色。

正常细胞中,单核系细胞的幼单核细胞和单核细胞阳性,原始单核细胞部分阳性,巨噬细胞阳性。单核系细胞阳性反应可被氟化钠抑制。粒系细胞阴性,但可见细小点状阳性。

【注意事项】

涂片新鲜和基质液配制即时应用,是保证染色良好的前提。基质液含酯量高,37℃水浴后要连缸冲洗 3 分钟左右,保持涂片背景干净。在染色中,同时选用前 1～2 天骨髓检查未见明显变化和临床无可疑血液病的骨髓涂片标本或前几天检查而保存的阳性白血病标本作为质控对照。在镜检中,更需要注意标本中自身质控对照的细胞是否应该阳性或阴性。

【临床意义】

单核系细胞 NBE 可呈弥散性阳性,被认为是鉴定 M5、M4 和 CMML 中单核细胞增多的有效指标。M5 阳性,M4 单核系细胞阳性,其阳性反应被氟化钠抑制。M1、M2 和 M3 常为阴性,但可见点状阳性反应,并不被氟化钠抑制。

(八)过碘酸 Schiff(糖原)染色

【原理】

细胞内的糖类可用过碘酸 Schiff 染色(periodic acid Schiff method,PAS)显示,含有乙二醇基的糖类在过碘酸氧化作用下产生双醛基,后者与 Schiff 试剂作用,使无色品红变为紫红色染料沉积,定位于含有多糖成分的部位。在过碘酸氧化前,用麦芽糖淀粉酶或唾液淀粉酶处理标本,再作 PAS 染色,可鉴别是糖原还是其他多糖类物质,如被消化是糖原。

【试剂】

固定液(95%乙醇);10g/L 过碘酸溶液;Schiff 试剂(碱性品红 1g 溶于 200ml 煮沸的蒸馏水,冷却至 60℃时加入 1mol/L 盐酸 40ml,冷却至 25℃时置于棕色瓶内再加入偏重亚硫酸钠 2g,避光过夜,加入 1g 活性炭,吸附过滤后为无色透明液体,保存于 4℃冰箱);复染液(20g/L 甲基绿溶液)。

【染色】

涂片人固定液固定 10 分钟,流水冲洗,晾干;浸入过碘酸溶液氧化 10 分钟,流水冲洗,晾干;置于 Schiff 试剂作用 1 小时,流水冲洗;复染液复染 10 分钟,流水冲洗,晾干。

【结果判定与细胞反应】

胞质中出现红色或紫红色颗粒沉积或弥散者为阳性。正常细胞中,糖原含量原始粒细胞低,但随细胞成熟而逐渐增加。中性粒细胞和嗜酸性粒细胞的 PAS 阳性颗粒可被淀粉酶水解。嗜碱性粒细胞的 PAS 阳性颗粒不能被淀粉酶水解为糖胺聚糖。单核细胞糖原含量较少,呈细粒状。淋巴细胞糖原常凝聚成颗粒或块状。巨核细胞和血小板含有丰富的糖原,PAS 反应呈粗大的紫色颗粒或团块。正常红系细胞不含糖原。

【注意事项】

PAS 可显示血细胞多糖类的含量,其中糖原是主要成分。在染色中,同时选用前 1～2 天骨髓检查未见明显变化和临床无可疑血液病的骨髓涂片标本或前几天检查而保存的阳性白血病标本作为质控对照。在镜检中,更需要注意标本中自身质控对照的细胞是否应该阳性或阴性。

Schiff 试剂应严置暗处,一旦受空气和光氧化后无色的亚硫酸品红分解,试剂变红,染色效力随之降低。配制 Schiff 试剂用的碱性品红因商品不一,效果不同。若遇到质量差的品红可适当等比例提高品红和偏重亚硫酸钠的量。

【临床意义】

主要用于白血病的鉴别诊断:①M7,白血病原始细胞呈显著的块状或弥漫性强阳性时,结合多形性嗜碱性胞质和凸起的特点,可疑似此型白血病;②M6 与 MA,M6 幼红细胞 PAS 染多呈阳性反应,而 MA 几乎全为阴性;③原始粒细胞、原始淋巴细胞与原始单核细胞白血病,糖原成分以原始粒细胞最低,原始淋巴细胞最高,原始单核细胞最强;④其他,MDS 幼红细胞可出现 PAS 阳性。Gau-cher 细胞 PAS 强阳性,Niemann-Pick 细胞 PAS 为阴性或弱阳性,可用于两者的鉴别。

第二节　细胞遗传学检验

染色体是基因的载体,染色体异常是染色体数量和结构发生的变异(染色体畸变)。基因随染色体异常而发生改变,由基因控制的遗传性状也发生相应变化。白血病的细胞遗传学研究发现了许多有诊断和预后意义的染色体异常,也为分子学研究提供了重要线索,它对于造血和淋巴组织肿瘤(尤其是细分类型)的诊断分型、预后评判和检测微小残留病(MRD)具有很大的应用价值,是细胞形态学诊断不足诊断技术的补充和延伸。

血细胞遗传检查是通过采集合适的标本,制备染色体并对染色体染色显带后,进行染色体核型分析,确定染色体数目和结构等有无异常。

一、标本来源及采集

骨髓、血液(肝素抗凝)以及体液或穿刺液标本,均可用于细胞遗传学检查。白血病的染色体检查通常以采用骨髓为宜,当白细胞 $>10 \times 10^9 / L$ 和原、幼细胞 $>10\%$ 时,也可采用外周血细胞进行短期培养。淋巴瘤则采用淋巴结穿刺液或淋巴结活检标本制备染色体,只有当晚期侵犯骨髓时方可采用骨髓进行检查。

二、染色体制备

常用直接法、短期培养法和同步法。直接法是指骨髓自体内取出后不经培养立即予以各种处理后制片,短期培养法是指骨髓液接种到培养基内,经 37℃ 培养 24 小时或 48 小时培养后再收获细胞制片。同步法是用氟脱氧尿嘧啶核苷等处理细胞,使其同步化,再用秋水仙素短时间作用后进行常规制片。

【原理】

染色体检验的关键是获得足够的分裂中期细胞,应用秋水仙素,阻留中期分裂象,使染色单体收缩,形态典型并易于观察和分析。再通过低渗、固定和气干法滴片使染色体获得良好的分散度及清晰的带型。

【试剂】

1640 培养液、磷酸缓冲液、0.2％肝素、秋水仙素(碱)溶液、0.075 mol/L 氯化钾溶液、3∶1 甲醇、冰醋酸溶液、10％ Giemsa 染色液、氟脱氧尿嘧啶核苷。

【操作】

1.细胞接种培养

用肝素湿润的针筒抽取一定量的骨髓液,立即注入含 1640 培养基的标本瓶中,将培养瓶放入 37℃温箱持续培养 24 小时或 48 小时(直接法无须培养)。

2.中止细胞分裂

向培养后的骨髓细胞(培养法)或含有骨髓液的小牛血清 1640 培养基(直接法)中加入秋水仙素(碱)(终浓度为 0.05μg/ml)处理 1 小时(同步法处理 10～30 分钟)离心,弃上清。

3.低渗处理

用 37℃预温的 0.075mol/L 氯化钾溶液处理细胞,离心,弃上清。

4.固定

加入 3∶1 甲醇、冰醋酸固定液,反复多次固定后,制作细胞悬液。

5.制片

用吸管将细胞悬液轻轻打匀后吸取少量,从 10cm 高处滴至一端倾斜 150 的经冰水或 20％乙醇浸泡过的洁净无脂的玻片上,每片滴 2～3 滴,然后在酒精灯火焰上来回通过数次,使其干燥。

6.染色

用 10％ Ciemsa 染色液染色,流水冲洗,待干,镜检。

【注意事项】

直接法操作简单,但直接快速制备的标本分裂象数量较少,而且染色体的质量也较差(常为短小、分叉甚至发毛),不利于异常核型检出。短期培养法可提高分裂象的数量,也能使染色体质量得到某种程度的改善,可以提高异常核型的检出率,是普遍采用的方法。同步法可以获得长度适合、形态良好及显带清晰的染色体,但操作技术要求高、分裂指数低。在不同类型的血液系统恶性疾病中,应用不同方法制备染色体,成功率以及阳性检出率也各有不同,应结合具体疾病具体分析,如 AML 以培养法为首选,而 ALL 则可选择直接法。

三、染色体显带

中期染色体经固定制片后,直接用吉姆萨染液染色仅能识别染色体形态,不能使各条染色体的细致特征完全显示出来。使用显带技术即用荧光染料染色或染色体经特殊预处理后以吉姆萨染料染色,可使染色体不同区段显示明暗条纹的染色体。常用染色体显带技术有以下 4 种:①喹吖因荧光法(Q 带);②胰酶 Giemsa 法(C 带);③逆向 Giemsa 法(R 带);④着丝粒异染色质法(C 带)。其中 Q 带因荧光很快褪色,标本不易保存,故很少应用;C 带为染色体着丝粒显带法,对染色体识别帮助不大,一般也不作常规使用;国内应用较为广泛的是 G 带和 R 带技术。G 带带纹与 Q 带纹一致,因其带纹细致、清晰,重复性好且易于保存而得到广泛应用,其不足之处是多数染色体末端呈浅带,不利于该区异常的识别;R 显带与 G 显带、Q 显带带纹正好相反,染色体末端显深带,与 G 显带相比,有助于确定染色体末端缺失和易位,但是其带纹不如 G 带精细,不易识别微小异常。

四、染色体核型分析

染色体核型分析是根据染色体的长度、着丝点位置、臂比、随体的有无等特征,并借助染色体分带技术对染色体进行分析、比较,确定有无染色体的数目及结构异常,通常要求分析 20～25 个中期分裂象。

第三节　细胞分子生物学检验

细胞分子生物学(molecular cell biology)检验(基因诊断),通过基因检测技术可发现染色体畸变所累及的基因位置及其表达产物,检出遗传学方法不能发现的异常,还能发现癌基因突变、抑癌基因失活、凋亡基因受抑与 DNA-染色质空间构型改变。因此,在造血和淋巴组织肿瘤中,尤其是白血病的诊断、评估患者预后和指导治疗,都能提供较为精细的证据。

一、检测技术

常用技术有聚合酶链反应法(polymerase chainreaction,PCR)、荧光原位杂交(fluorescence in situhybridization,FISH)、基因表达谱分析、比较基因组杂交和光谱核型分析等。

二、临床意义

在诊断上,基因检验也已作为常规项目用于特定类型的诊断,并为临床提供更好的提示预后的信息。

(一)AML 和 ALL 重排(或融合)基因检查的意义

在 AML 和 ALL 细分的特定类型中,需要通过基因检查确认特定的融合基因(包括基因重排后癌基因异位高表达)。如 AML 的 RUNXl-RUNXltl(FAB 分类的 M2,少数为 M4、M1)、CBFB-M YH11(M4,少数为 M2 等)、PML-RARa(M3)、MLLT3-ML/(M5,少数为 M4)、RBM15-MKLl(M7)、DEK-NUP214(M2、M4)、CML 和 ALL 的 BCR-ABL1,ALL 的 ML/重排、ETV6-RUNXI、超二倍体(特定的染色体异常类型)、低二倍体(特定的染色体异常类型)、lL3-IGH(癌基因异位高表达)、TCF3-PBX1 等。因此,评估中还需要考虑所谓分子标记与一些疾病的交叉现象。

(二)慢性白血病中重排(或融合)基因检查的意义

慢性白血病中,最重要和最有价值的是 CML 的 BCR-ABL1 检查。其主要临床意义有三:用于诊断(检查阳性,对于形态学疑难病例有独特价值)、排除诊断(检查阴性)和作为治疗监测指标。

(三)突变基因检查的意义

一些急性白血病,遗传学检查核型正常,部分病例融合基因检查也为正常,却检出一些与细胞行为和患者预后有关的基因突变。如与 AML 相关的突变有 RUNX1、NPM1、FLT3、KIT、NPM1、CEBPA、RAS、DNMT3A、TET2 和 lDH1 与 lDH2 等。常见的弧 FLT3 基因突变,见于 1/3 核型正常的 AML 患者,可以预示不良预后;NPMI 突变见于 50% 正常核型 AML (核型异常者中只有 10%～15%),FAB 类型的 M4(77%)、M5a(71%)、M5b(90%)都有高突变率,M3、M4E0 和 M7 则尚未检出此突变;AML1(runt 结构域)点突变见于 M0 和 M7 等。CEBPA 突变约见于 9% AML 病例,但其中 70% 为正常核型,预后良好。

(四)扩增(高表达)基因检查的意义

在白血病中,基因产物高表达也是分子病理的一个形式,对于预后和诊断也有参考意义。常见扩增基因有 MYC、BAALC、MN1、ERG、WT1、TAL、TTG、TAⅣ、/YL 等。APL、ALL (L3)和 CML 急变等,都可见 MYC 基因扩增,与细胞高周转一致。ALL(T 系)的 TAL、TTC、TAN、LY/等都是染色体易位基因并置时,原癌基因被激活而在异位的高表达,是白血病/淋巴瘤的促发因素。

(五)抑癌基因失活检查的意义

抑癌基因失活也是肿瘤普遍存在的一个特征,主要原因是抑癌基因的缺失、点突变、磷酸化及其产物被癌基因蛋白结合。急性白血病、CML 急变和 MDS 等可见 P53、P/6 和 RB 失活。最有意义的是用于 CML 急变及其演变类型的预测,急粒变往往与 P53、急淋变常与 P/6、巨核细胞变与 RB 的失活或缺失有关,而 Ⅳ.RAS 突变则是 aCML 急变的特点。AML 中,FAB 分类的 M5 和 M4 类型 RB 基因表达低而预后差。

(六)凋亡基因受抑检查的意义

凋亡基因主要有 BCL-2 家族、P53、MYC、WT-1、BAX、lCE、TRPM-2、FAS(APO-j)、REL 和某些融合基因(如 BCR-ABL1)。CLL 等 B 细胞肿瘤常见 BCL-2 蛋白高表达以及 CML 的 BCR-ABL1,被认为是细胞蓄积性增加的一个因素;AML 的 M1 和 M2 患者 BCL-2 表达高于 M3、M4 和 M5,且生存期短、化疗差。

(七)细胞表观遗传学异常检查的意义

通过检查 DNA 甲基化,组蛋白共价修饰(包括乙酰化、甲基化和磷酸化),核(小)体重塑和 mi-croRNA,可以提供诊断和预后的新信息。如 AML、ALL 和 MDS 患者都有 P151NK4b 启动子区域 DNA(过度)甲基化(在 APL 中提示预后不良,在 MDS 中提示疾病进展);参与造血的 TEL 经组蛋白脱乙酰化而抑制转录,融合基因 PML-RAR 通过阻遏物组蛋白脱乙酰化而抑制维 A 酸作用,AMLl-ETO 通过 ETO 组蛋白脱乙酰化而瓦解 AMLI 靶基因功能等,都是组蛋白脱乙酰化参与了白血病发生或影响了药物治疗效果的例子。

第三章　贫血的检验

贫血(anemia)指全身循环红细胞总量减少,在临床上表现为外周血单位容积中血红蛋白量、红细胞数量和血细胞比容低于参考区间下限的临床征象。诊断依据常以单位容积血红蛋白(hemoglobin,Hb)水平低于参考区间的下限为标准。贫血的检查主要依据临床诊断路径来探究贫血的临床病因和发病机制,其不但要借助细胞形态学、生物化学和免疫学的检测技术,分子诊断学技术也是必需的实验手段。

第一节　溶血性贫血的检验

成熟红细胞的寿命约 120 天,生理条件下主要通过自身对血氧浓度的感受以及激素水平的调节以维持红细胞数量的恒定。溶血性贫血(hemolytic anemia,HA)指由于遗传性/获得性等原因导致红细胞破坏速率超过骨髓造血代偿能力的一类贫血。

一、溶血性贫血的筛查

(一)网织红细胞计数

【原理】

网织红细胞(reticulocyte,Ret)是尚未完全成熟的红细胞,其胞质内尚有嗜碱性的 RNA 物质,经新亚甲蓝或煌焦油蓝活体染色后呈浅蓝或深蓝色网状结构。

【试剂】

染色液:①新亚甲蓝枸橼酸氯化钠染色液:新亚甲蓝 0.1g 溶于 100ml 枸橼酸氯化钠溶液内(1 体积 30g/L 枸橼酸钠溶液与 4 体积 9.0g/L 氯化钠溶液混合),充分混匀,待染料溶解后过滤;②煌焦油蓝生理盐水染色液:煌焦油蓝 1.0g、枸橼酸钠 0.4g、氯化钠 0.85g,溶于双蒸馏水 100ml 中,过滤后备用。

【操作】

(1)在小试管中加入染色液 2 滴;再加入静脉血(或末梢血)2 滴,混匀后放置 37℃恒温水箱中。

(2)10 分钟后取 1 滴混悬液制成涂片。

(3)在油镜下直接观察 1000 个红细胞中 Ret 数。或以 Miller 窥盘计数法计数:Miller 窥盘为一个厚为 1mm、直径为 19mm 的圆形玻片,玻片上用微细刻线画出两个正方形格子,大方格 B 面积为小方格 A 的 9 倍。置于目镜内,计数小方格内红细胞数(将小方格内数得红细胞数乘以 9,折算成一个大方格内的红细胞数)和大方格内的 Ret 数。

【结果计算】

1.直接观察法

$$网织红细胞比例=\frac{计数\,1000\,个红细胞中的网织红细胞数}{1000}$$

2.窥盘计数法

$$网织红细胞比例=\frac{大方格内网织红细胞数}{小方格内红细胞数\times9}$$

3.网织红细胞绝对数(个/L)

＝网织红细胞百分数×红细胞数/L

4.网织红细胞生成指数(reticulocyte productionindex,RPI)

$$RPI=\frac{网织红细胞百分数}{2}\times\frac{患者血细胞比容}{0.45}$$

【参考区间】

1.网织红细胞比例

成年人:0.005~0.015;新生儿:0.03~0.06;儿童:0.005~0.015。

2.网织红细胞绝对数

成年人:$(24~84)\times10^9$/L。

3.RPI

2。

【临床意义】

1.增加

表示骨髓造血功能旺盛,见于各类增生性贫血,溶血性贫血增加尤为显著;巨幼细胞贫血、缺铁性贫血分别应用维生素 B_{12} 叶酸或铁剂治疗后显著增多,表示有治疗效果;也是放疗和化疗后以及骨髓移植和 EPO 治疗后骨髓造血功能恢复的指标。

2.减少

常见于骨髓增生受抑抑制、再生障碍性贫血和纯红细胞再生障碍。

3.其他

RPI>3 时,提示溶血性贫血或急性失血性贫血;RPI<2 时,则提示红细胞生成减少所致的贫血。

【注意事项】

(1)标本应在 4 小时内进行处理。置于清洁的棕色瓶中保存,染色液应无沉淀。

(2)新亚甲蓝染料为 WHO 所推荐,着色强且稳定,背景清晰,利于计数;室温<15℃时,放 37℃恒温水箱;用瑞氏·吉姆萨染液复染后,可使 Ret 计数结果减少。

(3)目前临床常用血液分析仪法。使用 Miller 窥盘时为了控制在 10% 之内,要求在连续视野中小方格内需要计数的红细胞数见表 3-1。

表 3-1　网织红细胞计数达到规定精密度需计数的红细胞数量

网织红细胞百分数×100	小方格内需要计数的红细胞数	所计数目达到相当于总的红细胞数
1～2	1000	9000
3～5	500	4500
6～10	200	1800
11～20	100	900

(二)血浆游离血红蛋白测定

【原理】

血管内溶血时,血浆游离血红蛋白浓度增高。血红蛋白中亚铁血红素有类似过氧化物酶的作用,催化过氧化氢释放新生态氧,使无色的邻-甲联苯胺氧化而显蓝色,加酸后呈较稳定的黄色,吸收峰为 435nm。采用比色法可知其含量。

【试剂】

(1)邻-甲联苯胺溶液:称取邻-甲联苯胺 0.2g,溶于冰醋酸 60ml,加蒸馏水至 100ml,保存于冰箱中,可用数周。

(2)1g/L 过氧化氢溶液:由 30g/L 过氧化氢液临用时稀释而成。

(3)10％醋酸溶液。

(4)Hb 标准贮存液:取抗凝血,离心去除血浆,用生理盐水洗红细胞 3 次,加入比容红细胞等量体积的蒸馏水和半量体积的四氯化碳(或氯仿),猛烈振摇 5～6 分钟,高速离心,将上层 Hb 溶液分离出来,用 HiCN 方法测其浓度,并用生理盐水调节浓度至 100g/L,于低温冰箱保存。临用时稀释成 100mg/L 的标准应用液。

【操作】

(1)Hb 标准应用液 0.02ml 置于标准管内;受检血浆 0.02ml 置于测定管内;蒸馏水0.02ml 置于空白管内。

(2)邻-甲联苯胺溶液及 1g/L 过氧化氢溶液各 1.0ml 依次分别加入标准管、测定管及空白管内,充分混匀,放置 10 分钟。

(3)于上述 3 管内分别加入 10％醋酸溶液 10ml 混合,放置 10 分钟。

(4)用 435nm 进行比色,以空白管调零,读取各管吸光度。

【结果计算】

$$血浆游离血红蛋白(mg/L)=\frac{测定管吸光度}{标准管吸光度}×100(mg/L)$$

【参考区间】

＜40mg/L。

【临床意义】

多见于急性的、较严重的血管内溶血。当血管内溶血释放的血红蛋白量超过结合珠蛋白所能结合的量时,血浆中游离血红蛋白升高。

【注意事项】

动物实验证明,急性血管内溶血发生后 2 小时,其血浆中游离 Hb 含量可减低一半。因此本试验应于溶血后即时取样检测,且应注意采样及分离血浆过程不得发生溶血。

(三)血清结合珠蛋白测定

【原理】

结合珠蛋白(haptoglobin,Hp),能与游离的血红蛋白结合,生成 Hb-Hp 复合物,在血红蛋白降解代谢过程中具有重要作用。在被检血清中加入一定量的 Hb,待与血清中 Hp 结合生成Hp-Hb 复合物后,通过电泳法将已结合的 Hb-Hp 复合物与未结合的游离 Hb 分开,以比色反应测定两条区带中血红蛋白的含量,Hp 对 Hb 的结合量能间接反映血液中 Hp 的含量,用mgHb 表示。

【试剂】

1.30g/L Hb 溶液

制备 Hb 标准贮存液(见"血浆游离血红蛋白测定"),准确稀释成 30g/L 的浓度。

2.TEB 缓冲液(pH 8.6)

取 Tris 55g,EDTA17g,硼酸 12g,用蒸馏水配成 1000ml,即为贮存液。用前将贮存液稀释 3 倍为电泳槽缓冲液,稀释 6 倍为浸膜缓冲液。

【操作】

(1)取被检血清 0.09ml,加 30g/L Hb 液 0.01ml,混匀,置 37℃水浴 20 分钟。

(2)取上述温育液 $20\mu l$,点样于已浸透 TEB 缓冲液的醋酸纤维素薄膜(简称醋纤膜,8cm×3cm)离阴极 1cm 处,同法共作两张膜,将膜条架在电泳槽支架上。

(3)在 120~140V 条件下电泳。一般在通电 40 分钟后就可观察分出两条 Hb 区带,前面的(相当于 α_2-球蛋白位置)是 Hb-Hp 区带,后面的(相当于 β-球蛋白位置)是未结合的游离Hb 区带。

(4)待两条区带明确分辨后关闭电源,取下醋纤膜,立即剪下 Hb-Hp 区带和未结合 Hb 区带,分别用 3ml 生理盐水洗脱,20 分钟后,用分光光度计在 415 nm 波长下测定吸光度,按下式计算结果:

【结果计算】

$$血清 Hp 含量 = \frac{Hb\text{-}Hp\ 吸光度}{(Hb\text{-}Hp\ 吸光度) + 未结合\ Hb\ 吸光度} \times 3000$$

【参考区间】

164 名健康成人的测定结果,血清 Hp 含量为(731±420)mg Hb/L。其中男 54 人,Hp 含量(742±360)mg Hb/L;女 110 人,Hp 含量(726±372)mg Hb/L。

【临床意义】

1.减低

各种溶血性贫血,血清 Hp 含量都明显减少甚至阙如。肝细胞损伤性病变、传染性单核细胞增多症和先天性无 Hp 血症等,Hp 均可下降。

73

2.增高

见于阻塞性黄疸。各种感染、恶性疾病和组织损伤,以及肾上腺皮质激素或雄性激素治疗后。

【注意事项】

(1)标本切勿溶血,否则结果偏低。电泳时温度过高时区带分辨效果欠佳。

(2)宜做2份平行试验。当 Hb-Hp 区带难以观察时,将另一张醋纤膜用联苯胺染色后(参见本章"血红蛋白区带电泳分析")后辅助判别。Hp 降低的标本 Hb-Hp 区带色泽很浅而细;溶血性贫血时 Hb-Hp 区带可以消失;当严重血管内溶血时,在 Hb-Hp 区带位置前面可能出现一条呈暗红色的高铁血红素清蛋白区带,则需慎重确认。

(3)Hp 含量受内分泌影响,女性患者最好在非月经期进行;Hp 为急性时相反应蛋白,检测结果宜结合临床表现综合分析。

(4)醋纤膜电泳法属经典方法,现可采用免疫散射比浊法定量检测 Hp,操作规程见厂家试剂盒说明书。

(四)尿含铁血黄素试验

【原理】

尿含铁血黄素试验也称 Rous 试验。当血管内红细胞被大量破坏时,血红蛋白可直接通过肾脏滤过。久之铁离子以含铁血黄素的形式沉积于上皮细胞,并随尿液排出。尿中含铁血黄素是不稳定的铁蛋白聚合体,其高铁离子与亚铁氰化钾作用,在酸性环境下产生蓝色的亚铁氰化铁沉淀。

【试剂】

1.20g/L 亚铁氰化钾溶液

取亚铁氰化钾 0.2g,溶于 10ml 蒸馏水中。按需要量临时配制。

2.盐酸溶液

取 2ml 浓盐酸与 98ml 蒸馏水混合。

【操作】

(1)取混匀的新鲜尿液 10ml 加入试管中,以 2000r/min 离心 5 分钟,弃去上清液。

(2)在沉淀中加入亚铁氰化钾溶液和盐酸溶液各 2ml,混匀后室温下静置 10 分钟。

(3)再以 2000r/min 离心 5 分钟,弃去上清液,取沉淀物滴片。

【结果判定】

加盖片后,以油镜观察:有分散或成堆蓝色颗粒(直径 $1\sim3\mu m$,尤其存在于细胞内),为阳性。

【参考区间】

阴性。

【临床意义】

阳性结果主要见于慢性血管内溶血,如阵发性睡眠性血红蛋白尿症。也见于溶血性输血反应、机械性红细胞损伤、烧伤、药物性溶血和重型血红蛋白病等。血管内溶血初期,上皮细胞内尚未形成可检出的含铁血黄素,可呈阴性反应。

【注意事项】

宜取患者晨尿,以提高阳性率;标本在放置时,建议以封口膜封口以免污染。所有器材必须不含铁,否则造成假阳性结果。分析中同时应做阴性对照。

二、红细胞膜缺陷的检验

(一)红细胞渗透脆性试验

【原理】

正常的红细胞为双凹圆盘形,若将红细胞置于低渗溶液中,因细胞内外存在渗透压差,水分子进入红细胞,使其发生肿胀,乃至红细胞破裂而发生溶血。红细胞在低渗盐溶液中出现溶血的特性即红细胞渗透脆性,其主要取决于红细胞的表面积与体积之比。表面积大而体积小者对低渗盐水溶液的抵抗力较大(脆性较小),反之则抵抗力较小(脆性增加)。

【试剂】

10g/L 氯化钠贮存液:精确称取经 100℃ 烘干、且在干燥器中密闭保存的分析纯氯化钠 1.000g,置 100ml 容量瓶中,加适量蒸馏水溶解后,再加蒸馏水至刻度。

【操作】

(1)取清洁干燥小试管 14 支,各管按表 3-2 加蒸馏水和 10g/L 氯化钠溶液。

(2)用干燥灭菌注射器取被检者静脉血 1ml,针头斜面向上,平执注射器,通过针头在每管加入 1 滴全血,轻轻摇匀;以同样方法取正常人血加于正常对照组试管。

(3)将各管静置室温中 2 小时,从高浓度开始观察全部 14 管溶血现象。

表 3-2 氯化钠溶液稀释表

试管号	1	2	3	4	5	6	7	8	9	10	11	12	13	14
蒸馏水(滴)	20	19	18	17	16	15	14	13	12	11	10	9	8	7
10g/L NaCl(滴)	5	6	7	8	9	10	11	12	13	14	15	16	17	18
氯化钠浓度(g/L)	2.0	2.4	2.8	3.2	3.6	4.0	4.4	4.8	5.2	5.6	6.0	6.4	6.8	7.2

【结果判定】

开始溶血管:上清液初现浅红色,管底尚有多量未溶红细胞;完全溶血管:全管溶液皆呈深红色,管底无红细胞或余红细胞残骸。记录各管相应氯化钠浓度。

【参考区间】

1.开始溶血

3.8～4.6g/L。

2.完全溶血

2.8～3.2g/L。

【临床意义】

(1)渗透脆性增加:见于遗传性球形红细胞增多症和遗传性椭圆形红细胞增多症,亦可见于自身免疫性溶血性贫血。

(2)渗透脆性减低见于各型珠蛋白生成障碍性贫血,HbC、HbD、HbE 病,缺铁性贫血,脾切除术后及其他一些红细胞膜有异常的疾病如肝脏疾病等。

【注意事项】

(1)每次检测均应有正常对照,正常对照与被检者氯化钠浓度相差 0.4g/L,即有诊断价值。在乳白色背景下观察、判断完全溶血管,必要时可离心后观察。黄疸患者开始溶血管不易观察,严重贫血患者红细胞太少,皆可用等渗盐水将红细胞洗涤后再配成50％红细胞悬液进行试验。

(2)氯化钠必须干燥、称量精确,用前新鲜配制。所用器材必须清洁干燥。

(3)不能用枸橼酸盐或双草酸盐作抗凝,以免增加离子强度,影响溶液的渗透压。

(二)红细胞孵育渗透脆性试验

【原理】

将患者血液置于37℃孵育 24 小时,使红细胞代谢继续进行。由于能源葡萄糖的消耗,储备的 ATP 减少,导致需要能量的红细胞膜对阳性离子的主动传递受阻,造成钠离子在红细胞内集聚,细胞膨胀,孵育渗透脆性增加。有细胞膜缺陷及某些酶缺陷的红细胞能源(葡萄糖和ATP)很快耗尽,红细胞孵育渗透脆性明显增加。

【试剂】

9g/L 氯化钠磷酸盐缓冲液(pH 7.4)

NaCl(AR)	9g
Na$_2$HPO$_4$(AR) 1.365g	(或 Na$_2$HPO$_4$·2H$_2$O1.712g)
NaH$_2$PO$_4$(AR) 0.184g	(或 NaH$_2$PO$_4$·2H$_2$O0.243g)

蒸馏水加至 1000ml。

此氯化钠磷酸盐缓冲液的氯化钠浓度为 9g/L,但其渗透压相当于 10g/L 氯化钠溶液。

【操作】

(1)取肝素抗凝静脉血 2ml,分为 2 份,1 份立即试验;另 1 份加塞在 37℃温育 24 小时再做试验。

(2)将氯化钠磷酸盐缓冲液按表 3-3 稀释成不同浓度。

(3)每管加肝素抗凝血 0.05ml,轻轻颠倒混匀,放置室温(20℃左右)30 分钟。

(4)分别将各管混匀 1 次,然后离心取上清,用分光光度计波长 540nm,以 9g/L 氯化钠磷酸盐缓冲液调零,测定各溶血管上清液的吸光度。

表 3-3 氯化钠磷酸盐缓冲液稀释表

试管号	1	2	3	4	5	6	7	8	9	10	11	12	13
9g/L NaCl	4.2	3.7	3.5	3.2	3.0	2.7	2.5	2.2	2.0	1.7	1.5	1.0	0.5
缓冲液(ml)	5	5	0	5	0	5	0	5	0	5	0	0	0
蒸馏水(ml)	0.7	1.2	1.5	1.7	2.0	2.2	2.5	2.7	3.0	3.2	3.5	4.0	4.5
	5	5	0	5	0	5	0	5	0	5	0	0	0
NaCl(g/L)	8.5	7.5	7.0	6.5	6.0	5.5	5.0	4.5	4.0	3.5	3.0	2.0	1.0

【结果计算】

1.溶血百分率

以 1.0g/L NaCl 完全溶血管的吸光度为 100%,从各管的吸光度计算出相应氯化钠浓度的溶血百分率。

$$溶血百分率(\%)=\frac{测定管吸光度}{完全溶血管吸光度}\times100$$

2.红细胞中间脆性(mean corpuscular fragility,MCF)

以溶血百分率为纵坐标、氯化钠浓度为横坐标做溶血曲线图,即为红细胞盐水渗透脆性曲线。在曲线上,50%溶血的氯化钠浓度为红细胞中间脆性。

【参考区间】

1.未孵育

50%溶血为 4.00~4.45g NaCl/L。

2.37℃孵育

24 小时 50%溶血为 4.65~5.90gNaCl/L。

【临床意义】

同红细胞渗透脆性试验。由于本法灵敏度相对较高,多用于轻型 HS 的诊断和鉴别诊断。

【注意事项】

(1)所用的试剂及试管应先消毒,试管应加塞;每次试验应作正常对照。

(2)试剂 pH 及温度必须恒定,pH 改变 0.1 或温度改变 5℃,均可使结果改变 0.01%。

(三)红细胞自身溶血试验及其纠正试验

【原理】

红细胞自身溶血试验及其纠正试验是测定患者血液在 37C 孵育 48 小时后,自发产生的溶血程度。遗传性非球形细胞溶血性贫血患者由于细胞内酶缺陷,糖酵解发生障碍,能量供应不足,不能维持红细胞内的钠平衡,使患者红细胞在自身血清中经温育后逐渐发生溶血。

【试剂】

(1)100g/L 葡萄糖(无菌)。

(2)等渗盐水(无菌)。

(3)氰化高铁血红蛋白稀释液(见本篇第一章中"血红蛋白测定")。

(4)0.4mol/L 三磷酸腺苷(ATP)生理盐水(无菌)称取 ATP 2.5g 溶于 10ml 无菌生理盐水中,用无菌 14g/L NaHCO$_3$ 液调节至 pH 6.8。

【操作】

(1)取 4 支小试管(每管加 lg/L 肝素 0.02ml,高压灭菌后烘干),测定管编 1、2、3、4 号。

(2)取静脉血 4.0ml,分别加入各试管内 1.0ml。

(3)在 1、2、3 号管中按表 3-4 所示加入试剂,置 37℃温育后分离血浆制备各测定管;4 号管即放 4℃冰箱内保存,制备"全溶血对照管"。

表 3-4　自身溶血试验及其纠正试验操作表

管号	1	2	3	4（全溶血对照）
肝素抗凝血（ml）	1.0	1.0	1.0	1.0
100g/L 葡萄糖（ml）	0.05	-	-	-
0.4mol/L AIP（ml）	-	0.05	-	-
9g/L NaCl（ml）	-	-	0.05	-
	加塞于 37℃温育 48h 后做血细胞比容测定			4℃冷藏
另取 4 支试管	1	2	3	4
孵育后血浆（ml）	0.2	0.2	0.2	0.1（全血）
HiCN 稀释液（ml）	4.8	4.8	4.8	9.9

（4）再将 4 号管血液离心后，取血浆 0.2ml 加 HiCN 稀释液 4.8ml 为空白对照管。分光光度计波长 540nm 处，用空白对照管调零，读取上述各管吸光度值（A）。

【结果计算】

$$测定管溶血率（\%）=\frac{测定管吸光度×（1-红细胞比容）}{全溶血对照管吸光度×4}×100$$

式中分子是将测定管 A 值乘以血浆比容，换算成稀释到全血量时的吸光度。式中分母乘 4 是溶血对照管稀释 100 倍、测定管稀释 25 倍的系数。若溶血明显，A 值过大，可增加稀释倍数。

【参考区间】

正常人血液在无菌条件下孵育 48 小时后，溶血率<4.0%；加葡萄糖或 ATP 后，溶血率<0.6%。

【临床意义】

各类溶血性贫血自身溶血试验及其纠正试验结果见表 3-5。

表 3-5　自身溶血试验及纠正试验结果（溶血率%）

	加等量盐水	加葡萄糖	加 ATP
正常	2.0(0.2～4.0)	0.3(0.1～0.6)	0.2(0.1～0.8)
遗传性球形细胞增多症	16.0(6～30)	3.0(0.2～14)	3.0(1～6)
非球形细胞溶血性贫血　Ⅰ型	3.0(1～6)	2.0(0.5～4.0)	1.0(0.4～2.0)
Ⅱ型	13.0(8～44)	15.0(4～48)	1.0(0.2～2.0)

【注意事项】

所有试剂和器材必须灭菌，操作严守无菌规程。

（四）酸化甘油溶血试验

【原理】

在微酸性含甘油的缓冲液中，由于甘油与膜脂质的亲和性等能与膜脂质发生化学反应，从而导致红细胞发生缓慢溶血,并随细胞溶解的增加显现吸光度逐渐下降。当光密度下降为起始吸光度一半时所需时间,即为酸化甘油溶血试验(ACLT$_{50}$)。

【试剂】

1.0.1mol/L 磷酸盐缓冲液

取 0.1mol/L 磷酸氢二钠溶液 49mol/L 和 0.1mol/L 磷酸二氢钾 51ml 混匀,调节 pH 至 6.85,每 10ml 分装,-20℃保存。

2.等渗磷酸缓冲盐液

取 0.1mol/L 磷酸缓冲液 10ml 和 0.154mmol/L 氯化钠溶液 90ml 混合,4℃可保存一周。

3.0.3mol/L 甘油试剂

取纯甘油 1.1ml 加入等渗磷酸缓冲盐液 16ml,混匀后转入 50ml 容量瓶中,用蒸馏水定容,4℃可保存 1 个月。

【操作】

(1)开启分光光度计,预热 20 分钟,使得温度准确,读数稳定;试剂置于 25℃水浴平衡 20 分钟。

(2)取离体 4～8 小时肝素抗凝血 20μl,加入 5ml 等渗磷酸缓冲盐液中,配成红细胞悬液,其浓度以起始吸光度 0.40～0.60 为宜。

(3)取 3ml 等渗磷酸缓冲盐液比色调零,温度 25℃,波长 625nm,光径 1.0cm。

(4)取 0.3mol/L 甘油试剂 2.0ml,加入另一光径 1.0cm 比色皿中,再取已配制的红细胞悬液 1.0ml 吹入甘油试剂中。同时开启秒表,快速颠倒混合两次后测起始吸光度(10 秒时),并记录。

【结果判定】

每间隔 20 秒,至 290 秒连续读取吸光度并记录之。以起始吸光度值下降一半的时间为 AGLT$_{50}$结果。

【参考区间】

AGLT$_{50}$＞290 秒。

【临床意义】

遗传性球形红细胞增多症 ACLT50 缩短;该试验较为灵敏,可以检出渗透脆性试验阴性的患者。自身免疫性溶血性贫血患者可有异常。

【注意事项】

(1)标本采集顺利,混匀时动作轻柔,避免发生溶血和破坏红细胞;标本采集后在室温静置 4～8 小时,静置时间不足容易出现中间值。

(2)酸化甘油试剂的 pH 6.85 为宜,pH 的改变会导致红细胞膜电荷的改变,相互的排斥力减弱,易聚集而加速沉降。

(3)控制实验温度为 25℃±2℃,温度过高 AGLT$_{50}$太长,吸光度变化慢,不便于观察;温度低于 20℃,则 AGLT$_{50}$缩短,出现假阳性。每次试验中应做正常对照。

三、红细胞酶缺陷的检验

(一)高铁血红蛋白还原试验

【原理】

当红细胞内葡萄糖-6-磷酸脱氢酶(glucose-6-phosphate dehydrogenase,G-6-PD)含量不

足或缺乏时,由磷酸戊糖代谢途径生成 NADPH 减少,致高铁血红蛋白还原速度减慢,甚至不能还原为 Hb。高铁血红蛋白呈褐色,在波长 635nm 处有吸收峰,可用分光光度计加以测定。

【试剂】

1.0.18mol/L 亚硝酸钠和 0.28mol/L 葡萄糖混合溶液

亚硝酸钠 1.25g、葡萄糖 5.0g、蒸馏水溶解并加至 100ml,储存于棕色瓶中,放 4℃冰箱,可保存 1 个月。

2.0.4mmol/L 亚甲蓝溶液

亚甲蓝(含 3 个结晶水)0.15g,蒸馏水加至 100ml。先将亚甲蓝放入乳钵中,加蒸馏水少量研磨,待溶解后移到 100ml 容量瓶中,再加蒸馏水至 100ml,混匀过滤,此液可储存 3 个月。

3.0.02mol/L 磷酸盐缓冲液(pH 7.4)

磷酸氢二钠 229.5mg、磷酸二氢钾 52.2mg、蒸馏水加至 100ml。或用 0.0667mol/L pH 7.4 磷酸盐缓冲液稀释 3 倍。

4.109mmol/L 枸橼酸钠溶液(32g/L)

【操作】

(1)在试管中加入葡萄糖 20mg,109mmol/L 枸橼酸钠溶液 0.2ml,静脉血 1.8ml,混匀。

(2)离心 15 分钟,取出,调整血细胞与血浆比例为 1:1 后再混匀。

(3)取上述抗凝血 1ml,加亚硝酸钠葡萄糖混合溶液和亚甲蓝溶液各 0.05ml,颠倒混合 15 次,使与氧气充分接触,加塞后放 37℃水浴或孵箱中 3 小时。

(4)孵育后混匀,取血 0.1ml,加 pH 7.4 磷酸盐缓冲液 10ml,混匀,2 分钟后在波长 635 nm 处测定吸光度(设为 SA)。

(5)空白对照,用未加亚硝酸钠葡萄糖的血液,同样孵育后取 0.1ml,加 pH 7.4 磷酸盐缓冲液 10ml,2 分钟后测定吸光度为 B。然后加入亚硝酸钠葡萄糖混合溶液 1 滴,混匀,5 分钟后再测其吸光度为 ST,此为高铁血红蛋白对照。

【结果计算】

$$高铁血红蛋白还原率(\%)=\left[1-\frac{SA-B}{ST-B}\right]\times100(\%)$$

式中:SA-B、ST-B 分别为还原后和还原前高铁血红蛋白的吸光度;SA-B/ST-B 为还原后剩余高铁血红蛋白的比值。

【参考区间】

高铁血红蛋白还原率>75%。

【临床意义】

蚕豆病和伯氨喹型药物溶血性贫血患者由于 G-6-PD 缺陷(隐性遗传),高铁血红蛋白还原率明显下降,纯合子≤30%,杂合子多为 31%~74%。

【注意事项】

(1)Hct<30%时,高铁血红蛋白还原率显著降低,须调整红细胞与血浆的比例。

(2)因草酸盐具有还原性,不宜做抗凝剂。

(二)临床表现变性珠蛋白小体试验

【原理】

变性珠蛋白小体（Heinz 小体）是一种变性血红蛋白颗粒，被某些碱性染料染成紫色或蓝黑色点状物。

【试剂】

10g/L 结晶紫生理盐水溶液

取结晶紫 1.08g、NaCl 0.85g、蒸馏水 100ml，用乳钵研磨溶解后过滤使用。

【操作】

(1)取结晶紫生理盐水溶液 0.5ml，加末梢血 2～3 滴，混匀，置 37℃水浴 5 分钟。

(2)取出 1 滴于载玻片上，加盖玻片后用油镜观察。

(3)计数 500～1000 个红细胞，报告 Heinz 小体阳性红细胞的百分率。

【结果判定】

红细胞内有散在的或附着在膜上的圆形紫黑色颗粒（大小为 0.3～2μm）者为阳性。

【参考区间】

<1%。

【临床意义】

增高见于 G-6-PD 缺乏所致的蚕豆病、伯氨喹类药物所致的溶血性贫血和不稳定 Hb 病等。

(三)葡萄糖-6-磷酸脱氢酶荧光斑点试验

【原理】

在葡萄糖-6-磷酸和辅酶Ⅱ（NADP）存在下，葡萄糖-6-磷酸脱氢酶（glucose-6-phosphate dehydro-genase，G-6-PD）能使 NADP 还原成 NADPH，后者在紫外线照射下会发出荧光。

【试剂】

混合试剂的成分与配方如下：

0.1 mol/L G-6-P	1ml
7.5mmol/L NADP	1ml
0.7moI/L Tris-HCl(pH 7.8)	3ml
8mmol/L 氧化型谷胱甘肽	1ml
10g/L 皂素	2ml
蒸馏水	2ml

此混合试剂分装后置 20℃保存，可稳定数月。

【操作】

(1)标本采集：EDTA-Na$_2$、ACD 或肝素抗凝全血，若置 4℃保存，可稳定 1 周。亦可用肝素化毛细管从手指或足跟采取末梢血液。

(2)取 12mm×75mm 试管 3 支，标明患者、正常对照和阳性对照。向各管加入混合试剂 200μl。

(3)向各管分别加入患者、正常和阳性的抗凝全血 20μl，混匀后置 25℃室温中。

(4)在反应 0 分钟（混匀后立即吸出）、5 分钟和 10 分钟时，分别从各管吸出反应液 1 滴，加于新华 1 号滤纸上,使充分干燥。

【结果判定】

在暗室内,用波长 260~340nm 的紫外线分别照射晾干后滤纸上的斑点,观察有无荧光。

【参考区间】

5 分钟和 10 分钟斑点出现荧光,而 10 分钟斑点荧光最强。

【临床意义】

正常人有甚强的荧光。G-6-PD 缺陷者荧光很弱或无荧光;杂合子或某些 G-6-PD 变异体者则可能有轻到中度荧光。

【注意事项】

(1)本法是直接测定 NADPH 的量,特异性较好。

(2)每次或每批宜有 G-6-PD 正常和缺陷者的标本做对照。

(四)临床表现葡萄糖-6-磷酸脱氢酶活性测定

【原理】

红细胞 C-6-PD 催化葡萄糖-6-磷酸(G-6-P)生成 6-磷酸葡萄糖-δ-内酯,后者很快氧化成 6-磷酸葡萄糖酸(6-PGA),同时 NADP 被还原成 NADPH。反应式如下。在波长 340nm 处监测 NADPH 的吸光度增高,直接计算葡萄糖-6-磷酸脱氢酶活性。

$$G\text{-}6\text{-}P + NADP^+ \xrightarrow{\ G\text{-}6\text{-}PD\ } 6\text{-}PGA + NADPH + H^+$$

【试剂】

1.0.27mol/L EDTA 溶液(pH 7.0)

100.5gEDTA-Na$_2$·2H$_2$O 溶液调节至 pH 7.0,再加蒸馏水至 100ml。置 4℃冰箱保存,可稳定 1 年。

2.稳定液

0.25ml B-巯基乙醇,加 0.27mol/LEDTA 溶液 5ml,用氢氧化钠或盐酸调节至 pH 7.0。然后用蒸馏水稀释至 500ml,置 4℃冰箱保存,可稳定 1 个月。

3.1mol/L Tris-Ha 缓冲液(pH 8.0,含 Smmol/LEDTA)

向 400ml 蒸馏水中加入 60.6g Tris(MW121.14),0.93g EDTA-Na$_2$·2H$_2$O(MW372.24),用 0.1mol/L HCl 调节至 pH 8.0,再加水至 500ml。置 4℃冰箱保存,可稳定 1 年。

4.0.1mol/L MgCl$_2$ 溶液

10.2g MgCl·6H$_2$O(MW203.31),加蒸馏水至 500ml。置 4℃冰箱保存,可稳定 1 年。

5.2mmol/L NADP 溶液

B-NADP 钠盐(MW765.4)10mg,溶于 6.5ml 蒸馏水中,置 4℃冰箱保存,可稳定 1 天(注:Sigma 公司有预称的 β-NADP 钠盐供应,每瓶有 1mg、5mg 和 10mg 三种规格)。

6.反应混合液

1mol/L Tris-HCl 缓冲液　6ml

0.1mol/L MgCl$_2$ 溶液　　6ml

2mmol/L NADP 溶液　　　6ml

蒸馏水　　　　　　　　　　34.8ml

分装成 6ml 一份,冷冻保存,至少可稳定 1 个月。

7.6mmol/L G-6-P 溶液

称取 G-6-P 钠盐(MW282.1)17mg,加 1mol/L Tris-HCl 缓冲液 10ml。分装成每份 0.8ml,冷冻保存。

8.氰化高铁血红蛋白测定试剂

购商品试剂盒。

【操作】

(1)溶血液制备:新鲜抗凝血,离心去除上清及白细胞层,用 4℃冷生理盐水洗涤 2 次,每次离心去上清时,务必吸去剩余的白细胞层,再加冷生理盐水配成含血细胞比容为 30% 的红细胞悬液,置冰水浴中备用。用时以蒸馏水做 25 倍稀释制备溶血液。

(2)溶血液 Hb 含量用氰化高铁血红蛋白法测定。

(3)按照表 3-6 操作。

表 3-6　G-6-PD 测定操作步骤

试剂名称(μl)	测定管	空白管
反应混合液(预温)	880	880
溶血液	20	
稳定溶液		20

(4)各管混匀,置 37℃孵育 10 分钟,向各管加入 6mmol/L G-6-P 溶液 100μl,混匀。以分光光度计(波长 340nm,比色杯光径 10mm,温度 37℃,以空白管调零)每隔 1 分钟读取 1 次测定管的吸光度,共读 6 次。根据 5 分钟的连续吸光度的变化,计算出每分钟吸光度增量($\Delta A/min$)。

【结果计算】

G-6-PD 活性(U/L 溶血液)

$$= \Delta A/min \times \frac{1000}{6.22} \times \frac{1000}{20}$$

$$= \Delta A/min \times 8040$$

G-6-PD 活性(U/g Hb)

$$= \Delta A/min \times \frac{8040}{Hb(g/L 溶血液)}$$

【参考区间】

成人红细胞 G-6-PD 活性为 8~18U/g Hb。

【临床意义】

G-6-PD 缺乏或减少见于 G-6-PD 缺乏症、药物反应、蚕豆病和感染等。诊断有效性较高。

【注意事项】

(1)将全血标本保存于 4℃,可达数天;但溶血液配制后应尽快测定。4℃可保存 8 小时;

－20℃可保存 48 小时。

（2）如连续 6 次吸光度中，各 AA/min 间相差较大，应增加读数次数，直至连续 5 次 AA/min 读数间接近为止。

(五)丙酮酸激酶荧光斑点试验

【原理】

丙酮酸激酶(PK)在二磷酸腺苷(adenosine diphosphate,ADP)存在的条件下催化磷酸烯醇丙酮酸(phosphoenolpyruvate,PEP)继而转化为丙酮酸,在乳酸脱氢酶(LDH)作用下丙酮酸转化为乳酸,同时还原型辅酶 I(NADH,有荧光)氧化为辅酶 I(NAD,无荧光)。在紫外线照射下检测此过程荧光消失的时间可反映 PK 的活性。

【试剂】

1.0.15mol/L PEP 液

取 144.3mg PEP 溶于 2ml 蒸馏水中上,用 0.2mol/L 的 NaOH 液调节 pH 为 7～8,冷藏备用。

2.0.015mol/L NADH 液

NADH 10.5mg,溶于 1ml 蒸馏水中,并用 0.2mol/L 的 NaOH 液调节 pH 为 7～8,冷藏备用。

3.0.08mol/L 硫酸镁溶液

$MgSO_4 \cdot 7H_2O$ 98mg 溶于 5ml 蒸馏水中。

4.0.25mol/L 磷酸盐缓冲液(pH 7.4)

取 80ml 0.25mol/L K_2HPO_4 和 20ml 0.25mol/L KH_2PO_4 混合,调节至 pH 7.4。

5.0.03mol/L ADP 液

取 ADP 二钠盐 150mg 溶于 5ml 蒸馏水,用 0.2moI/L 的 NaOH 液调节 pH 为 7～8,－20℃冻存。

6.反应液(临用新配)

0.15mol/L　PEP	30μl
0.015 moI/L　NADH 液	0.1ml
0.08mol/L　$MgSO_4$ 溶液	0.1ml
0.25mol/L　磷酸盐缓冲液	0.05ml
0.03 moI/L　ADP 液	0.1ml
蒸馏水	0.62ml

混匀待用。

【操作】

(1)取肝素抗凝血 2ml,120×g 离心 5 分钟,弃去血浆和乳白色层,用生理盐水洗涤红细胞 3 次。取 1 体积比容红细胞用 4 体积生理盐水配成 20%的悬液。

(2)配制好的红细胞悬液放于-20℃以下冷冻,再在室温中复溶,红细胞溶解。

(3)取反应液 200μl 置于小试管中,再加上述溶血液 20μl,充分混匀后于 37℃温育。

(4)在温育开始(0 分钟)和温育后 25 分钟、35 分钟、45 分钟和 60 分钟分别取一小滴混合液点于滤纸上,晾干后观察结果。

【结果判定】

于紫外线灯下观察斑点的荧光。

【参考区间】

荧光在 25 分钟内消失。

【临床意义】

荧光斑点不消失或时间延长说明丙酮酸激酶缺乏,中度缺乏(杂合子)时,荧光 25～60 分钟消失,严重缺乏(纯合子)时,荧光 60 分钟不消失。

【注意事项】

(1)每次检测应采用已知 PK 正常的标本作为正常对照,利于结果观察判断。

(2)NADH 配制后不稳定,用前应以 340nm 的光吸收进行校正,以上配制好的 NADH 液经 1∶1000 稀释后吸光度约为 0.093。

(六)丙酮酸激酶活性测定

【原理】

通过检测 NADH 转变为 NAD 速率从而反映 PK 的活性。NADH 在 340nm 波长下有一特定吸收峰,而 NAD 没有此吸收峰,在此波长下,检测 NADH 减少的速率,可推算丙酮酸激酶活性。

【试剂】

(1)1mol/L Tris-HCl 缓冲液(含 5mmol/L ED-TA),pH 8.0。

(2)1mol/L 氯化钾溶液。

(3)0.1mol/L 氯化镁溶液。

(4)2mmol/L NADH 液:称取 NADH 1.4mg 溶于 1ml 蒸馏水中。

(5)30mmol/L ADP 液:取 ADP 二钠盐 150mg 溶于 5ml 蒸馏水中。

(6)60U/ml 乳酸脱氢酶液:取 LDH 液活性单位调至 60U/ml。

(7)50mmol/L PEP 溶液取 24.05mg 磷酸烯醇丙酮酸氨盐溶于 1ml 蒸馏水,4℃ 冷藏备用。

【操作】

(1)取肝素抗凝血 3.5ml,加右旋糖酐 1ml,静置后弃去血浆。再加右旋糖酐 1ml、生理盐水补足至 4.5ml 洗涤红细胞,反复洗涤 4～6 次,再将无白细胞的红细胞液用生理盐水洗 2 次。

(2)将洗涤后红细胞悬液加入冰浴的蒸馏水,制成 1∶20 的溶血液,测定血红蛋白。冰浴备用。

(3)在 1ml 反应系统中按表 3-7 加入试剂及标本。

(4)在 37℃ 恒温条件下,测定吸光度的变化,波长 340nm,蒸馏水调零,每分钟测定 1 次,连续测定 10 分钟。

表 3-7　PK 活性测定的操作

试剂	对照(μl)	高 PEP 浓度(μl)	低 PEP 浓度(μl)
1moI/L Tris-HCI 缓冲液	100	100	100
1mol/L 氯化钾溶液	100	100	100
0.1mol/L 氯化镁溶液	100	100	100
2mmol/L NADH 液	100	100	100
30mmol/L ADP 溶液	0	50	20
60U/ml LDH 液	100	100	100
1：20 溶血液	20	20	20
蒸馏水	380	330	455
50mmol/L PEP 溶液	100	100	5

【结果计算】

$$PK \text{ 活性}(U/g \text{ Hb}) = \frac{100 \times \Delta A \times V_C}{Hb \times 6.22 \times VH}$$

式中，ΔA：为每分钟的吸光度变化；

V_C：测定体系的总体积，本试验为 Iml；

Hb：溶血液的血红蛋白浓度；

6.22：1mmol/L 的 NADPH 在 340nm 的吸光度值；

V_H：加入溶血液的量，本试验为 20μl。

【参考区间】

成人为(15.0±1.99)U/g Hb。

【临床意义】

(1)先天性 PK 缺乏，PK 活性率降低或消失，纯合子的 PK 值在正常活性的 25% 以下，杂合子为正常 25%～50%。

(2)继发性 PK 缺乏，如白血病、再生障碍性贫血、MDS 等，PK 活性可减低。

【注意事项】

(1)血液标本要新鲜。试剂、pH 和试验温度要准确。

(2)白细胞、血小板等含的 PK 酶活性相当高，必须尽可能洗除。

四、血红蛋白病的检验

(一)血红蛋白区带电泳分析

【原理】

各种 Hb 由于组成珠蛋白的肽链不同而具有不同的等电点，在一定 pH 的缓冲液中可带不同的电荷。在碱性缓冲液中 Hb 带负电荷，反之带正电荷。肽链中一个或数个氨基酸被取代或缺失后，有时所带的电荷也随之发生改变。在一定的电场中，带有不同电荷的珠蛋白分子便可分别向正极或负极移动，其迁移的速度也因所带电荷的强弱而不同，结果便在支持介质

(醋酸纤维素薄膜/琼脂糖凝胶)中形成各种血红蛋白区带电泳图。观察电泳图便可初步发现各种异常 Hb，用比色或扫描的方法，还可测出其含量，对血红蛋白病(Hb 病)做出诊断。

【器材】

(1)直流稳压电源和微型电泳槽。

(2)分光光度计和吸光度扫描仪。

【试剂】

1.浸膜缓冲液(pH 8.5 TEB 缓冲液)

取三羟甲基氨基甲烷(Tris)10.2g，EDTA-Na$_2$ 0.6g 及硼酸 3.2g，加蒸馏水溶解，配成 1000ml。

2.电泳槽缓冲液

取硼砂 6.87g，硼酸 5.56g，用蒸馏水配成 1000ml。

3.醋酸纤维素薄膜(简称醋纤膜)

剪成 6cm×4cm 大小，或根据检测标本的数量剪成 6cm 长、不同宽度的膜。

4.2g/L 丽春红 S 液

取丽春红 S0.2g，三氯醋酸 3g，磺基水杨酸 3g，用蒸馏水溶解后稀释至 100ml。

5.氨基黑 10B 染液

①染色液：氨基黑 10B0.5g，加甲醇 50ml，冰醋酸 10ml，蒸馏水 40ml；②脱色液：甲醇 45ml，冰醋酸 5ml，蒸馏水 50ml；③透明液：无水乙醇 70ml，冰醋酸 30ml。

6.联苯胺染液

称取联苯胺 0.1g 溶于甲醇 10ml 中，为贮存液。临用时取贮存液 1ml，加醋酸钠缓冲液(0.8g结晶醋酸钠，加冰醋酸 1.2ml，加蒸馏水至 500ml)50ml，再加 30%(V/V) H$_2$O$_2$ 1 滴和 50g/L 硝普钠 1 滴(或结晶一小粒)，混匀。

【操作】

(1)Hb 溶液的制备：取抗凝血 2ml，按照"血浆游离血红蛋白测定"中"Hb 标准贮存液"(四氯化碳法)制备待检 Hb 溶液；或在试管中加入蒸馏水 5 滴和全血 2 滴，振荡后静置 30 分钟，使红细胞破坏后即为 Hb 溶液(微量法)。

(2)在醋纤膜的无光泽面的一端用铅笔画一横线作点样线(作异常 Hb 检查时可在距阴极端 1.5cm 处画线)。在近阳极端写上被检者姓名或检号。

(3)浸膜：将醋纤膜浮于 TEB 缓冲液表面，待其均匀浸湿后沉下浸泡至少 15～20 分钟，使完全浸透，取出薄膜用滤纸吸去多余的水分。

(4)点样：用薄盖玻片或废 X 线胶片蘸取待检 50～100g/L Hb 溶液 3～4μl，印在点样线的中间，也可用微量加样器吸取 Hb 溶液约 2μl 点样，点样要求匀、直、细。同法以正常 Hb 溶液平行点样做对照。如采用比色法定量检测，则需另取一醋纤膜，点样 10～20μl。

(5)电泳：将等量硼砂硼酸缓冲液加入电泳槽两端的缓冲液槽内并使两端液面平衡。用两层滤纸或纱布作桥搭在两边醋纤膜支架上，将已点好样的薄膜安放在电泳槽支架板的滤纸桥上，点样面向下，点样端接负极，加盖，平衡 5～10 分钟后接通电源，调节电压在 200～250V，电流在 0.3～0.4mA/cm，薄膜两端电势梯度约为 25V/cm，通电 25～45 分钟，待各类 Hb 区带分离。

【结果判定】

正常人 Hb 电泳谱可显出 4 条区带,最近阳极端量最多的为 HbA,其后为少量的 HbA₂。再后有两条更少的红细胞内非 Hb 蛋白成分 NHb1,以及 NHb2(可不显现)。HbF 在 HbA 之后,通常很难与 HbA 分离开来。在 pH 8.5 TEB 不连续电泳中,根据各 Hb 电泳的速度可分 6 组。以 HbA 为标志,比它快的包括 H 及 J 组为快速异常 Hb,比 HbA 慢的包括 G、S 及 E 组,属慢速异常 Hb。如果氨基酸的替代或缺失并未引起 Hb 分子电荷的改变(如 HbM),则不能用电泳法分离。

在筛选异常 Hb 时宜用氨基黑或丽春红染色,发现异常的 Hb 区带后要用联苯胺染色证实。①氨基黑染色:将已电泳的薄膜浸入氨基黑染液中,随时翻动,避免重叠,染色 15 分钟后移入盛有脱色液的平皿中浸泡漂洗,更换脱色液数次,直至薄膜上背景染液洗净为止,取出,将其贴在玻璃板上,待自然干燥;②丽春红 S 染色:将薄膜浸入丽春红 S 液中染色约 10 分钟,移入 3%～5% 的醋酸中,漂洗至背景无色,取出贴在玻板上待阴干;③联苯胺染色:薄膜先用 70g/L 三氯醋酸或 100g/L 磺柳酸液固定 5 分钟,充分水洗,浸入联苯胺液中染数分钟,待 Hb 区带清晰显现后,用水洗净或用脱色液洗净。

【结果计算】

临床上 Hb 区带还需定量分析。

1.直接比色法

以 Hb A₂ 定量测定为例。分别剪出膜条中的 Hb A 和 Hb A₂ 区带,放入 2 支试管中。Hb A 管中加蒸馏水 20ml,Hb A₂ 管中加蒸馏水 4ml。浸泡 30 分钟,不时摇动。待血红蛋白完全洗脱下来后,混匀,用分光光度计(波长 413nm)读取吸光度(蒸馏水校正零点),以下式计算出结果。

$$Hb\ A_2(\%) = \frac{Hb\ A_2\ 吸光度}{Hb\ A\ 吸光度 \times 5 + Hb\ A_2\ 吸光度} \times 100$$

2.染色后比色法

以异常 Hb 定量为例。将经氨基黑染色的各 Hb 区带剪下,分别置入带塞试管中,加入 0.4mol/L NaOH 液:Hb A 管 4ml、Hb A2 管 2ml、异常 Hb 管 2ml 或酌情减少(如用 1ml 比色,计算时吸光度值除以 2);另剪一块与 A₂ 区带面积相同的空白薄膜,加 0.4mol/L NaOH 液 2ml 为空白对照。其间不时摇动试管,在室温中洗脱 15～20 分钟,待各区带色泽完全洗脱至碱液中。再以空白管调零,在 600nm 下用分光光度计分别测定各管的吸光度,按下列公式算出各异常 Hb 的百分比。

$$异常\ Hb(\%) = \frac{异常\ Hb\ 吸光度}{(HbA\ 吸光度 \times 2) + Hb\ A_2\ 吸光度 + 异常\ Hb\ 吸光度} \times 100$$

3.扫描法

①将经染色处理后彻底干燥的薄膜浸入透明液中浸泡 15～20 分钟,取出立即小心地平贴在玻板上阴干即成透明标本;②将已染色透明干燥的醋纤膜放在吸光度仪上扫描;③自动分辨并显示 Hb 区带吸光度,定量分析各区带的 Hb 含量。

【参考区间】

1.Hb 区带电泳

未发现异常 Hb 区带。

2.Hb A_2 定量

正常成人为 $1.05\%\sim3.12\%$。

【临床意义】

(1)通过与正常人的血红蛋白电泳图谱进行比较,可发现异常血红蛋白区带,如 Hb H、Hb E、Hb Bart's、Hb S、Hb D 和 Hb C 等异常血红蛋白,应进一步定量检测。Hb H 在 pH 6.5 电泳时仍向阳极移动(Hb Bart's 位于膜中间点样线),而其他 Hb 均泳向阴极。

(2)Hb A_2 升高,是 β-珠蛋白生成障碍性贫血基因携带者的特征性标志,故 Hb A_2 定量的准确与否,对于临床上 β-珠蛋白生成障碍性贫血基因携带者的筛查至关重要。Hb A_2 增高至 $4\%\sim8\%$,多数为轻型 β-珠蛋白生成障碍性贫血;若增高至 10% 以上提示为 Hb E。其他一些疾病如肿瘤、疟疾、甲状腺功能亢进、Hb S 病等,Hb A_2 也可轻度增高。

(3)Hb A_2 减低:遗传性 Hb F 持续存在综合征(HPFH)、α-珠蛋白生成障碍性贫血、δ-珠蛋白生成障碍性贫血患者的 Hb A_2 含量较低。缺铁性贫血患者的 Hb A_2 常降低,借此可与轻型 β-珠蛋白生成障碍性贫血鉴别。

【注意事项】

(1)血红蛋白电泳一般采用微量法制备标本,宜稀释 $1\sim2$ 倍,这样会使区带更为清晰、整齐;Hb A 与 Hb A_2 之间应距离 6mm 以上的空白区域。定量分析应以四氯化碳法制备血红蛋白溶液,点样量约 $10\mu l$,对于中度或重度贫血的病例,点样量应增大为至 $20\mu l$,以提高检测结果准确度。血红蛋白溶液置于 4℃ 保存不能超过 1 周。冷冻时可保存几个月,但不宜反复冻融,否则将导致变性。

(2)点样量要适当,也不要达到膜的边缘引起拖尾。过多则分辨不清,染色液不易染透,染色色带容易脱落。过少 Hb A_2(或异常 Hb 区带)吸光度太低,影响准确性。

(3)要避免 Hb 以外的标本污染醋纤膜。浸膜时应漂浮在浸膜液中缓缓浸透,避免产生气泡。

(4)严格控制缓冲液离子强度、染液质量和浓度、染色时间、漂洗次数以及电泳时电流、电压和时间等,电泳槽中的缓冲液不能长期使用,否则可影响电泳的分析结果。

(5)每次试验均应加入已知正常标本和异常标本,分别做阴性对照和阳性对照。

(6)室温低时染色时间应延长。气温高时洗脱时间不宜过长,否则洗脱碱液蓝色渐褪,并逐步变为紫红色。洗脱后要尽快比色,超过半小时可能因逐渐褪色而影响结果。

(7)随着全自动电泳仪的出现,Hb 电泳现多用分辨率更高且便于扫描定量的琼脂糖凝胶电泳取代醋纤膜法。操作程序见仪器制造厂家使用说明书。

(二)血红蛋白组分色谱分析

【原理】

色谱分析(chromatography)又称色谱法、层析法。其利用不同物质在不同相态的选择性分配,以流动相对固定相中的混合物进行洗脱,混合物中不同的物质会以不同的速度沿固定相移动,最终达到分离的效果。

【操作方法及结果计算】

目前 Hb 色谱分析法已实现高通量全自动化,各生产厂家均提供规范操作规程。严格按试剂盒说明书进行。

【参考范围】

成人 Hb A_2 为 1.41%～3.61%。各实验室宜进行验证。

【临床意义】

同 Hb 区带电泳法。以高效液相色谱法进行 Hb 组分分析为当前国际公认的主流技术。

(三)抗碱血红蛋白测定

【原理】

抗碱血红蛋白(Hb F)抗碱能力比 HbA 强,在碱性溶液中,Hb F 不易变性沉淀,其他 Hb 在碱性溶液中可变性而被沉淀剂沉淀。测定其滤液中 Hb 含量,即 Hb F 的含量。本试验中所使用的半饱和硫酸铵有停止变性反应、降低 pH 及沉淀蛋白的作用。

【试剂】

1.0.083mol/L 氢氧化钾(pH 12.7)

置塑料瓶中,4℃保存,若有沉淀或混浊,应弃去不用。用前宜进行滴定校正。

2.半饱和硫酸铵

取硫酸铵 390g,溶于 500ml 蒸馏水中,加热溶解,冷却后置室温。饱和硫酸铵溶液中必须有少量硫酸铵结晶在容器底部,才能表示已达饱和。临用前,取饱和硫酸铵 4ml,加蒸馏水 4ml 及 10mol/L 盐酸 0.02ml。

【操作】

(1)血红蛋白液的制备:与血红蛋白电泳检测相同,用四氯化碳法制备。

(2)取大试管 1 支,加 0.083mol/L 氢氧化钾溶液 3.2ml、血红蛋白液 0.2ml,立即混匀,准确碱化 1 分钟,届时立即加入半饱和硫酸铵 6.8ml,混匀后用优质滤纸过滤,所得滤液为甲液。

(3)另取试管 1 支,加蒸馏水 5ml 及血红蛋白液 0.02ml,混匀后为乙液。

(4)甲液和乙液均用蒸馏水作空白管,用分光光度计 540nm 波长分别测定吸光度。

【结果计算】

$$抗碱血红蛋白(\%)=\frac{甲液吸光度}{乙液吸光度}\times\frac{51}{251}\times100$$

式中 51 和 251 分别为甲、乙血红蛋白液的稀释倍数。

【参考区间】

成人 1.0%～3.1%。新生儿 55%～85%,2～4 个月后逐渐下降,1 岁左右接近成人水平。

【临床意义】

抗碱血红蛋白明显增高见于 B-珠蛋白生成障碍性贫血患者,重型患者可达 80%～90%。急性白血病、再生障碍性贫血、红白血病、淋巴瘤等也可轻度增高。

【注意事项】

(1)滤液应清澄透明;呈淡黄或淡红色可能为血红蛋白含量高。

(2)试验所用试管、吸管等仪器不可玷污酸碱。碱液浓度必须准确,其 pH>12,校准后最好分装密闭保存,使用量和作用时间都必须十分准确。

(3)酸性半饱和硫酸铵必须准确配制,其 pH 应为 3.0,宜小批量分装。

(4)每次试验宜用正常人血和脐带血(Hb F 含量高)做对照试验。

(四)Hb F 酸洗脱试验

【原理】

Hb F 除抗碱能力强外,抗酸能力也较 Hb A 为强。因此,经固定后的血片,置酸性缓冲液中保温一定时间,只有含 Hb F 的红细胞不被洗脱,再用伊红染色而呈鲜红色。

【试剂】

1.80% 乙醇

2.0.1mol/L 枸橼酸

取无水枸橼酸(MW192.1)9.6g,溶解于适量蒸馏水中,待完全溶解后,加蒸馏水至 500ml。

3.0.2mol/L 磷酸氢二钠

取 $Na_2HPO_4 \cdot 12H_2O$(MW 358.07)35.81g 溶于少量蒸馏水中,待完全溶解后,加水至 500ml。

4.酸性缓冲液(pH 3.3±0.2)

0.2mol/L 磷酸氢二钠 12.3ml;0.1mol/L 枸橼酸 37.7ml。

5.苏木素染色液

取 1g 苏木素溶于 10ml 无水乙醇中,取 2g 明矾溶于 200ml 蒸馏水中。混合上述二液,煮沸后即加氧化汞 0.5g,再加热至染液变成深紫色,随即放入冷水中,使之变凉,次日过滤。

6.伊红染液

10g/L 伊红 Y 溶液 200ml 中加 1 滴冰醋酸。

【操作】

(1)按常法制备血涂片,自然干燥 1 小时,再用 80% 乙醇固定 5 分钟(枸橼酸盐抗凝血在 4℃冰箱内保存 3 日内可以使用),水洗待干。

(2)将固定后血膜放 37℃、pH 3.3 的酸性缓冲液中,保温准确 5 分钟。

(3)冲洗干燥后,在苏木素染液中染白细胞 1 分钟,以免误认为阳性红细胞。

(4)水洗后,用伊红染液染 1 分钟,再水洗,干后镜检。

【结果判定】

在油镜下,含有 Hb F 的红细胞被伊红染液染成鲜红色为阳性红细胞;仅留下淡影的细胞膜者为阴性红细胞。仿照网织红细胞计数法,计数 1000 个红细胞中阳性红细胞所占百分率。

【参考区间】

脐带血几乎所有的红细胞均呈阳性;新生儿阳性率为 55%~85%;1 个月后的婴儿为 67%;4~6 个月后偶见;成人小于 1%。

【临床意义】

β-珠蛋白生成障碍性贫血患者:轻型者(杂合子)仅少数红细胞呈阳性,重型者(纯合子)阳性红细胞明显增多。再生障碍性贫血和其他溶血性贫血也可出现数量较少的阳性红细胞。

β-珠蛋白生成障碍性贫血和遗传性 Hb F 持续综合征患者抗碱血红蛋白均增高,但酸洗脱试验显示前者红细胞染色为红白相间异质性,后者为均匀淡红色,有鉴别诊断意义。

【注意事项】

(1)血片中红细胞应平铺分散。制成后,在 2 小时内染色,否则可出现假阳性反应。

(2)缓冲液的 pH、温度、洗脱时间应严格,否则影响测定结果。

(五)血红蛋白 H 包涵体检查

【原理】

血液中加入煌焦油蓝,在 37℃孵育后,血红蛋白 H(Hb H)因氧化变性而发生沉淀,呈颗粒状,弥散而均匀地分散在红细胞内,被染成墨绿蓝色,形成血红蛋白 H 包涵体。

【试剂】

10g/L 煌焦油蓝溶液煌焦油蓝 1g、枸橼酸钠 0.4g 溶于 100ml 生理盐水中,储存于棕色瓶中,临用前过滤。

【操作】

取 10g/L 煌焦油蓝溶液 0.5ml,置小试管中,加新鲜血 3~4 滴,混匀,加塞,置 37℃水浴中。在 10 分钟及 1 小时用毛细滴管各取 1 滴血推成薄片,待干后置于油镜下观察。

【结果判定】

Hb H 包涵体染色阳性时,在红细胞内出现大小不等、数目不一的墨绿蓝色圆形小体,分布不规则,散在于整个红细胞内。观察孵育 1 小时后血涂片中 1000 个红细胞,报告含有 Hb H 包涵体阳性细胞的百分率。

【参考区间】

0~5%。

【临床意义】

Hb H 病患者阳性的红细胞可达 50% 以上,轻型 α-珠蛋白生成障碍性贫血时,偶见 Hb H 包涵体。

【注意事项】

(1)观察结果时,须注意与网织红细胞鉴别,后者一般呈网状或细小点粒状,与煌焦油蓝混合后在 10 分钟内即显现出来。必要时以孵育 10 分钟时血涂片进行比较分析。

(2)Hb H 一般要在 10 分钟后至 1 小时内产生包涵体。有些不稳定 Hb 用本法染色也可产生珠蛋白变性沉淀,形成变性珠蛋白小体,但需孵育更长时间(3 小时或更长)。

(六)红细胞镰变试验

【原理】

血液中加入偏重亚硫酸钠可以降低红细胞的氧张力,Hb S 在还原状态下溶解度明显降低,互相聚合成长管状多聚体,使红细胞变成镰形。

【试剂】

1.20g/L 偏重亚硫酸钠液

临用时配制,取 Na_2SO_5 200mg,溶于 10ml 刚煮沸已冷却的蒸馏水中。

2.凡士林液状石蜡合剂

凡士林与液状石蜡等量混合。

【操作】

(1)在清洁载玻片上滴加被检鲜血1滴,加偏重亚硫酸钠液1滴,混匀。

(2)加盖片,避免气泡,用凡士林液状石蜡合剂封固,置37℃温箱。

(3)同时用正常人血做对照。

【结果判定】

在温育15分钟、30分钟、60分钟、120分钟及24小时后分别用高倍镜观察,有镰状红细胞形成阳性。

【参考区间】

阴性。

【临床意义】

镰变试验阳性提示存在 Hb S。

【注意事项】

(1)在温育中不能干涸,必要时可将玻片放在垫有浸湿纱布的平皿内温育。

(2)必须连续观察24小时,如均无镰变时才能报告阴性。

(七)异丙醇试验

【原理】

非极性溶剂会使 Hb 分子内部的氢键减弱,稳定性下降,随时间推移,逐渐显现混浊和絮状沉淀。

【试剂】

1.17%(V/V)异丙醇溶液

在100ml容量瓶中加17ml异丙醇,然后加0.1mol/L Tris 缓冲液(pH7.4)至刻度,需加盖密封保存。

2.Hb 溶液

见血红蛋白电泳,用四氯化碳制备。

【操作】

取2ml 17%异丙醇溶液,置有塞试管中,37℃水浴预热数分钟后,加入0.2ml Hb 溶液,加塞混匀,计时观察,同时做正常对照。

【结果判定】

在5分钟、20分钟和40分钟分别观察试管中溶液的混浊或沉淀现象。5分钟清澈、40分钟略有混浊为阴性;5分钟出现混浊,40分钟之内出现沉淀为阳性;20分钟观察时即有絮状沉淀则为强阳性。

【参考区间】

阴性。

【临床意义】

本试验阳性提示存在不稳定 Hb 或 Hb H,需做进一步检查。此外,Hb F 及高铁 Hb 也可有混浊发生。

【注意事项】

(1)异丙醇溶液浓度(17%)及温度(37℃)要严格控制。pH不得低于7.2。

(2)Hb液浓度为100g/L(70～130g/L),抗凝剂无影响。

(3)Hb液需新鲜配制,久置可转变为高铁Hb,造成假阳性。

(八)热不稳定试验

【原理】

不稳定Hb可在红细胞内发生变性。在体外若将其Hb溶液加热,能够促进发生沉淀现象。

【试剂】

1.0.1mol/L Tris缓冲液(pH 7.4)

称取Tris 1.21g,加0.1mol/L HCl 40ml,加蒸馏水至100ml。

2.氰化高铁Hb稀释液

$NaHCO_3$ 1g,KCN 50mg,高铁氰化钾200mg,加蒸馏水至1000ml。

【操作】

(1)在试管中将0.5ml待检Hb液和5ml Tris缓冲液混匀。

(2)另取2支试管,各加上述混合液2ml。第1管(对照管)置于4℃冰箱;第2管(测定管)在50℃水浴2小时后以3000r/min离心20分钟。

(3)各管取0.1ml上清液,各加5ml氰化高铁Hb稀释液,混合,分光光度计于540nm波长处,用空白管(0.1ml Tris溶液,加5ml氰化高铁Hb稀释液)调零,读取各管吸光度。

【结果计算】

$$不稳定血红蛋白(\%)=\frac{对照管吸光度-测定管吸光度}{对照管吸光度}\times100$$

【参考区间】

≤5%。

【临床意义】

阳性结果提示存在不稳定Hb。

【注意事项】

(1)以四氯化碳法新鲜制备Hb液。

(2)水浴温度恒定,离心时速准确。

五、阵发性睡眠性血红蛋白尿症的检验

(一)酸化溶血试验

【原理】

酸化溶血试验又称Ham试验。阵发性睡眠性血红蛋白尿(PNH)患者的红细胞对补体敏感性增高,在酸化的血清中(pH 6.6～6.8),经37℃孵育,易溶血。此法较敏感。如血清经56℃加热30分钟,使补体灭活,患者红细胞即不溶解。

【试剂】

0.2mol/L HCl。

【操作】

1.脱纤维血的制备

取患者和同血型正常人(对照)静脉血约 5ml,取下针头,慢慢地注入一事先放有几个清洁小玻璃珠的小烧瓶内。立即轻轻地、不断地摇动,直至纤维蛋白出现并附着于玻璃珠上时为止。然后将此脱纤维血倒入试管中,离心沉淀,分离血清和红细胞。血清应及早使用,不可久储。

2.50%洗涤红细胞配制

将脱纤维血倒于一离心管中,加新鲜生理盐水至将满,颠倒混匀。离心沉淀后,尽量吸取上清液,留下红细胞。再加生理盐水至将满,混匀,离心沉淀,如此共洗三次。最后取此压缩红细胞,加入等量生理盐水,即为 50%红细胞悬液。

3.其他

取试管 6 支,按表 3-8 先加入同血型正常人新鲜血清 0.5ml,其中 3、6 两管在 56℃水浴中,放 30 分钟,使补体灭活,其余 4 管放在室温中,此后按表 3-8 顺序操作。

表 3-8　酸化血清试验操作

试管	试验管			对照管		
	1	2	3	4	5	6
正常人新鲜血清(ml)	0.50	0.50	-	0.50	0.50	-
正常人 56℃灭活血清(ml)	-	-	0.50	-	-	0.50
0.2mol/L HCl(ml)	-	0.05	0.05	-	0.05	0.05
50%患者红细胞(ml)	0.05	0.05	0.05	-	-	-
50%正常人红细胞(ml)	-	-	-	0.05	0.05	0.05
混匀,置于 37℃水浴中 1 小时(中间轻轻混匀 1 次)后离心沉淀						
阳性结果(溶血)	±	3+	-	-	-	-

【结果判定】

正常人全部不溶血,PNH 患者第 1 管(未酸化的血清)通常不溶血或极轻微溶血;第 2 管则部分溶血;如第 3 管(加正常人灭活血清管)也溶血,则表明此溶血不依赖补体,故不是PNH,可能是红细胞有其他缺陷,如球红细胞增多症等,应做进一步鉴别。

【参考区间】

阴性。

【临床意义】

阳性主要见于 PNH 患者。伴有缺铁的患者有时可呈假阴性,但经铁剂治疗纠正后又可出现阳性。某些 AIHA 发作严重时也可阳性。

【注意事项】

(1)一切用具要干燥,避免溶血。

(2)脱纤维血制备时,通常需旋转摇动玻璃珠 10～15 分钟,此时应注意摇动要轻,切勿造成溶血。

(3)血清酸化后用塞盖好,避免 CO_2 逸出而降低血清的酸度,导致溶血程度减低。

(二)蔗糖溶血试验

【原理】

蔗糖溶液离子浓度低,经温育后可促进补体与红细胞膜的结合,使对补体敏感的红细胞膜上形成小孔,蔗糖水进入红细胞内引起红细胞膜破裂,发生溶血。

【试剂】

(1)10％蔗糖溶液。

(2)与患者同血型的或 AB 型的健康人新鲜血清。

(3)患者 50％红细胞悬液:取患者抗凝血经生理盐水洗涤 3 次后用 0.85％氯化钠溶液配成。

(4)生理盐水。

【操作】

(1)取与患者相同血型的或 AB 型的健康人新鲜血清 0.05ml,加 10％蔗糖溶液 0.85ml,混匀。

(2)加患者 50％红细胞悬液 0.1ml,混匀。

(3)置 37℃ 水浴箱中 30 分钟,取出以 1000r/min 离心 5 分钟,再观察上清液有无溶血现象。

【结果判定】

浅红色或红色为阳性,无色为阴性。

【参考区间】

阴性。

【临床意义】

蔗糖溶血试验阳性见于 PNH。部分自身免疫溶血性贫血、巨幼细胞贫血和遗传性球形红细胞增多症呈弱阳性。

【注意事项】

(1)所用器材应清洁干燥,以免溶血造成假阳性。

(2)每次实验应同时做正常对照。

(三)蛇毒因子溶血试验

【原理】

蛇毒因子是从眼镜蛇毒中提取的一种分子质量为 144000 的蛋白质,它能直接激活血清中的补体 C3,通过旁路途径激活补体系统,进攻 PNH 患者红细胞,造成溶血。

【试剂】

1.蛇毒因子

用生理盐水配成 0.1mg/ml。

2.AB 血清

取新鲜或-80℃保存的 AB 血清。

3.PNH 样红细胞

取正常人的红细胞,生理盐水洗 3 次,3000 r/min 离心后,用生理盐水做 1∶5 稀释。取悬液 1ml,加入 8mmol/L 马来酰亚胺(NEM)1ml,置于 37℃温育 60 分钟,用生理盐水洗 3 次,配成 2%的红细胞悬液。

【操作】

(1)患者及正常人(阴性对照)血均用枸橼酸钠抗凝。阳性对照是 PNH like cell。

(2)患者及正常人标本用生理盐水洗 3 次,配成 2%的红细胞悬液。

(3)取 3 个试管按表 3-9 操作。

表 3-9　蛇毒因子溶血试验操作表

	实验管	对照管	全溶管
COF(μl)	200		
AB 血清(μl)	100	100	
2%红细胞悬液(μl)	100	100	100
37℃保温 1h			
生理盐水(ml)	4.0	4.2	
蒸馏水(ml)			4.3

(4)上述各管以 1500r/min 离心 5 分钟,取上清液在 415 nm 比色测定吸光度。

【结果计算】

$$溶血度\% = \frac{实验管吸光度-对照管吸光度}{全溶管吸光度} \times 100$$

【结果判定】

溶血度大于 10 为阳性;溶血度小于 5 为阴性。

【参考区间】

阴性。

【临床意义】

PNH 呈阳性。

【注意事项】

(1)对照管的吸光度应控制在 0.05 左右,若大于 0.10,应重做。

(2)只有阳性对照大于 10%,阴性对照小于 5%本实验结果才有意义。

六、免疫性溶血性贫血检验

(一)单特异性抗球蛋白试验

【原理】

抗球蛋白试验又称 Coombs 试验。直接法利用单价抗人球蛋白血清与已被不完全抗体或补体致敏红细胞产生凝集反应,可检查红细胞是否已被某种不完全抗体所致敏。间接法则是一种探知血清中存在不完全抗体或补体的方法,在免疫性溶血病诊断中采用致敏红细胞测定受检血清相应的不完全抗体及其类型。

【试剂】

1.抗 IgG

与 IgG(抗 D)致敏细胞凝集效价≥1∶4。

2.抗 C3d

与 C3 致敏细胞凝集效价≥1∶4。

3.抗 IgC＋C_{3d}

凝集效价≥1∶4。

【操作】

1.直接法

(1)抽取静脉血,以枸橼酸钠抗凝为宜。

(2)用生理盐水洗涤待测红细胞 3 次,配成 5％的红细胞悬液。

(3)取 3 支小试管,分别加入 50μl 受检红细胞悬液。标明抗 IgG、抗 C_{3d} 以及抗 IgG＋C_{3d}。

(4)每管中分别加入相应的 3 种抗血清 50μl,1000r/min 离心 5 分钟,观察凝集结果。

2.间接法

(I)及时分离受检血清。

(2)将正常 O 型(RhD＋)红细胞洗涤 3 次,配成 5％的 O 型红细胞悬液。

(3)取 1 支小试管,加入受检血清 500μl 和 O 型红细胞悬液 500μI,混匀后,加塞,置 37℃ 水浴箱温浴 1 小时。

(4)取出 2000r/min 离心 5 分钟,弃去上清液;将红细胞轻轻混匀(可能被致敏),以生理盐水洗涤 3 次后,尽量弃去上清液。

(5)以生理盐水重悬为 5％的红细胞悬液,分别取 50μl 加入 3 支小试管中。标明抗 IgG、抗 C_{3d} 以及抗 IgG＋C_{3d}。

(6)每管中分别加入相应的 3 种抗血清 50μl。

(7)以 1000r/min 离心 5 分钟,轻轻摇动,观察凝集现象。

【结果判定】

1.阳性

见红细胞凝集,几乎没有或有少量散在红细胞。

2.弱阳性

见有少量红细胞凝集,大部分为散在红细胞。

3.阴性

未见凝集,全为散在红细胞。

【参考区间】

直接法和间接法均阴性。

【临床意义】

(1)自身免疫性溶血性贫血(AIHA)患者直接法阳性,间接法少数阳性。阳性还见于同种免疫性溶血性贫血、药物诱导的溶血性贫血和其他疾病如 SLE、类风湿关节炎、多发性骨髓瘤、镰状细胞病、器官移植、淋巴增殖病、恶性肿瘤等。

(2)应注意混合型 AIHA,可能是温抗体(IgG)和冷抗体(IgM)同时存在,可应用冷凝集素和冷热凝集素试验协助诊断。

(3)间接法主要用于 Rh 或 ABO 妊娠免疫性新生儿溶血病母体血清中不完全抗体的检测。当间接法阳性、直接法阴性时,应结合病史,考虑同种免疫性溶血性贫血。

(4)多特异性(广谱)Coombs 试验见本篇第五章第四节。利用单特异性 Coombs 试验不但能进行分型试验,且比经典 Coombs 试验敏感。

【注意事项】

(1)每批新的试剂要进行性能验证。试剂开启后需在规定条件下保存和使用。每次试验宜用正常 O 型红细胞作阴性对照、阳性血清致敏 O 型红细胞作阳性对照。

(2)标本采集要顺利,不能出现凝集现象;应尽快送检,放置过程中可使抗体从细胞表面丢失或结合上非特异性补体,造成假阴性或假阳性结果。当体内有冷凝集抗体时,会影响直接法抗人球蛋白试验的结果判读。

(3)观察红细胞凝集时,动作应轻柔,切忌用力过猛。红细胞凝集程度很弱时,应在显微镜下观察。

(二)冷凝集素试验

【原理】

冷凝集素综合征的患者血清中存在冷凝集素,为 IgM 类完全抗体,在低温时可使自身(或 O 型、同型)红细胞发生凝集。凝集反应的高峰在 $0\sim4℃$,当温度回升到 $37℃$ 时凝集消失。

【试剂】

生理盐水。

【操作】

(1)取患者静脉血 2ml,置 37℃ 温箱中,凝固后分离血清。

(2)取患者(或同型、O 型正常人)抗凝血 1~2ml,以温生理盐水洗涤红细胞 3 次,最后配成 2%红细胞悬液。

(3)取 10 支小试管,每管加生理盐水 0.2ml,第 1 管加血清 0.2ml,逐管倍比稀释至第 9 管,混匀后弃去 0.2ml。第 10 管做对照。

(4)每管加 2%红细胞悬液 0.2ml(由此形成 1∶4~1∶1024 系列血清滴度),摇匀,置 4℃ 冰箱中 2~4 小时。

【结果判定】

观察各管凝集现象,记录有明显凝集的最后一管的滴度。如第 9 管仍凝集,宜继续稀释观察其最高滴度。

【参考区间】

冷凝集素滴度<1∶16。

【临床意义】

阳性见于冷凝集素综合征（＞1∶1000）。支原体肺炎、传染性单核细胞增多症、疟疾、肝硬化、淋巴瘤及多发性骨髓瘤患者亦可增高，但多数患者不超过1∶1000。抗体几乎均为IgM，但也有报告IgG或IgA增高，故广谱抗球蛋白直接反应可呈阳性。某些AIHA患者冷凝集素效价很高，有的可达1∶64 000以上。

【注意事项】

除观察凝集外，同时要注意溶血现象，如发现溶血，应同时报告。

(三)冷热溶血试验

【原理】

冷热溶血试验又称D-L试验。阵发性冷性血红蛋白尿症(PCH)患者血清中有一种特殊的冷—热反应抗体(Donath-Landsteiner抗体)，在20℃以下（常为0～4℃）时与红细胞结合，同时吸附补体，但不溶血。当温度升至37℃时，补体激活，使红细胞膜破坏而发生急性血管内溶血。

【操作】

(1)取血约3ml，加到3支已预温至37℃的小试管中，每管约1ml，分别标记为A、B、C。

(2)A管凝固后静置于37℃1小时，B管凝固后置4℃1小时，C管则先置于4℃中30分钟，再置于37℃1小时，各管均不可搅动。

【结果判定】

如仅C管溶血，A、B管不溶血，结果为阳性，表明患者可能有Donath-Landsteiner抗体。

【参考区间】

阴性。

【临床意义】

阳性对阵发性寒冷性血红蛋白尿的诊断有一定价值，D-L抗体效价可高于1∶40。某些病毒感染：如麻疹、流行性腮腺炎、水痘、传染性单核细胞增多症也可见阳性反应。

【注意事项】

(1)如患者近期正溶血发作，由于补体被消耗，可得出假阴性结果。

(2)此种冷抗体应与由1gM引起的冷凝集素区别。后者在体外pH 6.9～7.0时亦可缓慢地溶血，患者血清中冷溶血抗体滴度一般不高，血清中的补体由于消耗而降低。

(3)在急性发作期，患者红细胞用抗补体直接抗球蛋白试验，常呈阳性。

第二节　造血原料缺乏性贫血的检验

血红蛋白由珠蛋白和亚铁(Fe^{2+})血红素组成。珠蛋白由两条α链与两条非α链组成，表型分析已在本章第一节讨论；亚铁血红素是血红蛋白的辅基，由亚铁原子和原卟啉Ⅸ组成。体内的铁以多种形式保持着铁代谢的动态平衡，还有许多物质如红细胞内游离原卟啉、红细胞生成素、叶酸和维生素B_{12}作为重要的造血原料和造血因子参与了骨髓红系细胞分化、增生和成熟过程。若这些物质在体内减少或利用障碍,便可表现为红细胞生成减少性贫血。

一、红细胞原卟啉和铁元素相关的检验

(一)红细胞内游离原卟啉测定

【原理】

用加酸的醋酸乙酯或无水乙醇破坏红细胞并提取红细胞内游离原卟啉(FEP)。卟啉在紫外线照射下会发荧光,可用荧光比色法加以测定。

【试剂】

1.酸化无水乙醇

无水乙醇 94ml,加入 2.5mmol/L HCl 至 100ml。

2.标准原卟啉Ⅸ原液(5mg/L)

精确称取原卟啉Ⅸ粉剂 5mg,加少量酸化无水乙醇溶解后至 1000ml,盛于棕色瓶中,外用黑纸包裹,储存于 4℃冰箱中,可用一个月。

3.标准原卟啉Ⅸ工作液(50μg/L)

上述贮存原液以酸化无水乙醇稀释 100 倍,临用前新鲜配制。

【操作】

按表 3-10 进行操作。

表 3-10　红细胞内游离原卟啉测定步骤

	空白管	标准管	测定管
肝素抗凝全血(ml)	--	--	0.05
标准原卟啉Ⅸ工作液(ml)	--	0.05	--
生理盐水(ml)	0.05	--	--
酸化无水乙醇(ml)	3.50	3.50	3.50

置旋涡式振荡器上振荡 2～3 分钟,以 3000r/min 离心 6 分钟,将上清液倒入荧光比色杯中,于荧光光度计上进行荧光度测定(激发滤片 400nm,发射滤片 600nm)。以空白管校零点,标准管校荧光强度并调至 100,读取测定管的荧光强度读数(Fu)。另用肝素抗凝全血测血细胞比容(PCV)。

【结果计算】

$$FEP(\mu g/L, RBC) = 35 \times \frac{Fu}{PCV}$$

【参考区间】

成人:$(398.4 \pm 131.7)\mu g/L$ RBC。

【临床意义】

因铁缺乏致血红蛋白合成减少,造成红细胞内 FEP 增多。铅中毒、红细胞生成性卟啉病、MDS 等病时 FEP 也升高。恶性贫血,营养性巨幼细胞贫血及红白血病时游离原卟啉较低。

【注意事项】

(1)原卟啉在强光下易破坏,取得标本后尽快测定。如血液标本收集后不能立即测定,应保存在暗处或冰箱(4℃)中,但不得超过 24 小时。操作过程应在避光条件下进行。

(2)荧光强度在 2 小时内基本稳定,随着时间的延长而逐渐衰退。

(3)各实验室宜验证参考区间。国内有些单位采用血液荧光测定仪测定血液中红细胞内锌原卟啉(ZPP)含量,协助慢性铅中毒或缺铁性贫血的诊断。这是用于普查的筛检方法,测定时应严格按照使用说明书操作。一般用 ZPP>3.5μg/g Hb 作为缺铁性贫血诊断指标之一。

(二)血清铁测定

【原理】

血清铁(SI)以 Fe^{3+} 形式与转铁蛋白(transferrin,Tf)结合存在,降低介质 pH 及加入还原剂(如抗坏血酸、羟胺盐酸盐等)能将 Fe^{3+} 还原为 Fe^{2+},则转铁蛋白对铁离子的亲和力降低而解离,解离出的 Fe^{2+} 与显色剂(如亚铁嗪或 α,α'-联吡啶等)反应,生成有色络合物,同时作标准对照,计算出血清铁的含量。

【试剂】

1.甘氨酸/盐酸缓冲液(pH 2.8)

0.4moI/L 甘氨酸溶液 58ml、0.4moI/L 盐酸溶液 42ml 和 Triton X-100 3ml 混合后加入无水亚硫酸钠 800mg,使溶解。

2.亚铁嗪显色液

亚铁嗪 0.6g 溶于 100ml 去离子水中。

3.铁标准贮存液(1ml=100μg Fe)

精确称取优级硫酸高铁铵[$NH_4Fe(SO_4)_2·12H_2O$] 0.8635g,置 1L 容量瓶中,加去离子水 50ml,逐滴加入浓硫酸 5ml,溶解后用去离子水补足至刻度,置棕色瓶中可长期保存。

4.铁标准应用液(200μg/dl 或 35.8μmol/L Fe)

在 100ml 容量瓶中加入铁标准贮存液 2ml,加适量去离子水后,再加浓硫酸 0.5ml,最后用去离子水补足至刻度。

【操作】

(1)采集血液 3ml,以 300 r/min 离心 10 分钟,尽快分离血清。

(2)取试管 3 支标明测定、标准和空白管,分别加入血清、铁标准应用液和去离子水各 0.45ml,在上述各管中加入甘氨酸/盐酸缓冲液 1.20ml,混匀。

(3)在 562nm 波长,5mm 光径比色杯,以空白管调零,比色读取测定管吸光度(称血清空白)。

(4)各管加入亚铁嗪显色液 0.05ml,充分混匀,置室温 15 分钟,或 37℃10 分钟,再次读取各管的吸光度。

【结果计算】

$$血清铁(\mu moL/L)=\frac{测定管吸光度-(血清空白管吸光度\times0.97)}{标准管吸光度}\times35.8$$

【参考区间】

成年男性 $11.6\sim31.3\mu mol/L$,女性 $9.0\sim30.4\mu mol/L$。

【临床意义】

1.血清铁降低

常见于缺铁性贫血、慢性长期失血、恶性肿瘤和感染等。其中慢性长期失血占缺铁原因的首位,如月经过多、消化道失血、钩虫病、反复鼻出血、痔疮出血等。

2.血清铁增高

见于红细胞破坏增多时,如溶血性贫血;红细胞的再生或成熟障碍,如再生障碍性贫血、巨幼细胞贫血。

【注意事项】

(1)血清铁有明显的昼夜规律,上午高于下午,晚上则更低,其波动范围可达 $20\%\sim30\%$。因此监测血清铁,尤其是观察疗效时,应注意标本采样时间一致。

(2)血清本身的色度可干扰检测,检测时应做空白对照;溶血标本、严重脂血标本以及使用肝素抗凝血浆的标本会影响测定结果。

(3)所用的玻璃器材必须用 10%(V/V)盐酸浸泡 24 小时,取出后再用去离子冲洗后方可应用,并避免与铁器接触,以防止污染。

(三)血清总铁结合力测定

【原理】

通常情况下,仅约有 1/3 的 Tf 与铁结合。在血清中加入已知过量的铁标准液,使血清中全部的 Tf 与铁结合达到饱和状态,再用吸附剂(轻质碳酸镁)除去多余的铁。再测定被吸附后铁的含量,其结果为血清总铁结合力(total iron binding capacity,TIBC)。用 TIBC 减去直接测得的 SI,即为未饱和铁结合力(unsaturated iron binding capacity,UIBC)。SI 与 TIBC 的百分比为铁饱和度。

【试剂】

(1)TIBC 铁标准液($1000\mu g/dl$ 或 $179\mu mol/L$ Fe)在 100ml 容量瓶中,准确加入铁标准贮存液 10ml,加适量去离子水后,再加入浓硫酸 0.5ml,最后用去离子水补足至刻度。

(2)轻质碳酸镁粉。

其他试剂见"血清铁测定"。

【操作】

(1)于一具有塞子的试管中加入血清 0.45ml、TIBC 铁标准液($1000\mu g/dl$)0.25ml 和去离子水 0.2ml,混匀。

(2)放置室温 10 分钟后,加碳酸镁粉末 20mg,振摇数次,再放置 10 分钟,其间再振摇数次,2500r/min 离心 10 分钟。

(3)取 3 支试管,标明测定、标准与空白管,分别加入上述离心上清液、铁标准液($200\mu g/dl$)和去离子水各 0.45ml,向各管加入甘氨酸/盐酸缓冲液 1.20ml,混匀。

(4)在 562nm 波长,5mm 光径比色杯,以空白管调零,比色读取测定管吸光度(称血清空白)。

(5)向上述各管加入亚铁嗪显色液 0.05ml,充分混匀,置室温 15 分钟或 37℃ 10 分钟,以空白管调零,再次读取各管的吸光度。

【结果计算】

$$血清总铁结合力(\mu mol/L)=\frac{测定管吸光度-(血清空白管吸光度\times0.97)}{标准管吸光度}\times71.6$$

【参考区间】

1.TIBC

男性 $50\sim77\mu mol/L$,女性 $54\sim77\mu mol/L$。

2.UIBC

$25.1\sim51.9\mu mol/L$。

3.铁饱和度

$20\%\sim55\%$。

【临床意义】

1.血清总铁结合力增高

见于缺铁性贫血、红细胞增多症、急性肝炎等。

2.血清总铁结合力降低

见于肝硬化、恶性肿瘤、溶血性贫血、慢性感染、肾病综合征、尿毒症和血色沉着症等。

【注意事项】

(1)血清铁测定注意事项适于总铁结合力测定。

(2)测定 TIBC 的常用方法多采用碳酸镁、氧化铝等吸附剂吸附多余的未结合的铁,经离心去除吸附剂再显色测定。这些方法标本用量大,前处理操作烦琐,影响结果的因素较多,随机误差较大。

(3)在生化分析仪上采用 Ferene 法直接测定 SI、UIBC 计算总铁结合力,避免了前处理过程中人为的影响因素。

(四)血清铁蛋白测定

【原理】

血清铁蛋白测定可采用电化学发光免疫(双抗体夹心)法:将标本、生物素化的抗铁蛋白单克隆抗体和钌(Ru)标记的抗铁蛋白单克隆抗体混匀,形成夹心复合物;加入链霉亲和素包被的磁性微粒,使所形成的复合物通过生物素与链霉亲和素间的反应结合到微粒上;微粒通过磁铁吸附到电极上,未结合的物质被清洗液洗去;电极加电压后触发三丙胺-三联吡啶钌反应系统,产生化学发光,通过光电倍增管进行测定。

【操作方法及结果计算】

严格按试剂盒说明书进行。

【参考区间】

男性(年龄 20~60 岁):30~400ng/ml;女性(年龄 17~60 岁):13~150ng/ml。

【临床意义】

1.减低

血清铁蛋白(SF)含量也能准确反映体内贮铁情况,与骨髓铁染色结果有良好的相关性。

SF 的减少是诊断缺铁性贫血的敏感方法之一。缺铁性贫血时 SF$<14\mu g/L$(女性$<10\mu g/L$)。降低亦可见于失血、慢性贫血等。

2.增高

见于肝脏疾病、血色病、输血引起的铁负荷过度,急性感染,以及铁粒幼细胞贫血患者。恶性肿瘤如肝癌、乳腺癌、肺癌、白血病及淋巴瘤患者中部分病例血清铁蛋白可明显增高,其 SF 浓度与贮铁无关,与肿瘤细胞的合成和释放增加有关。

【注意事项】

(1)接受过小鼠单抗治疗或体内诊治的患者可能会出现假阳性反应。

(2)标本不能使用叠氮钠防腐。标本放置时间过长或处理不当、标本灭活或有沉淀时、试剂超过使用期限/或仪器性能下降等可对检测造成影响。

(五)血清转铁蛋白测定

【原理】

血清转铁蛋白(Tf)测定采用免疫散射比浊法:利用抗人转铁蛋白血清与待检测的转铁蛋白结合形成抗原-抗体复合物,其光吸收和散射浊度增加,与标准曲线比较,可计算出转铁蛋白含量。

【操作方法及结果计算】

严格按试剂盒说明书进行。

【参考区间】

28.6～51.9μmol/L。

【临床意义】

1.增高

见于缺铁性贫血和妊娠。

2.降低

常见于肾病综合征、肝硬化、恶性肿瘤、炎症等。

【注意事项】

(1)妊娠及口服避孕药或雌激素注射可使 Tf 升高。

(2)标本放置时间过长或处理不当,脂血,标本有沉淀,或灭活过的标本,试剂超过使用期限/或仪器性能下降时可对检测造成影响。

(六)血清转铁蛋白受体测定

【原理】

血清转铁蛋白受体(serum transfemn receptor,sTfR)测定可采用酶联免疫双抗体夹心法。包被 TfR 特异的多克隆抗体,与血清中转铁蛋白受体进行反应,再加入酶标记的 TfR 抗体,使之形成"夹心"复合物,洗去游离的酶标抗体;加入底物和显色剂,其颜色的深浅与转铁蛋白受体的量成正比。

【操作方法及结果计算】

严格按试剂盒说明书进行。

【参考区间】

成人:1.3～3.3mg/L。

【临床意义】

1.升高

常见于缺铁性贫血和溶血性贫血。一般采用血清可溶性转铁蛋白受体(sTfR)浓度＞8mg/L作为缺铁性红细胞生成的指标。对缺铁性贫血和慢性炎症的小细胞性贫血有鉴别价值。

2.降低

见于再生障碍性贫血、慢性病贫血、肾衰竭等。

3.其他

用于临床观察骨髓增生状况和治疗反应。如肿瘤化疗后骨髓受抑制和恢复情况,骨髓移植后的骨髓重建情况,以及用红细胞生成素治疗各类贫血过程中的疗效观察和剂量调整等。

【注意事项】

(1)新生儿、儿童sTfR高于成年人,随着年龄增长sTfR逐渐下降接近成年人;不同海拔高度的人群,sTfR浓度也不同,生活的海拔越高,sTfR浓度也越高;此外,孕妇随妊娠期的进展,sTfR不断升高,于产后5～10周恢复正常。

(2)标本处理和保存不当时(如溶血、高血脂等),可影响检测结果。

二、叶酸和维生素 B_{12} 的测定

(一)血清和红细胞叶酸测定

【原理】

化学发光法采用竞争结合的原理。血清和溶血液经预处理后可将叶酸游离出来,添加叶酸结合蛋白、鼠抗叶酸结合蛋白、叶酸-碱性磷酸酶复合物以及包被的羊抗鼠捕获抗体的顺磁性颗粒到反应容器中,在标本中的叶酸与叶酸-碱性磷酸酶复合物竞争在叶酸结合蛋白的结合位点。通过鼠抗叶酸结合蛋白结合到固相上。在反应容器中孵育后,结合到固相上的材料固定在磁场,未结合的物质被洗去。随后将添加化学发光底物,并对反应产生的光量子进行测量,其与在叶酸中的浓度成反比。

【操作方法及结果计算】

严格按试剂盒说明书进行。

【参考区间】

血清叶酸＞11.81nmol/L;红细胞叶酸＞537nmol/L。

【临床意义】

叶酸减少有助于诊断由于叶酸缺乏引起的巨幼细胞贫血(MgA);体内组织叶酸缺乏但当未发生巨幼细胞贫血时,红细胞叶酸测定对判断叶酸缺乏尤其有价值。此外,可见于红细胞过度增生,叶酸利用增加,如溶血性贫血、骨髓增生性肿瘤等。

【注意事项】

(1)血清中的叶酸测定应禁食8小时后采样,避光保存。如不能立即检测,则在2～8℃下冷藏标本。如不能在8小时内完成检测,或进行标本运输时,应在-20℃下进行冷冻。由于红

细胞中的叶酸水平远高于血清中叶酸水平,因此不能采用溶血标本检测血清叶酸。

（2）检测红细胞叶酸时宜用 EDTA 和肝素抗凝,测定血细胞比容,以专用溶血试剂处理后按说明书操作。

（二）血清维生素 B_{12} 测定

【原理】

化学发光法采用竞争结合的原理。血清标本经预处理使维生素 B_{12}（vitamin,$VitB_{12}$）转化为氰钴胺形式。加入内因子-碱性磷酸酶复合物、包被羊抗鼠 IgG 的顺磁性颗粒和鼠抗内因子抗体,标本中的 $VitB_{12}$ 竞争性地与内因子-酶复合物结合以阻止后者与鼠抗内因子抗体结合而固相化。在磁性分离区域进行分离和冲洗以去除未与固相结合的游离成分。再将化学发光底物加入反应管中,与反应体系中固相化的内因子标记的碱性磷酸酶进行反应,发出的光量子被光电倍增管检测,光量子的强度与标本中的 $VitB_{12}$ 含量成反比。

【操作方法及结果计算】

严格按试剂盒说明书进行。

【参考区间】

$133\sim675$pmol/L。

【临床意义】

血清维生素 B_{12} 降低对巨幼细胞贫血诊断有重要价值;而白血病患者血清维生素 B_{12} 含量明显增高;真性红细胞增多症、某些恶性肿瘤和肝细胞损伤时也可增加。

【注意事项】

（1）不要使用溶血标本。标本在 $15\sim30℃$ 条件下不超过 8 小时。若在 8 小时内不能完成检测即应将标本放入 $2\sim8℃$ 冰箱冷藏。如果 24 小时内不能完成检测或要转运标本,则应将标本放入-20℃冻藏。

（2）怀孕时 $VitB_{12}$ 增高,服周口服避孕药和多种维生素制剂可使 $VitB_{12}$ 增高。

三、红细胞生成素测定

【原理】

以化学发光法为例,将血清标本、小鼠单克隆抗人红细胞生成素（erythropoietin,EPO）碱性磷酸酶标记的 EPO 抗体和包被着山羊抗小鼠 IgC 的顺磁性微粒添加到反应管中。在反应管内温育完成后,结合在微粒上的免疫复合物将在磁场内被吸附住,而未结合的物质被冲洗除去。然后,将化学发光底物添加到反应管内,对反应中所产生的光量子进行测量,其与标本内 EPO 的浓度成正比。

【试剂、操作方法及结果计算】

严格按试剂盒说明书进行。

【参考区间】

$2.59\sim18.50$mIU/ml。

【临床意义】

1.增高

见于缺铁性贫血、珠蛋白生成障碍性贫血、巨细胞贫血等疾病和肾癌、肝癌等肿瘤。

2.降低

见于肾衰竭、晚期肾病、慢性感染或代谢紊乱导致的贫血、自身免疫疾病、类风湿关节炎、AIDS、恶病质、低甲状腺功能性贫血和营养不良性贫血等疾病。

【注意事项】

(1)标本不宜久置,室温(15~30℃)8小时内、2~8℃24小时内应完成测定。否则应在-20℃条件下冷冻保存。

(2)嗜异性抗体,如人抗山羊抗体,可能会存在于患者的标本内,此类干扰性的抗体可能会导致结果的错误,需对被怀疑带有此类抗体的患者的结果进行仔细的核查。

第四章　血栓与止血的检验

血栓与止血的检验在出血病和血栓病的诊断与鉴别诊断、抗凝治疗的监测、疾病预后的判断等方面具有重要价值。内容包括血管壁和内皮细胞的检验、血小板的检验、凝血因子的检验、抗凝和纤溶因子的检验等。上述检查有其各自的特殊性，故严格控制检测条件，保证结果的可比性非常重要。

第一节　血栓与止血检验标本的采集与处理

血栓与止血检验的标本采集以及前处理直接影响实验结果的准确性，因此，要求所有步骤均应规范操作（相关检测项目可参照卫生行业标准 WS/T 359-2011《血浆凝固实验血液标本的采集及处理指南》的要求）。

一、标本的采集

（一）采血前的准备工作

采血时，首先应该确认患者姓名，并且将姓名和编号写在贮血容器上。安慰患者，努力减轻患者的恐惧心理。尽可能地保证每次采血都在同样的条件下进行，即患者处于休息状态，并且在早餐前采血。

服用某些药物或某些生理状况（如怀孕、情绪激动或剧烈运动）会对一些凝血试验结果造成影响。阿司匹林、双嘧达莫等双联抗栓药物能抑制血小板聚集；口服避孕药、雌激素会使血小板黏附功能、聚集功能和纤维蛋白原，凝血酶原及凝血因子Ⅶ、Ⅷ、Ⅸ、Ⅹ、Ⅺ的活性明显增高；剧烈运动或输注肾上腺素时，因子Ⅷ活性快速上升；口服香豆素类抗凝药物，可以使维生素 K 依赖的凝血因子（因子Ⅱ、Ⅶ、Ⅸ、Ⅹ）和抗凝蛋白（蛋白 C、蛋白 S）等活性下降。故一般在进行此类检验时，应停用有关药物 2 周，因故不能停药者，必须注明用药状态。

（二）采血的技术要点

1. 患者要求

取血时患者应松弛，环境温暖，防止静脉挛缩，止血带的压力应尽可能小，压力大及束缚时间长可造成局部血液的浓缩和内皮细胞释放组织型纤溶酶原激活物（t-PA），后者将引起纤溶活性增加。

2. 部位

除了出血时间（BT）及对新生儿的某些检测外，绝大多数凝血检测均应使用静脉血。

3. 采血人员

应技术熟练，"一针见血"，以防止组织损伤和外源性凝血因子进入针管。反复静脉穿刺可以导致血小板活化，致使血小板计数（PLT）假性减少；储存时间影响 PLT 标本应保存于室温，低温可激活血小板,储存时间过久可导致 PLT 偏低。因此,标本应置室温,2 小时内完成检测。

4.试管

市售的真空采血管,由于具有采血便捷、定量且有多种抗凝剂可供选择,有的管壁已进行了硅化等优点,因此非常适合于血栓与止血的检验。取血后管内剩余空间应不小于所抽血液体积的 15%。因为采取的样品常含小凝血块及污染的组织液,有时尚可混有经此途径给予的药物,如肝素反流在样品中,导致凝血时间不应有的延长。故从输液管取血的做法不可取。

5.标本放置时间

尽量缩短。这对某些检测很重要,如因子 Ⅷ 最不稳定,若无法立即检测,可将标本置于-80℃冰箱中。纤维蛋白肽 A(FPA)和 β-血小板球蛋白(B-TG)在稍有组织损伤或标本放置时间较长时即可导致结果改变。血小板功能检测,标本应该储存于 18～24℃,禁止存放于冰箱中。

6.其他

取血时,拉针栓的速度要慢且均匀,使血液平稳地进入注射器,防止气泡的产生。如果抽血过慢或不太顺利,可能激活凝血系统,试验结果将会显示凝血因子活性增高,血小板数假性降低等异常结果。一旦取样完毕,立即与抗凝剂在试管内充分混合。

二、标本的保存

标本保存的温度与时间,可影响凝血因子的促凝活性,因此严格的标本保存措施是分析前质控的重要内容。所采血样原则上应立即检测,若无法满足,试管口应加塞,否则将会因 CO_2 的散失而导致 pH 的改变。如果不能在 4 小时内完成所有试验,应将血浆标本低温保存(-70～-20℃),试验前将血浆于 37℃下快速融化。血小板聚集试验应在采血后 2 小时内完成。

如需要富含血小板的血浆(PRP),可以室温下每分钟 800～1000 转离心 10 分钟;缺乏血小板的血浆(PPP)可用于大多数的凝血试验,制备必须在大于或等于每分钟 3000 转条件下离心 15 分钟。

1.抗凝剂

因子 V 和因子 Ⅷ 在枸橼酸盐溶液中稳定性比在草酸盐溶液中好,用于凝血筛查试验、凝血因子检测或血小板聚集功能测定时,抗凝剂必须采用枸橼酸钠。另外,采集于枸橼酸盐溶液中的标本对肝素敏感性高于用草酸盐溶液抗凝时,这对于应用肝素时活化部分凝血活酶时间(APTT)监测十分重要。

枸橼酸钠浓度推荐是 109mmol/L(3.2%)$Na_3C_6H_5O_7 \cdot 2H_2O$ 或 0.129mol/L(3.8%)的 $Na_3C_6H_5O_7 \cdot 5H_2O$ 溶液。抗凝剂与血液比例要求是 1:9。但对于血细胞比容明显异常的患者,抗凝剂与全血的比例应进行调整,或计算抗凝剂的体积(ml)$= 1.85 \times 10^{-3} \times$ 血量 $\times$(100-血细胞比容)。有研究表明,血细胞比容 45% 的患者,以抗凝剂与血液比例分别为 1:9 和 1:5 采血,其凝血酶时间(PT)的结果分别为 11.7 秒和 18.7 秒,存在显著差异。

若用于血小板颗粒释放产物 β-TG、血小板第 4 因子(PF4)或 P-选择素测定时,由于要尽量避免血小板的体外活化而造成的结果变异,抗凝剂以选择 $EDTA-Na_2$ 为宜,同时抗凝剂中要加入茶碱、吲哚美辛(消炎痛)等,以避免血小板活化,抗凝剂与血浆的比例一般情况下也是

1∶9。

2.检测试剂

各种凝血活酶试剂对因子Ⅶ敏感性各不相同,导致一步法PT试验的结果不尽相同;同样活化部分凝血活酶试剂也存在这些问题。所以在选择试剂时应掌握下列原则:

(1)根据试剂对所检测物质不同的敏感性,选择最适的试剂:以APTT试剂为例,通常以磷脂作为接触表面,用白陶土、硅藻土或鞣花酸作为激活剂。但上述激活剂对肝素、因子Ⅷ和因子Ⅸ及狼疮抗凝物质缺乏的敏感性各不相同,在检测中就应根据不同的检测对象选择合理的激活剂。

(2)按照仪器性能和厂商指导选用匹配的试剂:某些活化部分凝血活酶试剂不适用于部分仪器,如混浊的或含颗粒的活化部分凝血活酶试剂就不能用在光学法判断终点的仪器上。

(3)商品试剂使用严格遵循产品说明:用于口服抗凝剂监测的PT试剂必须按WHO的要求进行标化,提供国际敏感度指数(ISI),结果以国际标准化比值(INR)报告。

第二节 血栓与止血自动化仪器检测的通用规则

临床常用血栓与止血检测的仪器有血凝仪、血小板聚集仪、流式细胞仪、血栓弹力图仪、酶标仪等。血栓与止血的检测方法,包括常用的凝固法、磁珠法、发色底物法、光学法和阻抗法(血小板功能检测)、酶联免疫吸附法、流式细胞术、免疫电泳法以及基于基因扩增的分子生物学方法等。无论何种方法,使用何种原理的仪器,均应该遵守实验室的通用规则。

一、设施与环境条件

(1)实验室应具备满足工作需要的空间。

(2)如设置了不同的控制区域,应制定针对性的防护措施及合适的警告预示。

(3)应依据所用检测设备和实验过程对环境温湿度的要求,制定温湿度控制要求并记录。温度失控时应有处理措施并记录。

(4)应有足够的、温度适宜的储存空间(如冰箱),用以保存临床样品和试剂,设置目标温度和允许范围,并有记录。温度失控时应有处理措施和记录。

二、实验设备

(1)所有设备应进行校准,可按制造商校准程序或行业标准的要求进行。

(2)应提供试剂和耗材检查、接收或拒收、储存和使用的记录。商品试剂使用记录还应包括使用效期和启用日期。自配试剂记录应包括:试剂名称或成分、规格、储存条件、制备或复溶的日期、有效期、配制人。

(3)必要时,实验室可配置不间断电源(UPS)和(或)双路电源以保证关键设备的正常工作。

(4)设备故障修复后,应首先分析故障原因,如果设备故障影响了方法学性能,可选择以下合适的方式进行结果验证:可校准的项目实施校准或校准验证;质控品检测结果在允许范围内;与其他仪器的检测结果比较;使用留样再测结果进行判断。

三、检验程序

（1）应制定血栓与止血检验各分析项目的标准操作程序。

（2）应规定检测结果超出仪器线性范围时的识别和解决方法（如对样本进行适当稀释和重复检验）。

（3）当检测样本存在影响因素（如溶血、黄疸及脂血标本）时，对仪器检测结果可靠性的判定和纠正措施应有规定。

（4）各种仪器的性能验证内容至少应包括精密度、正确度、可报告范围等。

（5）如使用自建检测系统，应有程序评估并确认精密度、正确度、可报告范围、参考区间等分析性能符合预期用途。

（6）可由制造商或其他机构制定生物参考区间后，由使用相同分析系统的实验室对生物参考区间进行验证或评审。实验室内部有相同的分析系统（仪器型号、试剂批号以及消耗品等相同）时，可调用相同的生物参考区间。当临床需要时，应根据年龄和（或）性别分组建立生物参考区间。

四、检验程序的质量保证

1.实验室内部质量控制应符合要求

（1）质控品的选择：宜使用配套质控品，使用非配套质控品时应评价其质量和适用性。

（2）质控品的浓度水平：至少使用 2 个浓度水平（正常和异常水平）的质控品。

（3）质控项目：实施的所有检测项目均应开展室内质量控制。

（4）质控频度：根据检验标本量定期实施，检测当天至少 1 次。

（5）质控图：应使用 Levey-Jennings 质控图；Levey-Jennings 质控图或类似的质量控制记录应包含以下信息：检测质控品的时间、范围、质控图的中心线和控制界线、仪器/方法名称、质控品的名称、浓度水平、批号和有效期、试剂名称和批号、每个数据点的日期、操作人员的记录。

（6）质控图中心线和标准差的确定：具体方法参见 GB/T 20468-2006《临床实验室定量测定室内质量控制指南》。

（7）失控判断规则：应规定质控规则，至少使用 13s 和 22s 规则。

（8）失控报告：应包括失控情况的描述、核查方法、原因分析、纠正措施及纠正效果的评价等内容；应检查失控对之前患者样品检测结果的影响。

（9）质控数据的管理：按质控品批次或每月统计 1 次，记录至少保存 2 年。

（10）记录：实验室负责人应对每批次或每月室内质量控制记录进行审查并签字。

2.所开展的检验项目

应参加相应的室间质评应使用相同的检测系统检测质控样本与患者样本；应由从事常规检验工作的人员实验室间质评样品的检测；应有禁止与其他实验室核对上报室间质评结果的规定；应保留参加室间质评的结果和证书。实验室应对"不满意"和"不合格"的室间质评结果进行分析并采取纠正措施。实验室负责人应监控室间质量评价活动的结果，并在结果报告上签字。

3.对没有开展室间质评的检验项目

应通过与其他实验室（如使用相同检测方法的实验室、使用配套系统的实验室）比对的方式,判断检验结果的可接受性,并应满足如下要求:①规定比对实验室的选择原则;②样品数量:至少 5 份,包括正常和异常水平;③频率:至少每年 2 次;④判定标准:应有≥80％的结果符合要求。当实验室间比对不可行或不适用时,实验室应制定评价检验结果与临床诊断一致性的方法,判断检验结果的可接受性。每年至少评价 2 次,并有记录。

第三节　血管壁和内皮细胞的检验

一、出血时间测定

【原理】

出血时间测定(BT)是指皮肤受特定条件的外伤后,出血自行停止所需要的时间。该过程反映了皮肤毛细血管与血小板的相互作用,包括血小板的黏附、活化、释放和聚集等反应。当与这些反应相关的血管和血液因子,如血管性血友病因子(vWF)和纤维蛋白原含量(Fg)等有缺陷时,出血时间可出现异常。

【试剂与器材】

(1)血压计。

(2)出血时间测定器为双刀片弹簧装置。

(3)干净滤纸。

(4)秒表。

【操作】

具体步骤可参照卫生行业标准 WS/T 344-2011《出血性时间测定要求》。

(1)血压计袖带缚于上臂,加压。成人维持在 40mmHg,儿童维持在 20mmHg 处。

(2)在肘前窝凹下二横指处常规消毒,轻轻绷紧皮肤,避开血管、瘢痕、水肿,置出血时间测定器使它贴于皮肤表面,注意刀片的长度与前臂相平行,按其按钮,使刀片由"测定器"内刺入皮肤,见创口出血即启动秒表。

(3)每隔半分钟,用干净滤纸吸取流出血液,直至出血自然停止,按停秒表计时。

【参考区间】

(6.9±2.1)分钟。

【注意事项】

(1)采血部位应保暖,血液应自动流出。

(2)由于刺入皮肤的刀片的长度和深度均固定,故本法测定的结果较为准确。

(3)滤纸吸干流出血液时,应避免与伤口接触。

(4)试验前 1 周内不能服用抗血小板药物,如阿司匹林等,以免影响结果。

(5)WHO 推荐的模板法(template bleeding test,TBT)或出血时间测定器法,皮肤切口的长度和深度固定,测定结果较为准确。

(6)BT 一般不作为常规筛查试验。对有皮肤及黏膜出血表现、疑为初期止血缺陷的患者,可检查 BT。

（7）试验前一周应停用抗血小板药物，如阿司匹林、氯吡格雷等。

【临床意义】

1.BT 延长

见于血小板数量异常，如血小板减少症；血小板质量缺陷，如先天性和获得性血小板病和血小板无力症等；见于某些凝血因子缺乏，如血管性血友病（vWD）和弥散性血管内凝血（DIC）等；还可见于血管疾病，如遗传性出血性毛细血管扩张症和单纯性紫癜等。

2.BT 缩短

见于某些严重的血栓病，但不敏感。

二、内皮细胞功能的检验

（一）血管性血友病因子抗原测定

【原理】

血管性血友病因子抗原测定采用酶联双抗体夹心法。

【试剂与器材】

（1）抗 vWF 单抗。

（2）辣根过氧化物酶标记的抗 vWF 单抗。

（3）聚苯乙烯酶标反应板。

（4）牛血清蛋白（BSA）。

（5）邻苯二胺（OPD）。

（6）正常人混合血浆。

（7）酶标仪。

【操作】

（1）单抗以 0.1mol/L 碳酸盐缓冲液（pH 9.5）稀释成 10μg/ml 后加入反应板中，0.2ml/孔，湿盒于 4℃过夜。

（2）0.05% Tween-20，0.0lmol/L 磷酸盐缓冲液（pH 7.4）（Tween-PBS）洗 3 次后加入用 0.4% BSA-PBS 稀释的待测血浆或培养液上清，0.2ml/孔，37℃温育 2 小时。

（3）同前洗涤 3 次后加入用同上缓冲液稀释的酶联 vWF 单抗，每孔 0.2ml，37℃温育 2 小时。

（4）同前洗涤 5 次后每孔加底物溶液（OPD 1mg/ml，用 0.1ml/L，pH 4.5 的枸橼酸盐酸缓冲液配制，30%过氧化氢 0.5μl/ml）0.2ml，室温置约 5 分钟后各孔加 3 mol/L 硫酸 0.05ml 终止反应。

（5）室温置 10 分钟后测定 492nm 吸光度值。

（6）标准曲线：正常人混合血浆以 0.4% BSA-PBS 按 1∶20、1∶50、1∶100、1∶200、1∶500、1∶1000 六种浓度稀释，与待测样品在相同条件下测定。

【结果计算】

以正常混合血浆 vWF 浓度为 100 %或 1U/ml。混合血浆 6 种稀释度的吸光度值与其相对应的浓度值在双对数坐标纸上绘制标准曲线，然后以标本吸光度值查找对应浓度值，也可以线形回归方程计算浓度。

【参考区间】

107.5％±29.6％。

【临床意义】

(1)vWF：Ag 浓度减低是诊断 vWD 的重要指标。

(2)vWF：Ag 浓度增高见于周围血管病变、心肌梗死、心绞痛、脑血管病变、糖尿病、肾小球疾病、尿毒症、肺部疾病、肝脏疾病、妊娠期高血压疾病、大手术后和剧烈运动。

(二)血管性血友病因子瑞斯托霉素辅因子测定

【原理】

在瑞斯托霉素(ristocetin)存在的条件下,vWF 通过与血小板膜糖蛋白 lb(GP1b)相互作用可使正常血小板发生凝聚。洗涤并固定的正常血小板加入瑞斯托霉素和待测样品中,可从血小板凝聚的程度来计算样品中血管性血友病因子瑞斯托霉素辅因子的活性。此反映 vWF 的活性。

【试剂与器材】

(1)甲醛。

(2)正常人混合血浆和受测血浆分别以 0.13mol/L 枸橼酸钠 1：9 抗凝。

(3)瑞斯托霉素。

(4)BSA。

(5)血小板聚集仪。

【操作】

(1)正常人洗涤血小板加等体积 2％甲醛(用 0.01％mol/L TBS,0.01％ mol/L EDTA,pH 7.5 配制),4℃置 18 分钟。2500×g 离心 10 分钟上清液,加上述 TBS-EDTA 缓冲液洗涤 3 次,调成 2×10^8/ml 的浓度。

(2)待测样品 0.05ml 加血小板悬液 0.2ml,1000r/min 匀速搅拌 1～2 分钟,再加 10μl 瑞斯托霉素(终浓度为 1.25mg/ml),血小板聚集仪测定其血小板凝聚程度。

(3)标准曲线：正常混合血浆用含 4％ BSA 的上述缓冲液以 1：2～1：32 的比例稀释,并以与测定样品同样的条件测定各自的血小板凝聚强度。

【结果计算】

以正常人混合血浆的 vWF：Rco 活性为 100％。标准曲线各点凝聚强度值及其对应稀释度在双对数坐标纸上绘制标准曲线,然后以受测标本凝聚强度值查出对应 vWF：Rco 活性值(％)。

【参考区间】

50％～150％。

【注意事项】

(1)本试验若以 EDTA 抗凝,测定结果不准。

(2)试管和注射器均应涂硅,或使用塑料制品。

(3)在 vWF 检测中,vWF：Ag 的定量最常用,以前多采用免疫火箭电泳,现已较少用。EUSA 也可用于定量 vWF：Ag,但以胶乳颗粒增强的免疫比浊法最为简便、快速。vWF：A

主要是指 vWF 的 GP Ib 受体分子数量,可在自动凝血仪上与抗原同时测定。计算 vWF：A/vWF：Ag 比值,对血管性血友病(vWD)的分型有价值。

(4)vWF：Rco 和瑞斯托霉素诱导的血小板凝集试验(RIPA)是最常用的 vWF 功能试验,vWF 多聚体分析是诊断 vWD 最为特异的试验,但检测方法难度较大,一般实验室难于常规检测。对一些疑难病例,在有条件时可进行基因诊断。

(5)测定 FⅧ 的凝血活性(FⅧ:C)并计算 FⅧ:C/vWF：Ag 的比值,也有助于血管性血友病(vWD)的诊断与分型。

【临床意义】

大部分 vWD 患者本试验结果降低,表明 vWF 功能减退;若 vWF：Rco 与 vWF：Ag 同时测定,对 vWD 的诊断更有价值。

(三)6-酮-前列腺素 F1α 测定

【原理】

6-酮-前列腺素 F1α 测定采用酶联竞争抗体法。

【试剂与器材】

(1)0.05mol/L 碳酸盐缓冲液(pH 9.6)。

(2)0.05mol/L PBS(pH 7.2)。

(3)0.1mol/L 柠檬酸盐缓冲液(pH 4.5)。

(4)6-酮-PGF1α-牛血清蛋白连接物(6-酮-PGF1α-BSA)。

(5)6-酮-PGF1α 标准品。

(6)兔抗 6-酮-PGF1α-IgG。

(7)羊抗兔 IgG-辣根过氧化物酶联结物(酶标第二抗体)。

(8)邻苯二胺(OPD)。

(9)30% 过氧化氢。

(10)明胶(用碳酸盐缓冲液配成 0.3% 浓度)。

(11)Tween-20。

(12)3mol/L 硫酸。

(13)酶标仪。

【操作】

用碳酸盐缓冲液将 6-酮-PGF1α-BSA 作一定稀释后包被酶标反应板。用 0.3% 明胶封闭。加入标准品(倍比稀释成 12.5~1600pg/ml 浓度)或待测样品、抗 6-酮-PGF1α-IgG 后在 37℃ 温育 2 小时。洗涤后再加酶标第二抗体在 37C 反应 2 小时。以 OPD-过氧化氢为基质显色 20 分钟,加 3mol/L 硫酸中止反应,在酶标仪上测定 490nm 处的吸光度值。

【结果计算】

$B/B_0(\%)=$ A 标准品或样品-A 非特异/A 零标准孔-A 非特异 $\times 100\%$。

以标准品含量为横坐标,$B/B_0(\%)$ 为纵坐标,在半对数纸上做标准曲线。根据样品孔 $B/B_0(\%)$ 值在标准曲线上读出 6-酮-PGF1α 的含量。

样品 6-酮-PGF1α 浓度(pg/ml)=测定值 $\times 10$。

【参考区间】

(17.9±7.2)pg/ml。

【注意事项】

(1)配制明胶时,可加热至40℃。

(2)其他与ELISA法测定的注意事项相同。

(3)PGI$_2$半衰期较短,在30分钟内很快转变为无活性稳定的6-酮-PGF1α,后者在体内可经肝脏氧化代谢转变为去甲基6-酮-PGF1α,测定二者含量可间接反映内皮细胞合成PGI$_2$的多少。去甲基-6-酮-PGF1α比6-酮-PGF1α能更准确地反映体内PGI$_2$的生成水平,可作为反映血管内皮早期损伤的指标之一。通过竞争性ELISA或放射免疫分析(RIA)均可进行定量,但以前者更常用。

【临床意义】

6-酮-PGF1α减少见于糖尿病、动脉粥样硬化、急性心肌梗死、心绞痛、脑血管病变、肿瘤转移、周围血管血栓形成及血栓性血小板减少性紫癜(TTP)等。

第四节　血小板的检验

一、血小板功能的有关检验

(一)血小板聚集试验(platelet aggregation test,PAgT)

【原理】

在特定的连续搅拌条件下于富含血小板血浆(PRP)中加入诱导剂时,由于血小板发生聚集,悬液的浊度就会发生相应的改变,光电池将浊度的变化转换为电讯号的变化,在记录仪上予以记录。根据描记虚线即可计算出血小板聚集的程度和速度。

【试剂与器材】

(1)血小板聚集测定仪及记录仪(量程10mV电子电位差计)。

(2)富含血小板血浆(PRP)及乏含血小板血浆(PPP)。

(3)100μl微量加液器、硅化试管及注射器或塑料试管及注射器。

(4)血小板聚集诱导剂ADP、肾上腺素、胶原、花生四烯酸、凝血酶等。

【操作】

(1)用硅化注射器从肘静脉顺利取血4.5ml,注入含有0.5ml 109mmol/L枸橼酸钠的硅化或塑料离心管中,充分混匀。

(2)PRP(富含血小板血浆)的制备:以1000r/min离心10分钟,小心取出上层血浆,计数血小板并调至(100～200)×10^9/L。

(3)PPP(贫含血小板血浆)的制备将剩余血液以3000r/min离心20分钟,上层较为透明的液体即为PPP,其血小板一般低于(10～20)×10^9/L。

(4)将PRP标本置于仪器比浊管内(体积视聚集仪而定),放入测定孔内并调节透光度为10,并加搅拌磁棒,在37℃预热3分钟。

（5）打开记录仪走纸开关，描记 10 秒的 PRP 基线，随后在 PRP 中加入诱导剂，同时开始搅拌（1000r/min），测定时间为 6～10 分钟，记录走纸速度一般为 2cm/min，记录聚集波型。

【参考区间】

（1）浓度 $6×10^{-6}$ mol/L 的 ADP 时 MAR 为（35.2±13.5）%，坡度为（63.9±22.2）度。

（2）浓度 $4.5×10^{-5}$ mol/L 的肾上腺素可引起双相聚集曲线，此时第一相 MAR 为（20.3±4.8）%；坡度（61.9±32.9）度。

【注意事项】

（1）避免反复穿刺而将组织液抽到注射器内，或将气泡混入。组织液可使少量凝血酶形成而引起血小板聚集。

（2）时间：实验应在采血后 3 小时内完成。时间过长会降低血小板的聚集强度或速度。

（3）温度：采血后的标本应放在 15～25℃ 的室温下为宜，低温会使血小板激活，黏附、聚集能力增加或有自发性聚集，故切忌放入冰箱。

（4）血浆的 pH：采血后血液中的 CO_2 不断逸出使血浆 pH 上升。pH 6.8～8.5 的标本可获得最佳聚集效果，pH 低于 6.4 或高于 10.0 时，将会使聚集受抑制或消失。

（5）抗凝剂：Ca^{2+} 是血小板聚集过程中的重要因素。血小板聚集程度随血浆中枸橼酸浓度的降低而增高，因此在贫血患者应按公式（100-细胞比容）×血液（ml）×0.00185 调整抗凝剂的用量。EDTA 由于螯合 Ca^{2+} 作用强，使 ADP 不能引起血小板聚集，因此忌用 EDTA 作为抗凝剂。

（6）红细胞混入、溶血及血浆脂类等因素可降低悬液透光度，掩盖了血小板聚集的变化。因此，采血当天也应禁饮牛奶、豆浆和脂肪性食品。

（7）药物：阿司匹林、氯吡格雷、双嘧达莫、肝素、双香豆素等均可抑制血小板聚集。阿司匹林抑制血小板聚集作用可持续 1 周，故采血前 1 周内不应服用此类药物。

（8）血小板接触表面：接触血小板的玻璃器皿如未经硅化，可影响血小板凝聚力，甚至使原来正常者出现异常结果。

（9）诱导剂：ADP 在保存中会自行分解产生 AMP，所以配制成溶液后应在-20℃ 冰箱中储存。一般半年内活性不会降低。应用肾上腺素时，应裹以黑纸避光，以减少分解。诱导剂的种类和浓度对血小板聚集结果有影响，因此临床判断时应该注明所用的诱导剂的浓度，以便进行对比。为此各实验室应有自己的参考值。

（10）血小板聚集试验（PAgT）的测定方法较多，包括 PRP 透射比浊法、全血电阻抗法、剪切诱导法、光散射比浊法、微量反应板法和自发性血小板聚集试验等。PRP 透射比浊法最常用，对鉴别和诊断血小板功能缺陷最有价值，但其不足是制备 PRP 时可因离心作用激活血小板，对小的血小板聚集块不敏感，高脂血症可影响 PRP 的透光度。全血电阻抗法应用全血标本，不需要离心血液，更接近体内血小板聚集的生理状态，可作为常规的手术前血小板聚集功能评价、血小板聚集功能增高监测、抗血小板药物疗效观察等，但其不足之处是每次测定需要清洗电极、检测时间长、对血小板的小聚集块不敏感等。

（11）PRP 透射比浊法测定时血小板的浓度对聚集率的影响较大，一般应调整为（150～200）$×10^9$/L 较为适宜。当患者全血血小板计数小于 $100×10^9$/L 或更低时，PRP 的血小板浓度较低,可使血小板聚集率减低。

【临床意义】

(1)血小板聚集率降低:见于血小板无力症、贮藏池病及低(无)纤维蛋白原血症、尿毒症、肝硬化、Wilson 病、维生素 B_{12} 缺乏症、服用血小板抑制药物(如阿司匹林、氯吡格雷、双嘧达莫等)。

(2)血小板聚集率增高:见于血栓性疾病,如急性心肌梗死、心绞痛、糖尿病伴血管病变、脑血管病变、高 β-脂蛋白血症、抗原-抗体复合物、人工瓣膜、口服避孕药等。

(3)阿司匹林抵抗 AR 标准:用 $10\mu mol/L$ ADP 诱导血小板平均聚集率≥70% 和用 $0.5mmol/L$ 和 AA 诱导血小板平均聚集率≥20%。

(4)在选用血小板聚集试验的激活剂时,应根据目的不同选择不同种类及其浓度。检测血小板聚集功能亢进时,宜选用低浓度($2\sim3\mu mol/L$)的 ADP。检测血小板聚集功能缺陷时,如诊断血小板无力症,应选用高浓度($5\sim10\mu mol/L$)的 ADP,并用多种诱导剂均出现聚集减低或不聚集时,才能确定血小板聚集功能缺陷。

(5)服用阿司匹林时,花生四烯酸(AA)诱导的血小板聚集减低更为灵敏,适合于药物剂量与疗效监测。

(6)瑞斯托霉素(ristocetin,RIS):诱导的血小板凝集试验(RIPA)并不导致血小板的激活,其凝集率的高低不反映血小板的聚集功能,仅与血小板 GP lb 和血浆中 vWF 有关。

(二)血浆 β-血小板球蛋白(β-thromboglobu-lin,β-TG)和血小板第 4 因子(PF_4)测定

【原理】

酶标双抗夹心法。

【试剂与器材】

(1)测定 β-TG ELISA 试剂盒。

(2)测定 PF_4 EUSA 试剂盒。

(3)酶标仪。

【操作】

具体操作详见试剂盒说明书,并严格按说明书步骤操作。

【注意事项】

(1)每次必须同时测定系列标准抗原,以便作标准曲线。

(2)凡 ELISA 测定中应注意的问题均要重视。

(3)血浆 β-TG 和 PF_4 的影响因素较多,当血小板在体外被活化后,可致血浆水平假性增高。即使仅有 1/1000 的血小板在体外释放其 α 颗粒的内含物,血浆 β-TG、PF_4 就可成倍增加,二者比例变化不大;此外,当肾脏排泄功能异常、血小板破坏过多时,血浆 β-TC、PF_4 也可增高。而体内血小板活化,α 颗粒内含物所释放的 β-TC、PF_4 同步升高,但后者可以和内皮细胞表面的硫酸乙酰肝素结合使血浆含量减低,β-TG/PF_4 比值升高。同时进行血浆 β-TG 和 PF_4 测定,有助于判断血小板是否在体外活化。

【参考区间】

血浆 B-TG 为(16.4 ± 9.8)ng/ml;PF4 为(3.2 ± 2.3)ng/ml.

【临床意义】

血浆 β-TG 和 PF$_4$ 增高表示血小板被激活及其释放反应亢进,见于血栓前状态和血栓栓塞性疾病,例如急性心肌梗死、脑血管病变、尿毒症、妊娠期高血压疾病、肾病综合征、糖尿病伴血管病变、弥散性血管内凝血、静脉血栓形成。

(三)血浆 P-选择素(p.selechn)测定

【原理】

酶联双抗夹心法。

【试剂与器材】

(1)可拆式包被反应条。

(2)酶标抗体。

(3)标准品。

(4)底物 OPD 片剂。

(5)稀释液。

(6)洗涤液。

(7)底物缓冲液。

(8)终止液。

【操作】

1.静脉采血

以 1/10 体积抽取静脉血置 2‰ ED-TA-Na$_2$ 塑料抗凝管,3000rpm 离心 10 分钟,收集血浆。

2.标准品的稀释

将标准品用 300μl 稀释液准确复溶,用稀释液做 5 次倍比稀释,得六个(2.5、5、10、20、40、80ng/ml)标准点。

3.加样

每孔加不同浓度标准品或待测血浆 100μl,空白对照孔中加入稀释液 100μl,37℃ 孵育 90 分钟。

4.洗涤

弃去反映孔内液体,用洗涤液注满各孔,静置 3 秒,甩干,反复三次后拍干。

5.加酶标抗体

每孔加入酶标抗体 100μl,37℃ 孵育 60 分钟。

6.洗涤

弃去反映孔内液体,用洗涤液注满各孔,静置 3 秒,甩干,反复三次后拍干。

7.显色

临用前每片 OPD 用 5ml 底物缓冲液溶解。每孔加底物液 100μl,37℃ 孵育 15~20 分钟。

8.终止

每孔加终止液 50μl。

9.比色

在酶标仪上 492nm 处,以空白孔调零,测定各孔 A 值。

10.数据计算

以 A492/标准品作标准曲线,随后由标准曲线查出待测样品 P-选择素含量。

【参考区间】

9.4～20.8ng/ml。

【注意事项】

(1)采血过程应严格、仔细,采血后应尽快分离血浆,避免血小板被激活,引起 P-选择素假性增高。

(2)ELISA 试验应严格按操作基本要求进行,否则易造成白板、颜色浅、污染等现象。

(3)实验温度条件以 25℃ 以下为佳。

【临床意义】

血浆 P-选择素水平增高可反映体内血小板或内皮细胞活化程度,并可为动静脉栓塞等血栓性疾病,糖尿病等代谢性疾病以及免疫炎症性疾病等病程、病情观察及疗效评估,提供较特异判断指标。

(四)11-去氢-血栓烷 B_2(11-DH-TXB_2)测定

【原理】

酶联抗体竞争法。

【试剂与器材】

(1)11-DH-TXB_2 抗血清。

(2)乙酰胆碱酯酶标记的 11-DH-TXB_2。

(3)11-DH-TXB_2 标准品。

(4)EIA 缓冲液。

(5)洗涤液。

(6)Tween-20。

(7)包被微量测试板。

(8)Ellman 试剂(Sigma)。

(9)酶标仪。

【操作】

(1)标本:静脉血 1.8ml 以 2% 的 EDTA-Na_2 0.2ml 抗凝,以 3000r/min 离心 15 分钟。取得上层血浆,立即提取或于-20℃ 储存。

(2)酶标板以纯化的鼠抗兔 IgG 包被(2μg/孔),并用牛血清白蛋白(BSA)封闭。

(3)测定前甩干液体。

(4)依次加入倍比稀释的 11-DH-TXB_2 标准品(从 125ng/L 开始稀释,共 8 个稀释度)或待测血浆(直接测定)各 50μl/孔、兔抗 11-DH-TXB_2 抗体 50μl/孔和经乙酰胆碱酯酶标记的 11-DH-TXB_2 50μl/孔。

(5)混匀后置 4℃ 过夜。

(6)以洗涤液洗板 5 次后加入酶底物(Ellman)试剂 200μl/孔。

(7)用酶标仪在 410nm 处测定各孔的吸光度值。

(8)用半对数纸绘制标准曲线,样品含量从曲线中查得。

【参考区间】

(4.5 ± 2.5)ng/L。

【注意事项】

血小板花生四烯酸(AA)代谢的主要活性产物是血栓烷 A_2(TXA$_2$),TXA$_2$ 不稳定,半衰期约 30 秒,很快转变为稳定、无活性的 TXB$_2$,因而测定血浆 TXB$_2$ 可反映血小板的 AA 代谢状态。然而,当血液中血小板在体外被活化后,可致血浆 TXB$_2$ 水平假性增高。11-DH-TXB$_2$ 是体内 TXB$_2$ 经肝脏氧化酶或脱氢酶代谢的产物,由肾脏排出,其浓度不受体外因素或操作的影响。因此,比 TXB$_2$ 水平更能准确地反映体内血小板 TXA$_2$ 的合成情况;尿 11-DH-TXB$_2$ 检测较血液检测更加便利。

【临床意义】

1.11-DH-TXB$_2$ 增高

见于糖尿病、动脉粥样硬化、急性心肌梗死等血栓前状态和血栓病。

2.11-DH-TXB$_2$ 减少

见于服用阿司匹林等非甾体抗炎药或先天性血小板环氧化酶缺陷患者。

二、血小板数量的有关检验

(一)改良 MAIPA 法检测血浆中糖蛋白特异性自身抗体测定

【原理】

羊抗鼠抗体包被酶标板后,俘获特异的抗血小板膜糖蛋白单抗。将患者血浆与血小板孵育后裂解,裂解液加入俘获单抗的羊抗鼠 IgC 包被的 96 孔酶标板上。再加入碱性磷酸酶标记的羊抗人 IgG,显色反应的深浅与患者血浆中抗体水平呈正相关。

【试剂与器材】

(1)1.5% EDTA。

(2)0.01mol/L pH 7.4 PBS。

(3)5% PBS/EDTA 0.01mol/L pH 7.4 PBS 94ml+5% EDTA 6.6ml。

(4)0.1mol/L HCl。

(5)0.2mol/L NaOH。

(6)底物缓冲液:二乙醇胺 48.5ml,1mol/L HCl30.0ml,ddH$_2$O 421.5ml,MgCl$_2$·6H$_2$O 50.0ml,10%NaN3 1.0ml,pH 调至 9.8。

(7)底物溶液:PNPP(4-nitrophenylphosphatC$_6$H$_4$NO$_6$PNa$_2$·6 H$_2$O)(Bohringer Mannheim GmbH)100mg,底物缓冲液 12.25ml。需现配,避光。

(8)溶解缓冲液:Trizma-HCl 6.61g,Trizma-Base0.97g,NaCl 8.5g,Triton X-100 10ml,ddH$_2$O 加至 1L,pH 调至 7.4;用时加入 10mg/ml 的蛋白酶抑制剂(Leupeptin Sigma 公司,25mg 粉剂加 2.5mlddH$_2$O 稀释成终浓度 10mg/ml 分装到 EP 管内-20℃冷藏备用)。

(9)稀释缓冲液:Trizma-HCl 6.61g,Trizma-Base0.97g,NaCl 8.5g,Triton X-100 5ml,Tween-200.5ml,ddH$_2$O 加至 1L,pH 调至 7.4。

(10)PBS/Tween 0.01mol/L PBS 4L,Tween-20 2ml。

(11)单抗稀释液:0.0lmol/L PBS/Tween/l%BSA。

(12)封闭液:0.01mol/L PBS/Tween/3% BSA。

(13)碳酸缓冲液:Na_2CO_3 0.8g, $NaHCO_3$ 1.47g,NaN_3 0.lg,ddH_2O 加至 500ml,pH 调至 9.6。

(14)抗体包被液:17μl 羊抗鼠抗体＋10ml 碳酸缓冲液(亲和纯化的羊抗鼠抗体,1.5mg,浓度 1.8mg/ml,缓冲液 0.01mol/L Na_3PO_4,0.25mol/LNaCl,pH 7.6,2~8℃保存)。

(15)单抗 CD41:特异性抗血小板糖蛋白(GP)Ⅱb/Ⅲaa

(16)单抗 CD42b:特异性抗血小板糖蛋白(GP)I。

(17)聚苯乙烯酶标反应板。

(18)酶标仪。

【操作】

1.抗体包被

(1)羊抗鼠抗体包被:抗体包被液 10ml,抗体终浓度 3μg/ml,加样每孔 100μl。

(2)4℃孵育过夜。

(3)0.0lmol/L PBS/Tween 洗涤两次,甩干。

(4)每孔加 200μl,封膜,置室温下 30 分钟。

(5)去除封闭液,吸干。

(6)即用,否则塑料薄膜覆盖,置-70℃备用。

2.单抗俘获

(1)制备单抗稀释液(4μg/ml)。

(2)抗体包被多孔板:每孔加入 50μl 单抗稀释液。

(3)盖膜,摇床,室温孵育 60 分钟。

(4)0.01mol/L PBS/Tween 洗板 3 次。

(5)盖膜,待用于 MAIPA。

3.改良 MAIPA

(1)于两个大塑料离心管中收集 O 型正常人血小板,2000 转 10 分钟,用 6~8ml PBS/EDTA 洗涤,用吸管吹匀血小板,2000 转,离心 10 分钟。重复 2 次。

(2)2~3ml PBS/EDTA 重新悬浮血小板。

(3)调整血小板浓度为 1×10^9/ml。移至 1.5ml EP 管中,每管约 110μl 左右,含血小板 1×10^8 个。

(4)每管加入 110μl 待测血浆,混匀后,室温孵育 60 分钟。

(5)加 0.6ml PBS/EDTA,混匀,3000×g 离心 2 分钟,弃去上清,此为第一次洗涤;再加 0.6mlPBS/EDTA,吹匀血小板,洗涤离心,再重复 2 次。第 3 次离心后,扣干上清液。

(6)每管加入血小板裂解液 110μl 溶解血小板,振荡混匀,置于 4℃冰箱,摇床孵育 30 分钟。

(7)离心分离,4℃,26 000×g,离心 30 分钟以去除不溶解的物质。

(8)取上清液 90μl,用 360μl 稀释缓冲液稀释。

(9)取上述制备的稀释上清液 $100\mu l$ 加样至俘获单抗的羊抗鼠 IgG 包被的 96 孔板上,设双复孔,摇床,室温孵育 60 分钟。

(10)0.01mol/L PBS/Tween 洗涤 4 次。

(11)每孔加入 $100\mu l$ 碱性磷酸酶标记的羊抗人 IgC(Sigma 公司)。

(12)封膜后,摇床,室温孵育 60 分钟。

(13)0.01mol/L PBS/Tween 洗涤 6 次(每孔约加 $300\mu l$ 洗涤液)。

(14)加入 $100\mu l$ PNPP/底物缓冲液,37℃水浴箱孵育 2～3 小时,至显色。

(15)405nm、490nm 观察结果。用 405nm OD 值减去 490nm OD 值。每板设 4 个正常对照,OD 值大于正常均值+3 倍标准差为阳性。

【参考区间】

阴性。

【注意事项】

(1)注射器和试管必须涂硅或用塑料制品。

(2)标准曲线及代测标本均应作双份,如两孔 A 值相差≥0.1,均应重测。

(3)因皮质激素可影响结果,故应停药 2 周以上才能抽血检测。

(4)血小板自身抗体检测的方法较多,MAIPA 是目前检测特异性血小板自身抗体最主要的方法。已有报道用 MAIPA 检测血小板的洗脱液比血浆的自身抗体阳性率更高。用流式微球液相芯片技术可以同时检测多种血小板自身抗体。研究表明血小板自身抗体主要是针对 GPⅡb/Ⅲa 和 GPⅠb/Ⅸ抗原表位的抗体,其他可见抗 GPⅠa/Ⅱa、GPⅣ、GPV、GMP-140 和 HLA-ABC 等。一般情况下,与循环血小板结合的抗体多为抗血小板膜蛋白的抗体,血浆中游离的自身抗体可有抗血小板内成分的抗体。IgG 型抗体被证实起最重要作用,而 IgM 和 IgA 型抗体较少。

【临床意义】

(1)作为诊断原发免疫性血小板减少症(lTP)的指标之一。

(2)作为 ITP 观察疗效及估计预后的指标。

(3)有助于研究其他一些疾病的免疫机制,如系统性红斑狼疮(SLE)、Evans 综合征、慢性活动性肝炎、恶性淋巴瘤、多发性骨髓瘤和药物性免疫性疾病等。

(二)血小板寿命测定

【原理】

TXB_2 放射免疫法。

【试剂与器材】

(1)血小板分离液(相对密度 1.077)。

(2)TEN 血小板洗涤液。

(3)0.05mol/L PBS(pH 7.4),含 0.02mol/L Tris(pH 7.4),9mmol/L $EDTA-Na_2$,0.15mol/L NaCl 溶液。

(4)花生四烯酸。

(5)TXB_2 放射免疫测定试剂盒。

【操作】

(1)一次性口服阿司匹林 0.6g。

(2)服药前和服药后 2 天、4 天、6 天、8 天、10 天、12 天分别取血(0.05mol/L EDTA-Na$_2$抗凝),分离血小板,洗涤,并将血小板数调至 10r/L。

(3)取血小板悬液 0.2ml,加花生四烯酸(终浓度 0.33mmol/L)0.2ml,37℃温育 10 分钟,以 3000r/min 离心 10 分钟,取上清液置低温冰箱保存待测。

(4)TXB$_2$ 放射免疫测定。

【参考区间】

(9.3±1.7)天。

【注意事项】

(1)PRP 中血小板浓度宜在 500×10^9/L 以上。

(2)洗涤血小板时应充分洗去血浆蛋白。

(3)血小板寿命测定操作较烦琐,抽血量多,因患者服用阿司匹林后有加重出血的危险性。本检测患者的依从性差,目前已经较少应用。

【临床意义】

血小板生存时间缩短见于血小板破坏增多或消耗过多性疾病,如特发性血小板减少性紫癜、输血后紫癜、脾功能亢进、弥散性血管内凝血、各种血栓病(心肌梗死、糖尿病、外科手术、恶性肿瘤等)。

(三)抗心磷脂抗体测定

【原理】

酶联免疫吸附法。

【试剂与器材】

(1)心磷脂乙醇溶液 20mg/L。

(2)辣根过氧化物酶标记的羊抗人 IgG、IgM 或 IgA。

(3)洗涤液 0.01mol/L PBS,pH 7.4。

(4)显色液。

(5)终止液。

(6)酶标仪。

【操作】

1.包被

每孔加 30μl 心磷脂乙醇溶液,置 4℃过夜,次日每孔加 10% 小牛血清 0.2ml 封闭,室温放置 2 小时。

2.反应

洗涤液洗板 1 次,被检血清用 10% 小牛血清稀释 100 倍。每孔加稀释后的被检血清 50μl。室温 2 小时后用洗涤液洗板 4 次。加入酶标记的抗人 IgG(或 IgM,或 IgA)100μl,室温 1.5 小时后洗板 4 次。加显色液 50μl/孔,37℃反应 20 分钟,加 2mol/L 硫酸 50μl 中止反应。

3.测量

用酶标仪在 492nm 处测定各孔的吸光度值。

【结果判断】

大于正常人血清吸光度值加两个标准差时为阳性。

【参考区间】

IgG 型抗心磷脂抗体少于或等于 26％；IgM 型抗体少于或等于 21％；IgA 型抗体少于或等于 25％。

【临床意义】

(1)各种自身免疫性疾病(系统性红斑狼疮、原发免疫性血小板减少症、风湿性关节炎和抗磷脂综合征等)、病毒感染、肝硬化、恶性肿瘤、心肌炎、冠心病、高血压和脑血栓等疾病中增高。

(2)某些药物(如氯丙嗪、吩噻嗪)治疗时,血浆中抗心磷脂抗体浓度升高。

(3)少数正常老年人也能检出抗心磷脂抗体。

第五章　血型血清学检查

血型血清学检查的基础是红细胞抗体抗原的反应,此反应本身是不可见的,为了让这种反应显现出来,必须使用一些特殊的技术使抗原—抗体反应出现凝集、沉淀或溶血,其中最常见的就是血凝技术。本章将系统介绍血型血清学常用的检测方法,并详细阐述临床实验室应如何规范地进行红细胞血型鉴定、红细胞血型抗体筛查、红细胞血型抗体鉴定、交叉配血试验及胎儿新生儿溶血病的血型血清学检测。注意的是:本章方法学为红细胞血清学基本操作规范,不同试剂需参阅厂商说明。

1900 年 Landsteiner 在特异性血凝现象的基础上发现了人类第一个血型系统——ABO血型系统,为临床输血安全打下了良好的理论基础。经过了一个多世纪的改进和发展,这些经典的血清学方法很多依然活跃在基础研究和临床检测的领域,许多新兴的血清学方法则推动着临床检测向着更准确、更高效的方向发展,为人类的输血和医疗保健事业造福。

第一节　ABO 血型鉴定

支洁净试管,分别标记 A 和 B,分别向其中滴加 2～3 滴血清或血浆;②加 1 滴 A.型试剂红细胞到标记 A,的试管;③加 1 滴 B 型试剂红细胞到标记 B 的试管;④如果需要,加 1 滴 A2试剂红细胞到一支已加入 2～3 滴血清或血浆的试管中,并做好标记;⑤轻轻混合试管内容物,按照校准速度和时间离心,通常(900～1000)×g 离心 15 秒;⑥检查是否有溶血现象。然后轻轻重悬细胞扣,检查凝集情况;⑦观察、解释、记录试验结果,并与红细胞试验结果对照。

【结果判定】

(1)细胞试验中的凝集以及血清或血浆试验中的溶血或凝集均为阳性结果。

(2)细胞扣重悬后表现为均匀的细胞悬液是阴性结果。

(3)凝集强度判断标准参见表 5-1。

(4)ABO 定型的血清或血浆试验以及红细胞试验的解释见表 5-2。

(5)如果红细胞定型试验与血清定型试验结果不一致,应通过进一步试验解决,然后才给出 ABO 血型结果。

(6)混合视野凝集的情况,应进一步找出原因:例如是否混合血样标本,近期有无输血史,是否白血病急性期或者 ABO 亚型等。

(7)按表 5-2 报告受检者红细胞 ABO 血型。

表 5-1 凝集反应解释

肉眼观察所见	凝集强度	评分 Score
一个结实的凝集块	4+	12
数个大的凝集块	3+	10
中等大小的凝块,背景清晰	2+	8
小的凝集块,背景浑浊(颗粒状,但确定成块)	1+	5
非常细小的凝集,背景浑浊(细小颗粒状)	1+	4
几乎看不见的凝集,背景浑浊	w+或+/-	2
没有凝集	0	0
凝集和不凝集的细胞同时存在,混合视野	mf	
完全溶血	H	
部分溶血,还有一些红细胞	PH	

表 5-2 ABO 血型常规定型

抗体试剂＋待检红细胞反应(红细胞定型)			待检血清＋试剂红细胞反应(血清定型)		解释
抗 A	抗 B	抗 A,B(可选)	A 细胞	B 细胞	ABO 血型
+	-	+	-	+	A
-	+	+	+	-	B
-	-	-	+	+	O
+	+	+	-	-	AB

【注意事项】

(1)红细胞试验中抗体试剂与待测红细胞产生 3＋～4＋的凝集为阳性反应。血清与试剂红细胞的反应经常较弱。血清试验可以在室温孵育 5～15 分钟以增强弱凝集反应,观察结果时既要看有无凝集,更要注意凝集强度,有助于弱凝集的发现。

(2)试管法定型反应快,需时短,特别是紧急输血时,可立即离心观察结果;通过离心增强凝集,可发现亚型和较弱的抗原-抗体反应,结果准确可靠,是 ABO 定型的常规方法。

2.玻片法

【样本】

用玻片法进行 ABO 正定型时,待检红细胞悬液的浓度是 10％～15％。玻片法一般只能做正定型。

【试剂】

(1)抗 A。

(2)抗 B。

【操作】

(1)加 1 滴抗 A 到一洁净的玻璃片或白瓷板凹孔中,并做好标记。

(2)加 1 滴抗 B 到一洁净的玻璃片或白瓷板凹孔中,并做好标记。

(3)向以上玻片上或白瓷板凹孔中的每一种试剂中分别加 1 滴充分混匀的待检红细胞悬液。

(4)充分混合抗体试剂和细胞,用搅拌棒将混合物均匀分散。

(5)不断地从一边到另一边轻轻倾斜转动玻片或白瓷板,持续大概 2 分钟。在此期间不要将玻片或瓷板放在热的表面上。

(6)读取,解释并记录所有玻片或白瓷板凹孔中的结果。

【结果判定】

(1)任何 ABO 定型试剂与红细胞反应表现强凝集都是阳性结果。

(2)在反应 2 分钟末红细胞仍呈现均匀悬液是阴性结果。

(3)弱阳性或可疑结果应使用试管法进一步确认。

【注意事项】

(1)玻片法可能存在感染性标本暴露的风险,需注意防范。

(2)玻片法可作为 ABO 血型初筛或复检。

(3)玻片法定型简单,不需离心设备,适合大规模血型普查,但该法反应时间较长,不适合急诊定型。

(4)玻片法不适合检测血清或血浆中的抗体,故不适用于抗体鉴定和交叉配血。

(5)玻片法不适合检测 ABO 亚型。亚型红细胞抗原与抗体的凝集反应慢、凝集强度弱,可能导致定型有误。

(6)我国输血技术操作规程要求玻片法正反定型均做,而美国血库协会(AABB)操作手册中玻片法仅用于正定型。

3.柱凝集法

【样本】

同玻片法和试管法。

【试剂】

(1)ABO 试剂红细胞。

(2)柱凝集血型卡。

【操作】

(1)配制好检测样本的红细胞悬液和试剂红细胞悬液。通常用于柱凝集试验的红细胞悬液浓度比试管法低,比如可选用 1% 或 0.8% 的红细胞盐水悬液 $50\mu l$,个别新生儿卡中选用 5% 的红细胞盐水悬液 $10\mu l$。

(2)在正定型的柱凝集检测管中分别加入样本的红细胞悬液。

(3)在反定型的柱凝集检测管中先加入反定型红细胞悬液再加入检测样本的血清或血浆。

(4)在专用柱凝集离心机中离心。

(5)判读并记录凝集反应结果。

【结果判定】

根据红细胞在凝胶柱内的反应情况解释凝集强度。出现凝集和（或）溶血结果为阳性,不凝集为阴性。柱凝集法凝集强度判读表见表 5-3。

表 5-3　柱凝集法反应强度解释

反应强度	红细胞在凝胶内的反应情况
4+	红细胞全部位于凝胶表面
3+	大部分红细胞位于凝胶表面,少部分位于凝胶中上部
2+	大部分红细胞位于凝胶中部,少部分位于凝胶中下部
1+	红细胞位于凝胶中下近底部
+/-	绝大部分红细胞沉积在管尖底部,极少部分位于凝胶中近底部
Dcp	同时存在两群细胞,分别位于凝胶表面和管尖底部,即混合视野凝集
H	红细胞复合物部分或完全消失,柱内液体为均匀透明红色,即发生溶血
-	红细胞全部沉积在管尖底部

【注意事项】

微柱凝集试验技术是较新的血型血清学检测技术,具有易于操作标准化、自动化、判读客观和可靠、结果可长期保存、有利于大量样本操作等优点,但在检测过程中,红细胞悬液中如有颗粒物质,或血样本的血浆中存在冷抗体或蛋白异常,都会干扰检测结果的判读。柱凝集血型卡法有可能难于鉴别或漏检某些 ABO 亚型抗原。

4.微孔板法

微孔板技术可用来检测红细胞上的抗原和血清中的抗体。一块微孔板相当于 96 根"短"试管,因此,其检测原理与试管法相同。

微孔板可以是硬的,也可以是软的,其底部是 U 形或 V 形的。U 形底微孔板使用更为广泛,因为使用这种微孔板,可以在离心后重悬红细胞观察结果,或者将微孔板以一定角度安置,在红细胞流动模式下观察结果。两种判读方法都可以估计凝集强度。

【样本】

同玻片法和试管法。

【仪器】

(1)分配仪(可选):将等量液体分配到微孔板中的自动仪器。

(2)微孔板结果判读仪(可选):自动光度仪,通过分析 U 形底孔中的吸光度,判定阳性和阴性结果。仪器的微处理器会显示血型检测的结果。必须根据生产厂商的说明,准备血清、血浆或者细胞样本。

(3)离心机:需要购买用于常规台式离心机的特种平板载体。要建立合适的离心条件。根据生产厂商的说明,推荐使用下列离心时间和离心力。①对于柔软的 U 形微孔板:红细胞检测、血浆和血清检测均为 $700 \times g$,5 秒;②对于硬 U 形微孔板:红细胞检测、血浆和血清检测均为 $400 \times g$,30 秒。

【试剂】

(1)抗 A。

(2)抗 B。

(3)2％～5％的 A 型,B 型红细胞盐水悬液。

(4)如果需要,可增加抗 A,B 试剂和 A_2 血型红细胞。

【操作】

(1)检测红细胞:①在干净 U 形微孔板的两孔中分别加入 1 滴抗 A 和 1 滴抗 B,如果需要,在第 3 孔中加入抗 A,B;②在含有血型检测试剂的孔中,分别加入 1 滴 2％～5％红细胞生理盐水悬液;③温和地轻拍微孔板壁,混匀红细胞和试剂;④用合适的条件离心微孔板;⑤轻拍微孔板,或者使用机械摇板器,或者将板放置一定角度,使液体流动,以重悬红细胞;⑥判读,解释,记录结果。将结果和血浆或血清结果进行比较。

(2)检测血浆或血清:①在每孔中加入 1 滴待测血浆或血清;②在 U 形微孔板含有血浆或血清的每孔中分别加入 1 滴 2％～5％ A_1 和 B 型试剂红细胞悬液。如果选择检测 A_2,将 A_2 红细胞加到第 3 孔内;③温和地轻拍微孔板壁,混匀各组分;④用合适的条件离心微孔板;⑤轻拍微孔板,或者使用机械摇板器,或者将板放置一定角度,使液体流动,以重悬红细胞;⑥判读,解释,记录结果。将结果和红细胞结果进行比较。

【解释】

(1)红细胞定型试验中的凝集,血浆或血清定型试验中的溶血或凝集,均被判定为阳性结果。

(2)红细胞重悬后表现为均匀的细胞悬液是阴性结果。

(3)对 ABO 检测的结果说明见表 5-2。

(4)细胞试验和血浆或血清试验的结果如果出现矛盾,在记录患者或献血者的 ABO 血型前,必须解决这个问题。

【注意事项】

为加强弱的血浆或血清的反应,微孔板可以在室温孵育 5～10 分钟,然后重复离心、判读、记录的过程。

二、ABO 亚型鉴定

ABO 血型系统中除了 A 型、B 型、AB 型和 O 型四种主要的表现型以外,人群中还有一部分 A 和 B 血型的变异型,称为 ABO 亚型。如 A 亚型有 A_2、A_3、A_x、A_m、A_{el} 等,而 B 亚型有 B_3、B_x、B_m 和 B_{el} 等。ABO 亚型受控于稀有的 ABO 等位基因,在人群中的频率很低,通常在几千分之一到几万分之一。

(一)ABO 正反定型试验

【原理】

ABO 亚型在常规的 ABO 定型试验中常常表现为正反定型结果不一致。共同特点是红细胞上的 A 或 B 抗原数量减少,正定型中红细胞与抗 A,抗 B 试剂的反应与正常 A 或 B 型红细胞相比显著减弱,有些甚至不凝集,ABO 亚型红细胞上的 H 抗原表达常常增强。某些 ABO 亚型血清中除了 ABO 天然抗体之外,还会产生抗 A_1(或抗 B)。由于 ABO 亚型种类很多,不同 ABO 亚型常呈现独特的正反定型结果。

【结果分析】

1.ABO 亚型正反定型结果

ABO 亚型呈现独特的正反定型结果,比如 A_3 或 B_3 红细胞与抗 A 或抗 B 试剂表现混合视野凝集反应;A_2 红细胞与抗 A 试剂凝集较强,但不与抗 A_1 试剂反应,因此抗 A_1 试剂可以用来鉴定 A_2 红细胞;与抗 A 相比,抗 A,B 常常与 A_1 红细胞呈增强的凝集反应等。每一种亚型红细胞上的抗原与血清中的抗体在 ABO 正反定型试验中表现各不相同,尚无特定的抗血清可以将它们简单地加以区分。

正定型属于细胞抗原定型,反定型属于血清抗体定型。ABO 血型鉴定必须正反定型都做,相互印证。如果 ABO 正反定型结果不符,需要找到造成不一致的原因,疾病、亚型、不规则抗体、冷抗体以及自身抗体干扰是 ABO 正反定型不一致的主要原因。

2.正反定型结果不一致的原因

既可能是技术性问题也可能是红细胞和血清本身的问题,常见有以下几种原因。

(1)试剂抗血清:效价太低、亲和力不强。如抗 A 血清效价不高,可将 A 亚型误定为 O 型,AB 型误定为 B 型。

(2)红细胞悬液:过浓或过淡,抗原一抗体比例不适当,使反应不明显,误判为阴性反应。

(3)受检者红细胞上抗原位点:红细胞上抗原位点过少(如 ABO 亚型)或抗原性减弱(见于白血病或恶性肿瘤)以及类 B 等。

(4)受检者血清:血清中蛋白浓度紊乱(如高球蛋白血症),或实验时温度过高,常引起红细胞呈缗钱状排列;或受检者血清中缺乏应有的抗 A 和(或)抗 B 抗体,如丙种球蛋白缺乏症;或血清中有 ABO 血型以外的抗体,如自身抗 I 或其他不规则抗体,常引起干扰;或老年人血清中 ABO 抗体水平有所下降。

(5)红细胞溶解:各种原因引起的红细胞溶解,误判为不凝集。

(6)其他:由细菌污染或遗传因素引起多凝集或全凝集;新生儿 ABO 抗原尚未发育完全等。

(7)ABO 亚型:ABO 亚型在常规的 ABO 定型试验中常常表现为正反定型结果不一致。

3.正反定型结果不一致的解决办法

(1)重复试验并分析可能原因:正反定型结果不符时,应重复试验并分析可能的原因,首先应当排除技术性原因造成的正反定型不符。当怀疑正反定型不符是由于 ABO 亚型所致时,可增加必要的试验内容,例如正定型补充红细胞与抗 A_1,抗 H,抗 A,B 试剂的反应,反定型增加血清与 A_2 红细胞的反应。必要时可通过吸收放散试验检测红细胞上的弱 A 和弱 B 抗原,还可以通过检测唾液中的血型物质帮助推测 ABO 亚型(见本章第四节)。

(2)排除技术性原因造成的正反定型不符:严格执行操作规程,使用质量合格的试剂,细心观察和解释试验结果,重新做试验 1 次。对一些疑难问题必须及时请示上级主管,并进一步检查。

1)初步检查步骤:①重新从受检者采取 1 份新鲜血液标本,这样可以纠正因污染或搞错样本造成的不符合。②将红细胞洗涤 1~3 次,配成 5% 的盐水细胞悬液,用抗 A、抗 B、抗 A_1、抗 A,B 及抗 H 做试验可以得到其他有用的信息。③对待检红细胞做直接抗球蛋白试验,如结果呈阳性,表示红细胞已被抗体致敏;用 A_1、A_2、B、O 红细胞及自身红细胞检查待检血清。如果怀疑是抗 I,用 O 型(或 ABO 相合的)脐血红细胞检查。④如果试验结果未见凝集,应将细胞及血清试验至少在室温和 4℃ 放置 30 分钟,用显微镜检查核实。⑤如疑为 A 抗原或 B 抗原减弱,则可将受检红细胞与抗 A 或抗 B 血清作吸收及放散试验,以及受检者唾液作 A、B、H 血型物质测定。人群中大约 80% 的个体属于 ABH 分泌型,可以通过其唾液检测血型物质的种类;如试验结果红细胞呈缗钱状排列,加生理盐水 1 滴混匀,往往可使缗钱现象消失。应注意不应先加盐水于受检者血清中,再加试剂红细胞做试验,以免使血清中抗体被稀释。⑥如受检者为 A 型血而疑为有类 B 抗原时,可用下列方法进行鉴别:a.观察细胞与抗 A 及抗 B 的凝集强度,与抗 A 的反应要比与抗 B 的反应强,这种区别用玻片法做试验更为明显;b.用受检者红细胞与自身血清做试验,血清中的抗 B 不凝集自身红细胞上的类 B 抗原;c.检查唾液中是否有 A、B 物质,如果是分泌型,可检出 A 物质或(和)B 物质;d.核对患者的诊断。类 B 抗原的形成与结肠癌、直肠癌、革兰阴性杆菌感染有关。⑦如发现多凝集现象,应考虑由遗传产生的 Cad 抗原活性、被细菌酶激活的 T 或 TK 受体、或产生机制不太明了的 Tn 受体所引起。多凝集红细胞具有以下特点:a.能被人和许多家兔的血清凝集;b.能与大多数成年人的血清凝集,不管有无相应的同种抗体;c.不被脐带血清凝集;d.通常不与自身的血清凝集;e.如有条件可用外源凝集素加以鉴别。

2)A、B 反定型红细胞悬液的制备:①分别采取已知 A、B 血型的红细胞,经盐水洗涤 3 次,以压紧红细胞配成不同浓度的红细胞悬液(表 5-4);②为了防止红细胞悬液敏感性不一致,可随机采取 3 个或 3 个以上同型的健康成人血液,按 A、B 型分别混合后,按上法制备;③如条件许可,可分别制备 A_1、A_2 及其他亚型的红细胞悬液,以供 ABO 亚型鉴定时参考;④如欲将红细胞保存,应严格注意无菌技术采集血液,以 ACD 保存液按 4∶1 抗凝,置 4℃ 冰箱可保存 3 周。临用时取出一部分经盐水洗涤后配制成所需的浓度。如以红细胞保存液保存,在 4℃ 下可保存 4~5 周。红细胞保存液的配法:5.4% 葡萄糖液 640ml 及 109mmol/L 枸橼酸钠 264ml 混合后,加新配的 1% 硫柳汞液 1.8ml,经高压灭菌的(110℃,15 分钟)溶液最后 pH 为 7.4,使用时压积红细胞与保存液的容积比为 6∶1。

表 5-4　凝集反应解释

悬液浓度(%)	压积红细胞(滴)	盐水(滴)
2	1	2ml(40)
5	1	0.8ml(16)
10	1	0.4ml(8)
20	1	0.2ml(4)

(二)吸收和放散试验确认弱 A 或弱 B 亚型

【原理】

一些 ABO 亚型的抗原非常弱,以至于直接凝集试验检测不到,甚至在降低孵育温度和增强抗体强度后仍检测不到这些弱抗原。可先用抗 A 或抗 B 吸附于红细胞上的 A 抗原或（和）B 抗原,然后将结合的抗体放散下来,放散液通过与试剂 A 和试剂 B 红细胞的反应,来评价放散液中是否有抗 A 或抗 B 抗体。对于正定型单克隆抗 A,抗 B 及人源抗 A,抗 B 均无法检出抗原,且反定型检出相应抗体的标本,需要进行吸收放散试验。

【样本】

待检红细胞。

【试剂】

人源性抗 A 和（或）抗 B 试剂。由于某些单克隆 ABO 定型试剂对 pH 和渗透压的改变较为敏感,这些试剂可能不适合用于吸收和放散试验。

(1)放散试剂见本章第四节。

(2)3 份不同个体的 O 型红细胞。

(3)3 份不同个体的 A_1 或 B 型红细胞

【操作】

(1)用生理盐水洗涤 1ml 待测红细胞至少 3 遍,最后一遍吸取所有上清。

(2)加 1ml 抗 A 试剂(如果怀疑 A 亚型)或 1ml 抗 B 试剂(如果怀疑 B 亚型)到洗涤好的压积红细胞。

(3)混匀红细胞和抗体,置 4℃ 孵育 1 小时,这期间可偶尔混匀一下。

(4)离心混合物,移除所有上清试剂。

(5)将细胞转移到一个洁净的新试管中。

(6)用大量(至少 10ml)冷盐水(4℃)至少洗涤 8 遍。保留末次洗涤上清分装到新的试管中,与放散液做平行试验。

(7)选用一种适合的放散方法(如热放散)重获 ABO 抗体(参见本章第四节)。

(8)检测放散液和(第 6 步中获得的)末次洗涤液,分别与 3 个 O 细胞以及 3 个 A_1 或 B 红细胞反应(根据吸收所用抗体选择合适的 A_1 或 B 细胞)。向两组试管中分别加 2 滴放散液和洗涤液,然后向试管中加上述红细胞悬液 1 滴,立即离心检查凝集。

(9)如果离心后没有观察到凝集,室温孵育 15～30 分钟。

(10)如果室温孵育后仍没有凝集,37℃ 孵育 15～30 分钟,做间接抗球蛋白试验。

【结果判定】

(1)放散液中出现抗 A 或抗 B,说明待测红细胞上有 A 或 B 抗原。只有符合以下情况,试验结果才是有效的:①任何阶段,放散液与所有 3 个抗原阳性的红细胞反应;②放散液与所有 3 个 O 型细胞不反应;③末次洗涤液与所有 6 个细胞均不发生反应。

(2)放散液与抗原阳性的红细胞不反应表明待测红细胞上不表达 A 或 B 抗原。不反应也可能是没有正确做好吸收放散试验。

(3)放散液与某些或全部抗原阳性细胞以及 O 细胞反应,说明试验过程中保留了一些额外的抗体。

(4)如果末次洗涤液与抗原阳性细胞反应,试验是无效的。放散试验前,未结合的试剂抗体没有洗涤干净。

(5)A₁,B 或 O 细胞或所有 3 种细胞可以平行进行吸收放散试验,作为该实验的阳性或阴性对照。

第二节　Rh 血型鉴定

一、Rh 血型定型

【原理】

Rh 血型系统是输血医学中仅次于 ABO 系统的第二大血型系统。Rh 血型系统常见的抗原有 D 和 C、c、E、e 五种,分别由 RHD 基因和 RHCE 基因编码,RhD 和 RhCE 蛋白均是反复穿膜的蛋白质。使用相应的抗 D、抗 C、抗 c、抗 E 和抗 e 五种血型试剂可以鉴定这些抗原。临床上,D 抗原是 Rh 抗原中免疫原性最强的抗原,也是最具有临床意义的抗原,一般只作 D 抗原鉴定,凡带有 D 抗原者称为 Rh 阳性,不带 D 抗原者称为 Rh 阴性。采用常规血清学技术,中国汉族人群中 Rh 阳性比例约为 99.7%,Rh 阴性比例 0.2%～0.4%。欧洲和北美白人 Rh 阳性率在 82%～88%,大约 95% 的非洲黑人是 D 阳性。

本节以鉴定 RhD 抗原为例,介绍 Rh 血型试管法、玻片法和微量板法的鉴定方法,除这三种方法之外,Rh 血型的鉴定也可用柱凝集法、酶法和聚凝胺法进行定型。利用 Rh 血型定型试剂中的 IgM 抗 D 血型抗体和红细胞在盐水介质中反应,有相应抗原的红细胞发生凝集,无相应抗原的红细胞不发生凝集,从而判断待检红细胞上所具有的 RhD 抗原。

1.试管法

【样本】

抗凝或不抗凝的血液标本都可以用于 Rh 定型。红细胞可以悬浮于自身血清、血浆、盐水中或洗涤后悬浮于盐水中。

【试剂】

(1)IgM 抗 D 试剂。

(2)6% 小牛血清蛋白,或 Rh 对照试剂。

【操作】

(1)加 1 滴抗 D 到一洁净试管,并做好标记。

(2)加 1 滴 6% 小牛血清蛋白,或试剂厂商提供的 Rh 对照试剂到第二个洁净试管中,并标记。

(3)分别加 1 滴 2%～5% 红细胞悬液到每支试管中。

(4)轻轻混合,通常(900～1000)×g 离心 15 秒。

(5)轻轻重悬细胞扣,检查凝集。

(6)评价反应强度,记录试验管和对照管的试验结果。

【结果判定】

(1)抗 D 管凝集,对照管不凝集表明红细胞是 RhD 阳性。

(2)对照管和抗 D 管均阴性,说明待测红细胞是 RhD 阴性结果。此时如果检测的是患者标本则可以认为是 RhD 阴性。但根据多数国际行业协会的标准,要求对献血者血样和孕妇血样需做进一步确认试验,以排除弱 RhD 抗原的存在。

(3)对照管凝集则试验无效,可能需要移除红细胞上的 IgM 或 IgG 抗体。

【注意事项】

(1)适合的试剂包括低蛋白单克隆试剂和高蛋白多克隆抗 D 试剂。

(2)本试验只是 RhD 血型鉴定的初检,确认 RhD 血型需进一步进行弱 D 鉴定。

(3)玻片法、微量板法和柱凝集卡等方法也可用于 RhD 血型的初筛试验。但由于玻片法的灵敏度较低,一般很少在临床 RhD 鉴定中使用该方法。

2.玻片法

【样本】

用玻片法进行 Rh 定型时,待检红细胞悬液的浓度是 40%～50%。

【试剂】

适合用于玻片法的低蛋白抗 D 试剂。

【操作】

(1)试验前,将洁净玻片预热到 40～50℃。

(2)加 1 滴抗 D 到一洁净的玻璃片或白瓷板凹孔中,并做好标记。

(3)加 1 滴合适的对照试剂到另一洁净的玻璃片或白瓷板凹孔中,并做好标记。

(4)向以上玻片上或白瓷板凹孔中的每一种试剂中分别加 1 滴充分混匀的 40%～50%待检红细胞悬液。

(5)充分混合抗体试剂和细胞,用搅拌棒将混合物均匀分散。

(6)不断地从一边到另一边轻轻倾斜转动玻片或白瓷板,持续大概 2 分钟。

(7)读取,解释并记录所有玻片或白瓷板凹孔中的结果。

【结果判定】

(1)抗 D 试剂与红细胞反应表现凝集,而对照为阴性反应,表明待检红细胞是 RhD 阳性。

(2)抗 D 试剂与对照均为阴性反应,表明待检红细胞可能是 RhD 阴性,进一步使用试管法间接抗球蛋白试验可以检出玻片法检测不到的弱 D 表型。

(3)如果对照反应阳性,在没有进一步试验之前,不能解释为 RhD 阳性。

【注意事项】

(1)玻片法可能存在感染性标本暴露的风险,需注意防范。

(2)玻片法不适合检测弱 D 表型。

3.微孔板法

【样本】

根据生产厂商的说明。自动化技术需要抗凝样本。

【试剂】

只使用获得许可,能用于微孔板检测的抗 D 试剂。参照生产厂商的说明,使用特定的试剂、仪器及正确的操作。

【操作】

(1)在干净的微孔板孔中加入1滴抗D试剂。如果该试剂需要使用Rh对照,在第2孔中加入1滴Rh对照。

(2)在每孔中加入1滴2%～5%生理盐水红细胞悬液。

(3)轻轻拍打平板的边沿,混匀各组分。

(4)根据生产厂商的说明,使用合适的条件离心平板。

(5)轻拍微孔板,或者使用机械摇板器,或者将板放置一定角度,使液体流动,以重悬红细胞。

(6)检测凝集,判读、解释、记录实验结果。

(7)为加强弱反应,将阴性结果的样本在37℃,孵育15～30分钟,重复步骤(4)～(6)。

【结果判定】

(1)抗D孔中出现凝集,同时,对照组中是均匀的悬液,说明该红细胞是D阳性。

(2)抗D孔和对照孔中均未出现凝集。来自患者的样本可以被定为D阴性。

(3)对于献血者的样本以及来自母亲产生Rh免疫蛋白的婴儿样本,需进一步检测是否具有弱D抗原。

4.柱凝集法

【样本】

同玻片法和试管法。

【试剂】

已加抗D试剂的柱凝集血型卡。

【操作】

(1)配制好检测样本的红细胞悬液和试剂红细胞悬液。通常用于柱凝集试验的红细胞悬液浓度比试管法低,比如可选用1%或0.8%的红细胞盐水悬液$50\mu l$,个别新生儿卡中选用5%的红细胞盐水悬液$10\mu l$。

(2)在柱凝集卡的RhD检测管中分别加入样本的红细胞悬液。

(3)在专用柱凝集离心机中离心。

(4)判读并记录凝集反应结果。

【结果判定】

根据红细胞在凝胶柱内的反应情况解释凝集强度。出现凝集和(或)溶血结果为阳性,不凝集为阴性。

二、弱D型鉴定

已报道有100多种RHD等位基因编码的RhD蛋白带有氨基酸置换,导致了多种D抗原变异型,包括弱D、部分D和Del表现型。

【原理】

携带弱D抗原的红细胞仍被归类为D阳性。弱D型红细胞与某些抗D试剂在盐水介质中不发生凝集,但在间接抗球蛋白试验中发生凝集。因此,当在盐水速质中发现红细胞与IgM抗D不凝集时,不应立即鉴定为RhD阴性,需进一步排除弱D型的可能。当献血者初筛检测为阴性时需进一步进行 Rh 阴性确认试验,以排除弱 D,但是如果检测的是患者样本,则可不必再确认。

"部分 D",又称不完全 D 红细胞,是由于缺失 D 抗原的一部分抗原表位而得名。目前人们将部分 D 分类为 $D^I \sim D^M$,每个表位中又有若干个亚类。部分 D 表型常常是由于 RHD 和 RHCE 形成杂交基因,导致 RhD 基因的部分片段被 RHCE 基因替代,杂交基因编码的蛋白质丢失 D 抗原的部分表位。部分 D 表型的个体输入正常 RhD 阳性红细胞,有可能会产生抗 D。有些部分 D 则与弱 D 类似,是由于 RHD 基因编码的蛋白质发生氨基酸置换所致。这类"部分 D"与"弱 D"两者不同之处是弱 D 的氨基酸替代常常发生在 RhD 蛋白的细胞内区段或跨膜区,而部分 D 的氨基酸替代则发生在 RHD 蛋白的膜外区。

Del 红细胞表达非常少的 D 抗原,常规的血清学定型试验无法检出,需通过更加敏感的吸收放散技术才能检测到。常规血清学诊断的 Rh 阴性个体中,有一部分实际上是 Del 表现型。亚洲人中 Del 占到 Rh 阴性的 10%～30%;白种人 Del 的频率要少得多,仅有大约 0.027%。

【样本】

通常使用洗涤后的红细胞悬液,试管法悬液浓度皆为 2%～5%,柱凝集法为 0.8% 或 1%。

【试剂】

不是每一种抗 D 试剂都适用于 Rh 阴性确认试验。通常采用室温反应的单克隆 IgM 抗 D,结合一种用于抗球蛋白试验的单克隆或多克隆 IgG 抗 D,用来进一步检测弱 D 表现型。

(1)抗 D 试剂。

(2)6% 小牛血清蛋白,或 Rh 对照试剂。

(3)抗人球蛋白试剂,多特异性或抗 IgG。

(4)IgG 抗体致敏的红细胞。

【操作】

试验流程应使用合适的对照。

(1)加 1 滴抗 D 到一洁净的试管中,并做好标记。

(2)加 1 滴 6% 小牛血清蛋白,或试剂厂商提供的 Rh 对照试剂作为对照试剂到第二个洁净试管中,并标记。

(3)向每支试管加 1 滴 2%～5% 的红细胞生理盐水悬液。

(4)混匀并孵育测试管和对照管,通常在 37℃ 孵育 15～30 分钟。

(5)孵育后可以离心并轻轻重悬细胞扣,检查凝集。

(6)用生理盐水至少洗涤细胞 3 遍。每次洗涤,通常(900～1000)×g,离心 1 分钟。弃上清。

(7)倒扣吸干剩余上清液后,加 1 滴或 2 滴抗人球蛋白试剂,或根据试剂制造商的要求加抗人球蛋白试剂。

(8)轻轻混匀,并以校准的速度和时间离心,通常(900～1000)×g 离心 15 秒。

(9)轻轻重悬,检查凝集强度并记录结果。

(10)加入 IgC 致敏的质控红细胞以确认阴性抗球蛋白试验的有效性。

【结果判定】

(1)抗 D 管凝集,对照管没有凝集,表明红细胞是 D 阳性。将结果报告成 D 阳性,或者 D 变异型。

(2)抗 D 管和对照管均没有凝集,则提示被检红细胞上无 D 抗原表达,是 D 阴性。

(3)允许使用待检红细胞的直接抗球蛋白试验作为对照,但是在间接抗人球蛋白试验过程中,最好使用一种 Rh 或清蛋白对照试剂,可以排除所有试剂成分造成的假阳性。

(4)对照管在任何阶段出现凝集,则试验无效。先从红细胞上移除 IgG 抗体可能对试验是有帮助的。

【注意事项】

(1)在临床输血中弱 D 型个体输注 RHD 阳性红细胞后可产生抗 D 抗体。所以受血者(患者)为弱 D 型,作 Rh 阴性论,应输注 Rh 阴性血液;供血者(献血者)为弱 D 型者,应作 Rh 阳性论,不应当输血给 Rh 阴性的受血者。

(2)在选用 IgM 和 IgG 抗 D 试剂时,所选用的抗 D 应能尽可能多的识别不同 D 表位。其中 $D^{Ⅳ}$、$D^{Ⅴ}$、$D^{Ⅵ}$ 表位被认为是必须可识别的。

(3)中国人 RhD 阴性群体中约有 10% N30% 的个体是 Del 表型。这类表型的个体在受到 D 抗原免疫刺激时,几乎不产生应答。Del 表型的鉴定请参见本章第四节中吸收试验和放散试验。

(4)对于"部分 D"表型个体,由于缺失 D 抗原的一部分抗原表位,表现为与某些单克隆抗 D 不凝集而与另外的单克隆抗 D 试剂发生凝集。进一步鉴定其带有或缺失的 RhD 表位,需使用一组分别针对不同 D 表位的特殊抗 D 抗体。例如:DIACAST 公司的 D-Screen 试剂盒,是一组针对 RhD 蛋白不同表位的单克隆抗 D 试剂。有些部分 D 表型的个体,如 $D^{Ⅵ}$ Ⅲ 表型,可产生缺乏其表位的抗 D 抗体,$D^{Ⅵ}$ Ⅲ 型妇女与 Rh 阳性丈夫生育的婴儿可能发生新生儿溶血病。

第三节　其他血型鉴定

一、MN 血型定型

【原理】

根据红细胞膜表面是否具有 M 抗原和(或)N 抗原,可将 MN 血型系统分为 M 型、N 型和 MN 型 3 种表现型。利用红细胞凝集试验,可准确鉴定 MN 血型。免疫性抗 M、抗 N 抗体能引起早产、死胎、新生儿溶血病及配血不合等。

【样本】

抗凝或不抗凝的血液标本都可以用于 MN 血型定型。红细胞可以悬浮于自身血清、血浆、盐水中或洗涤后悬浮于盐水中。

【试剂】

(1)抗 M 血清。

（2）抗 N 血清。

【操作】

（1）加 1 滴抗 M 试剂到一支洁净试管，并做好标记。

（2）加 1 滴抗 N 试剂到一支洁净试管，并做好标记。

（3）向以上两支试管中分别加 2%～5% 的受检者红细胞悬液 1 滴。

（4）轻轻混匀，置室温中 5～15 分钟，通常（900～1000）×g 离心 15 秒。

（5）观察并记录反应结果。

【结果判定】

待检红细胞仅与抗 M 试剂凝集，与抗 N 不凝集，判断为 MM 血型；与抗 M 不凝集，仅与抗 N 试剂发生凝集，判断为 NN 血型；红细胞既与抗 M 凝集，也与抗 N 凝集判定为 MN 血型。

二、PIPk 血型定型

【原理】

当 P1/P2 表型被证实是由 A4GALT 基因外显子 2a 中的一个多态性所确定后，2010 年国际输血协会（ISBT）将原来的 P 血型系统重新命名为 PIPk 血型系统，该系统包括 P1 Pkl 和 PIPk2 两种抗原（即原来的 Pl 抗原和 Pk 抗原）。临床上使用抗 P1 试剂将红细胞分成 P1Pkl 和 P1Pk2 两种抗原（抗 Pl 阳性和抗 Pl 阴性）。我国汉族人群 P1Pk1 占 39.67%，PIPk2 占 60.33%。

【样本】

抗凝或不抗凝的血液标本都可以用于 PIPk 血型定型。红细胞可以悬浮于自身血清、血浆、盐水中或洗涤后悬浮于盐水中。

【试剂】

（1）抗 P1 试剂。

（2）已知 PIPk1 和 PIPk2 血型的 2%～5% 的红细胞悬液。

【操作】

（1）加 1 滴抗 P1 分型试剂到一支洁净试管，并标记为受检者。

（2）加 1 滴抗 P1 试剂到一支洁净试管，并标记为 PIPk1 对照。

（3）加 1 滴抗 P1 试剂到第三支洁净试管，并标记为 PIPk2 对照。

（4）分别向以上三支试管滴加受检者红细胞、PIPk1 和 PIPk2 红细胞悬液各 1 滴。

（5）放置室温中 5～15 分钟。通常（900～1000）×g 离心 15 秒。

（6）观察凝集，并记录实验结果。

【结果判定】

PIPk1 对照管凝集，P1Pk2 对照管不凝集；受检红细胞凝集者为 PIPk1 表型；PIPk1 对照应管凝集，PIPk2 对照管不凝集；受检红细胞不凝集者为 PIPk2 表型。

【注意事项】

（1）PIPk 血型鉴定应注意控制反应时间在 5～15 分钟，太长容易出现假阳性。

（2）抗 P1 常属冷凝集素 IgM，4℃ 为最适反应温度，偶尔可引起输血反应。

第四节　血型血清学常用检查方法

一、抗球蛋白试验

抗球蛋白试验（AGT）又称 Coombs 试验，是检查红细胞上是否致敏有 IgG 抗体（直接抗球蛋白试验）或血清中是否存在 IgG 抗体（间接抗球蛋白试验）的一种经典方法。当血清或血浆中的 IgG 抗体致敏到红细胞上，或红细胞膜上本身就致敏有抗体，通过加入抗人球蛋白（antihumanglobulin，AHG）的"桥连"作用，使红细胞表面的 IgG 抗体与抗人球蛋白抗体发生特异性反应，形成肉眼可见的红细胞凝集。抗人球蛋白除可以测定红细胞上 IgG 抗体外，也可以测定补体组分（C3、C4）。所谓多特异性 AHG，即包括抗 IgG 和抗 C_3 抗体。

（一）直接抗球蛋白试验

【原理】

利用抗球蛋白可与体内已被 IgG 抗体或补体致敏的红细胞产生凝集反应，用于检查红细胞膜上是否已被 IgG 抗体所致敏。直接抗球蛋白试验（direct antiglobulin test，DAT）常用于新生儿溶血病（胎儿红细胞被母亲血型抗体致敏）、溶血性输血反应（输入的不相合红细胞被受血者不完全抗体致敏）、自身免疫性溶血性贫血（患者红细胞被自身抗体致敏）以及药物诱导产生的自身抗体（由甲基多巴类药物、青霉素等所致）的检测。

【试剂与器材】

1.抗人球蛋白（AHG）试剂

多特异性抗球蛋白试剂，或抗-IgG 和抗 C3d。

2.对照试剂

盐水或 6% 清蛋白。

3.其他

IgG 致敏的试剂红细胞。

【操作】

（1）将 EDTA 抗凝的血样用生理盐水配制成 2%～5% 的红细胞。

（2）向测定管和对照管中分别加入 1 滴 2%～5% 红细胞悬液。

（3）生理盐水洗涤 3～4 次，最后一次洗涤，除尽上清液。

（4）立即向测定管中加入抗球蛋白试剂 1 滴，向对照管中加入 1 滴盐水或 6% 清蛋白，混匀。

（5）（900～1000）×g 离心 15 秒。

（6）观察凝集情况，评分并记录结果。

（7）若测定管中未观察到凝集，向含有抗球蛋白试剂的试管中加入 IgG 致敏红细胞，（900～1000）×g 离心 15 秒，观察并记录结果，确认阴性结果的有效性。

【结果判定】

（1）立即离心测定管出现凝集，而盐水或 6% 清蛋白对照管未出现凝集，直接抗球蛋白试验（DAT）为阳性。

（2）如果盐水或 6％清蛋白对照管在离心后出现凝集，则实验结果无效。

（3）如果实验过程中未观察到凝集，加入 IgC 致敏红细胞后发生凝集，则 DAT 为阴性。如果 IgC 致敏细胞不凝集，阴性结果无效，需重复试验。

【注意事项】

（1）在有激活的补体存在的情况下，可使用单特异性 AHG 试剂。

（2）进一步确认致敏在被检红细胞上的是 IgG 或是补体，可采用单特异性抗 IgG 和抗 C3dg。

（3）DAT 阴性不一定证明红细胞上没有结合球蛋白分子，多特异性和单特异性抗 IgG 试剂的检测灵敏度可达 150～500 个 IgG 分子/红细胞，但患者体内红细胞上 IgG 包被数即使低于此水平，仍会发生自身免疫性溶血性贫血。

（4）盐水或 6％清蛋白对照管出现凝集，提示可能存在冷自身凝集素或温反应性 IgM/IgG 抗体导致的自发凝集。37℃孵育红细胞或用温（37℃）盐水洗涤，可消除冷自身抗体的反应。自身凝集需要用二硫苏糖醇（DIT）或 2-氨乙基异硫脲溴化物（AET）处理红细胞。

（5）初检可只用多特异性抗球蛋白试剂。如果 DAT 阴性，不需要后续试验。如果 DAT 阳性，再用单特异性试剂（抗-IgG 和抗补体）做 DAT，以确定是何种球蛋白。

（6）脐血标本中含有华通胶，可能需增加洗涤次数。

（7）可用柱凝集卡（抗-IgG 卡）进行 DAT。在进行柱凝集试验时需注意样本中尽量不含凝块、纤维蛋白，以避免假凝集。

（二）间接抗球蛋白试验

【原理】

间接抗球蛋白试验（indirect antiglobulintest，IAT）是一种检测血清中不完全抗体或补体的方法，即用已知抗原表型的红细胞测定受检血清中是否含有相应的不完全抗体（IgG 抗体），或用已知特异性的抗血清测定受检红细胞上是否含有相应抗原。本试验常用于血型鉴定、抗体的筛查和鉴定、输血前交叉配血试验以及其他特殊研究。

【试剂与器材】

（1）生理盐水。

（2）抗人球蛋白（AHG）试剂，可按需要，使用多特异性或单特异性抗 IgG。

（3）O 型抗筛细胞。混合 O 型抗筛细胞只能用于献血者检测。患者样本必须使非混合细胞。

（4）生理盐水配制的 2％～5％献血者红细胞悬液。

（5）IgG 致敏的试剂红细胞。

【操作】

（1）向正确标记的试管中加 2 滴血清或血浆。

（2）每管中，加 2％～5％试剂 O 型红细胞盐水悬液或献血者红细胞悬液 1 滴，混匀。

（3）（900～1000）×g 离心 15 秒，观察溶血和凝集情况，评分并记录结果。

（4）37℃孵育 30～60 分钟。

（5）（900～1000）×g 离心 15 秒，观察溶血和凝集情况，评分并记录结果。

（6）生理盐水洗涤红细胞 3 次或 4 次,最后一次洗涤尽量移除上清。

（7）向红细胞扣里加入 AHG,充分混匀。

（8）(900～1000)×g 离心 15 秒,观察凝集,评分并记录结果。

（9）加入 IgG 致敏的试剂红细胞确认阴性结果的有效性。

【结果判定】

（1）37℃孵育后,出现凝集/溶血为阳性结果。

（2）加 AHG 后,出现凝集为阳性结果。

（3）初次离心未观察到凝集,加 IgG 致敏红细胞后,离心出现凝集为阴性结果。

（4）如果加入的 IgC 致敏的试剂红细胞离心后未凝集,阴性结果无效,试验需重做。

【注意事项】

（1）质控输血前对不规则抗体的检测实验,需每日使用弱抗体进行监控。质控血清可用 6％牛清蛋白稀释定型用抗血清试剂至 IAT 反应 2＋强度,也可用人源 IgG 抗体。

（2）在间接抗球蛋白试验中,可使用清蛋白、低离子强度溶液(LISS)、PEC 来加快并增强抗原-抗体反应。加 22％牛清蛋白后,37℃孵育时间为 15～30 分钟;加 LISS 后,孵育时间为 10～15 分钟;加 4 滴 20％ PFC 后,孵育时间为 15 分钟。加 PEG 的实验,37℃孵育后没有直接离心看结果这一步,因为红细胞无法重悬。

（3）可使用单特异性抗 IgG 试剂替代多特异性 AHG,以避免结合 C3 的自身抗体造成不必要的阳性反应。

（4）使用 PEG 时,由于血清球蛋白浓度提高,会出现血清蛋白沉淀现象。当 IgG 致敏红细胞不反应或反应很弱时,这一问题会很明显。在 AHG 速质中,至少 4 洗红细胞,并充分摇匀、重悬红细胞通常可防止问题发生,或者不加 PEG 的方法重复一次实验。

（5）操作步骤 6～9 需连续完成,不可中断。

二、唾液中 ABH 血型物质测定

【原理】

约 78％的个体带有 Se 基因,可分泌水溶性 ABH 抗原至除脑脊液外的体液中。这种分泌型抗原可通过 ABH 抗血清对唾液的抑制试验来检测。

【试剂与器材】

（1）唾液的留取:在小烧杯或广口试管中收集唾液 5～10ml。大多数人可在几分钟内积累到这一数量。为促进唾液分泌,可嚼石蜡或干净的橡皮圈,但不要嚼口香糖或含糖/蛋白的物品。(900～1000)×g 离心 8～10 分钟,将上清液转移至一干净试管,沸水浴 8～10 分钟,灭活唾液酶。(900～1000)×g 离心 8～10 分钟,收集透明或略带乳白色的上清液。用等量生理盐水稀释上清液。如果样本采集当天不进行试验,应将样本放于-20℃冻存。冻存样本可保持活性数年之久。

（2）人(多克隆)抗 A 和抗 B 试剂。

（3）荆豆来源的市售抗-H 凝集素或用荆豆种子盐水抽提物制备的抗-H。

（4）A_1、B、O 型红细胞。

（5）来自已知分泌型和非分泌型个体的冷冻/新鲜唾液,分别作为阳性和阴性对照。

【操作】

(1)倍比稀释要用的分型试剂:检测 A 物质用抗 A、检测 B 物质用抗 B、检测 H 物质用抗-H。

(2)每 1 滴稀释的分型试剂,分别加入对应的 2%~5%红细胞(A、B、O)盐水悬液 1 滴。1000×g 离心 15 秒,肉眼观察凝集情况,选择凝集强度 2+的最高稀释度。

(3)在 4 支试管中各加 l 滴正确稀释的定型试剂。检测 ABH 抗原,试管上标记"分泌""非分泌""盐水"和"待检"。

(4)向"分泌""非分泌"和"待检"管中各加 1 滴对应分泌型个体的唾液,在"盐水"管中加 1 滴盐水。

(5)混匀,室温孵育 8~10 分钟。

(6)根据检测的目标抗原,每管中加 1 滴 2%~5%洗涤过的指示红细胞悬液(A、B、O)。

(7)混匀,室温孵育 30~60 分钟。

(8)(900~1000)×g 离心 15 秒,肉眼观察细胞扣凝集情况。

【结果判定】

指示红细胞被抗体凝集,说明唾液中没有相应抗原。指示细胞不被抗体凝集,说明唾液中含有相应抗原。盐水对照管中的抗体不能凝集指示红细胞,说明实验无效。无效实验通常说明试剂被过度稀释,需重新确定适宜的稀释度,再重复试验。

【注意事项】

之前已检测过的分泌(Se)和非分泌个体的唾液可分别作为阳性和阴性对照。已知分泌/非分泌型个体的唾液可分装冻存,以备后用。

三、吸收试验

【原理】

血清中的抗体可以通过表达相应抗原的红细胞吸收除去。抗体被吸收后,分离血清和细胞,相应的抗体仍结合在红细胞上。通过放散试验,可收集结合的抗体。检测吸收后的血清,可鉴定吸收后剩余的抗体。吸收试验常用于:分离多抗体血清;吸收自身抗体,以检测可能被掩盖的同种抗体;制作血清试剂时,除去不要的抗体(通常是抗 A、抗 B);用已知特异性的抗血清,通过吸收试验证明红细胞上存在相应抗原;用已知抗原表型的红细胞,通过吸收试验可证明抗体的特异性。

【试剂与器材】

(1)待吸收的血清或血浆。

(2)(自体或异源)红细胞,应有待吸收抗体所对应的抗原。

【操作】

(1)盐水洗涤红细胞至少三次。

(2)红细胞末次洗涤后,(800~1000)×g 离心至少 5 分钟,尽量除尽上清液。残余盐水可用滤纸条吸尽。

(3)混匀适量体积的压积红细胞和血清,在适宜的温度下孵育 30~60 分钟。

(4)孵育过程中,定时混匀血清和细胞。

(5)红细胞(800～1000)×g 离心 5 分钟。如有条件,在孵育温度下离心,防止抗体从红细胞膜上解离。

(6)将上清液(被吸收的血清)转移至干净的试管。如要放散液,保留红细胞。

(7)取部分吸收后的血清反应,和保留的未用过的吸收红细胞反应,以检查是否所有抗体都被吸收。

【结果判定】

如果吸收后血清仍有活性,证明抗体未被完全吸收。血清不反应,证明抗体被完全吸收。

【注意事项】

(1)压积红细胞和血清可按等体积加入,也可根据实际情况,加大红细胞或血清的量。IgG 抗体的最适吸收温度为 37℃,IgM 抗体的最适吸收温度为 4℃。

(2)如果红细胞和血清的接触面积较大,吸收会更有效。推荐使用大口径试管(13mm 以上)。

(3)抗体要完全除尽,可能需多次吸收。但每增加一次吸收,血清被稀释的可能性会增加,未被吸收的抗体会减弱。

(4)重复吸收时,要用新的红细胞,而非之前吸收过的红细胞。

(5)对于耐酶处理的抗原,可用酶处理红细胞,以增强对相应抗体的吸收。

四、放散试验

【原理】

红细胞上的抗原与血清中抗体在适合条件下发生凝集或致敏,这种结合是可逆的,如改变某些物理条件,抗体又可从结合的细胞上放散,再以相应的红细胞鉴定放散液内抗体的种类并测定其强度,用以判定原来红细胞上抗原的型别。这种方法常用于 ABO 亚型的鉴定、全凝集或多凝集红细胞的定型、类 B 的鉴定以及新生儿溶血病的诊断等。

放散试验的方法很多,ABO 血型新生儿溶血病的 IgG 抗 A、抗 B 以及 IgM 血型抗体以热放散法为常用。Rh 血型 IgG 抗体以乙醚放散法为常用。

1.热放散法

【试剂与器材】

(1)直接抗球蛋白试验(DAT)阳性红细胞,用大量盐水洗涤 4～6 次。

(2)待放散红细胞末次洗涤的盐水上清。

(3)6％牛清蛋白。

【操作】

(1)在 13mm×100mm 的试管中,加等体积洗涤后的压积红细胞和 6％牛清蛋白,混匀。

(2)56℃,孵育 10 分钟。孵育期间,定时摇动试管。

(3)(900～1000)×g 离心 2～3 分钟。

(4)立即转移上清放散液至一新试管,和红细胞末次洗涤的盐水上清平行试验。

【注意事项】

对于冷抗体,红细胞应用冷盐水洗涤,防止结合的抗体在放散前解离。

2.乙醚放散法

【试剂与器材】

(1)受检者血清。

(2)相应抗原的红细胞(抗凝血)。

(3)乙醚(分析试剂)。

(4)AB 型血清。

【操作】

(1)取具有相应抗原的抗凝血,离心后吸去血浆,加大量生理盐水,洗涤 3 次.离心,取压积红细胞备用。

(2)将适量的受检者血清和压积红细胞混匀后,放在适当的温度中 1 小时,在此期间要摇匀 1～2 次。

(3)(800～1000)×g 离心 5 分钟,将上清液吸出另放 1 管,鉴定上清液中的抗体,以判断待检血清除被吸收的抗体外,是否还有其他血型抗体。

(4)将红细胞用盐水洗涤 3 次,离心压积红细胞。

(5)取 1 体积压积红细胞,加 1 体积 AB 型血清或生理盐水、2 体积乙醚,用力颠倒振摇 1 分钟,然后以(900～1000)×g 离心 3 分钟。

(6)离心后即分成 3 层,最上层是乙醚,中层是红细胞基质,下层是具有抗体的放散液,其色深红。

(7)用清洁的吸管吸出放散液。若有混浊,可再离心 1 次。

(8)将放散液放置 37℃水浴中 10 分钟,除尽乙醚。

(9)(900～1000)×g 离心 2 分钟,取上层深红色放散液鉴定抗体。

【注意事项】

本试验适用于鉴定 Rh 抗体。最大优点用于检查获得性溶血性贫血,此类患者的红细胞为直接抗球蛋白试验阳性,说明在体内已有自身抗体吸附在红细胞上。这种抗体常常有 Rh 特异性。

五、血型抗体效价测定

【原理】

血型效价测定(又称效价滴定)是一种半定量方法,用来确定血清中抗体的浓度或比较红细胞表面抗原表达强度差异。血型抗体效价滴定常用于以下情况:发生胎母同种免疫时,检测孕妇体内抗体的活性;判断自身抗体特异性;鉴别高效价低亲合力抗体,Knops、Chido/Rodgers、Csa、JMH 抗体常表现此特性;观察巯基还原剂对抗体活性的影响,以判断免疫球蛋白的种类(IgG 或 IgM)。

【试剂与器材】

(1)待滴定血清或血浆。

(2)2％～5％表达相应抗原的红细胞生理盐水悬液。

(3)生理盐水(也可用清蛋白作稀释液)。

【操作】

(1)根据血清稀释度标记 10 支试管(比如 1∶1、1∶2 等)。1∶1 代表 1 体积未稀释血清；1∶2 代表 1 体积血清被稀释至 2 体积或 50％的血清稀释液。

(2)除第 1 管(未稀释,1∶1)外,每支试管中加 1 体积盐水。

(3)前两管(未稀释和 1∶2)中,各加 1 体积血清。

(4)用干净的吸管,混匀 1∶2 中的液体数次,转移 1 体积至下一支试管(1∶4)。

(5)重复相同的步骤,直至完成所有稀释,每次使用干净的吸管混匀并转移液体。从最后一管中吸出 1 体积稀释过的血清并留存,以备后续稀释使用。

(6)按稀释度标记 10 支试管。

(7)从每个稀释过的血清中转移 2 滴至对应标记的试管,每个稀释度使用一支独立的吸管。每管加 2 滴 2％红细胞悬液。也可加试剂商提供的 3％～4％的红细胞悬液 1 滴,但这种方法不够精确。

(8)充分混匀,根据抗体性质,用合适的血清学技术检测。

(9)肉眼观察结果,打分并记录。前带效应可能会造成稀释度低的血清反应比稀释度高的血清弱。如果要避免结果误读,最好先观察稀释度最高的试管,依次判读,直至未稀释样本管。

【结果判定】

观察肉眼凝集 1＋的最高稀释度。效价用稀释度的倒数表示(如 32,而不是 1/32 或 1∶32)。如果稀释度最高的血清仍有凝集,说明还未到达反应终点,应继续稀释并检测。

【注意事项】

(1)在比较研究中,效价相差 3 个或 3 个以上稀释度,为显著差异。技术差异和生物固有的可变性会导致重复试验的结果升高或降低 1 个稀释度。比如,血清中抗体的真实效价为 32,在重复试验中,终点可能出现在 1∶32、1∶64 或 1∶16 的试管中。

(2)如果不评估凝集强度,效价值就会引起误解。可以给观察的凝集强度打分,滴定试验中所有试管的分数总和为最终分数,这是另一种测量抗体活性的半定量方法。不同的样品相差 10 分或以上,可以粗略地判定两者的分数有显著差异。

(3)高效价低亲合力抗体的效价通常大于 64,而且大部分试管表现出一致的弱反应。

(4)大体积比小体积测量准确。同一组试验中,大量稀释得到的结果比每个实验分别稀释的结果更可靠。要计算所有试验需要的体积,每个稀释度都要准备足够的量。

(5)移液很关键。推荐使用可更换吸头的移液器。

(6)检测用红细胞的年龄、表型和浓度会影响结果。

(7)孵育的最适时间和温度、离心的时间和转速都要保持一致。

(8)如果要比较多个含抗体血清的效价,所用红细胞(最好新鲜采集)应来自同一献血者。如果没条件,应用来自相同表型献血者的混合试剂红细胞完成试验。样本只有同时做检测,比较才有效。

(9)如果一份血清要和不同的红细胞样本反应,所有红细胞都应采用相同的采集和保存方法,并稀释到相同的浓度。所有试验都应来自同一份母液。样本只有同时做检测,比较才有效。

六、聚凝胺试验

【原理】

聚凝胺试验(polybrene)使用低离子介质(LIM)加速 IgG 型抗体与红细胞之间的反应速度。聚凝胺作为一种碱性分子可以和红细胞表面的酸性糖分子结合,在离心力的作用下聚凝胺使红细胞相互靠近,使得已经结合在红细胞表面的 IgG 抗体分子可以在不同的红细胞之间搭桥。然后加入重悬液,使得聚凝胺的作用被消除。被聚凝胺凝集起来的红细胞,此时会渐渐散开,但已经被 IgG 抗体分子搭桥连接起来的红细胞不会散开,以此检测血清或血浆中存在的血型抗体。本试验具有敏感性高及快速等优点,已应用于血型检查、抗体筛选和鉴定、交叉配血试验。聚凝胺试剂目前国内市场有售。

【试剂与器材】

(1)低离子介质(LIM)。

(2)Polybrene 试剂。

(3)2%～5% 已知抗原的红细胞生理盐水悬液。

(4)重悬液。

【操作】

(1)小试管中加入待检血清 2 滴和 1 滴 2%～5% 红细胞悬液。

(2)立即以 1000×g 离心,观察结果。如果阴性则继续试验;如果阳性,需分析原因排除干扰后继续后续试验。

(3)加 0.6ml LIM 试剂,室温放置 1 分钟。

(4)加入 2 滴 polybrene 试剂,立即以 1000×g 离心 1 分钟,弃去试管中液体,轻摇试管,肉眼判断红细胞凝集情况。如果有凝集出现则继续操作。如果没有凝集出现则该试验无效。

(5)加入 1 滴重悬液,轻摇试管,肉眼观察结果。

【结果判定】

1 分钟内凝集消失为聚凝胺试验阴性,1 分钟内凝集不消失为聚凝胺试验阳性。

【注意事项】

(1)通常情况下,使用低离子强度溶液(LISS)法和 LIM 试剂作为缩短抗原-抗体的反应时间是同时有效的。

(2)加入重悬液后,应尽快观察结果,以免弱反应消失。

(3)肝素会中和聚凝胺的作用,应避免用肝素抗凝的血样。

(4)聚凝胺方法不适合 Kell 系统抗体的检测,所以对阴性结果需进行抗球蛋白试验,以免漏检。黄种人中 Kell 系统抗体极罕见。

第六章　尿液检验

第一节　尿液标本的采集与处理

一、尿液标本种类和收集

实验室应制定并实施正确收集和处理尿标本的指导手册,并使负责收集尿标本的人员方便获得这些资料或向患者告知收集说明。有关尿液标本种类和收集方法请参见卫生行业标准WS/T 348-2011《尿液标本的收集及处理指南》和 CLSI 指南 GP-16 A3《Uri-nalysis》的要求。尿液标本收集注意事项如下:

1.标本留取时间

(1)收集常规尿液分析的尿标本:应留取新鲜尿,以清晨第一次尿为宜,较浓缩,条件恒定,易检出异常,便于对比。

(2)收集急诊患者尿液分析的尿标本:可随时留取(随机尿)。

(3)收集特殊检验尿液分析的尿标本

1)收集计时尿标本:应告知患者留尿起始和终止时间;留取前应将尿液排空,然后收集该时段内(含终止时间点)排出的所有尿液。

2)收集使用防腐剂的尿标本:应建议患者先将尿液收集于未加防腐剂的干净容器内,然后小心地将尿液倒入实验室提供的含防腐剂容器中。

3)收集多项检测尿标本:应针对不同检测项目分别留取尿标本(可分次留取,也可一次留取分装至不同容器中)。

4)收集特定时段内尿标本:尿液应保存于 2～8℃ 条件下。

5)收集时段尿尿标本:如总尿量超过单个容器的容量时,须用两个容器,检测前必须充分混匀两个容器内的尿液,最常用的方法是在两个尿容器之间来回相互倾倒尿标本;第二个容器收集的尿量一般较少,故注意加入防腐剂的量相应减少。

6)收集卧床导尿患者的尿标本:将尿袋置于冰袋上;如患者可走动,应定期排空尿袋,将尿液存放在 2～8℃ 条件下。

2.标本收集容器

应清洁、无渗漏、无颗粒;制备容器的材料与尿液成分不发生反应;容器和盖均无干扰物质附着,如清洁剂等;容器的容积一般应≥50ml,收集 24 小时尿标本的容器的容积应为 3L 左右;容器口应圆形,直径应≥4cm;容器底部应较宽,适于稳定放置;容器盖应安全、密闭性好而又易于开启;推荐使用一次性容器;收集微生物检查标本容器应干燥无菌。

3.标本容器标识

尿标本容器的标签材料应具有置于冰箱后仍能黏牢的特性；应在容器上粘贴标签，不可只粘贴于容器盖上；标签提供的信息应至少包含：①患者姓名；②唯一性标志；③收集尿液的日期和时间；④如尿标本加入防腐剂应注明名称，并加上防腐剂如溢出可对人体造成伤害的警示内容(还需口头告知患者)。

4.标本留取书面指导

至少应包括：①洗手清洁：患者留取标本前要洗手，并实施其他必要的清洁措施；②信息核实：交给患者的尿液收集容器应贴有标签，并要求核对患者姓名；③最少留取量：留取所需检验项目的最小尿标本量(还需口头告知患者)；④避免污染和干扰源：如避免污染经血、白带、精液、粪便、烟灰、糖纸等；避免光照影响尿胆原等化学物质分解或氧化；⑤容器加盖：防止尿液外溢；⑥记录标本留取时间。

二、尿液防腐与保存

通常，尿标本采集后应在 2 小时内完成检验，避免使用防腐剂；如尿标本不能及时完成检测，则宜置于 2~8℃条件下保存，但不能超过 6 小时(微生物学检查标本在 24 小时内仍可进行培养)。根据检测项目特点，尿标本可采用相应的防腐剂防腐，而无须置冰箱保存。

选择适当的防腐剂。有多种防腐剂适用于该分析时，应选择危害性最小的防腐剂。常用尿液防腐方法见表 6-1。

表 6-1　常用尿液防腐方法

类型	说明	用途
甲醛	每 0.1l 尿加入 400g/L 甲醛 0.5ml	用于管型、细胞检查；甲醛具还原性，不适于尿糖等化学成分检查
硼酸	每升尿加入约 10g 硼酸	在 24h 内可抑制细菌生长，可有尿酸盐沉淀。用于蛋白质、尿酸、5-羟吲哚乙酸、羟脯氨酸、皮质醇、雌激素、类固醇等检查；不适于 pH 检查
甲苯	每 0.1l 尿加入 0.5ml 甲苯	用于尿糖、尿蛋白检查
盐酸	每升尿加入 10ml 浓盐酸	用于钙、磷酸盐、草酸盐、尿 17 酮类固醇、17 羟类固醇、肾上腺素、儿茶酚胺等检查；因可破坏有形成分，沉淀溶质及杀菌，故不能用于常规筛检
碳酸钠	24h 尿中加入约 4g 碳酸钠	用于卟啉、尿胆原检查；不能用于常规筛检
麝香草酚	每 0.1l 尿加入 0.1g 麝香草酚	用于有形成分检查

三、检验后尿液标本的处理

1.尿标本

应按生物危害物处理，遵照各级医院规定的医疗废弃物处理方法进行处理。

2.一次性使用尿杯

使用后置入医疗废弃物袋中,统一处理。

3.尿容器及试管等器材

使用后可先浸入消毒液(如0.5％过氧乙酸、5％甲酚皂液等)浸泡消毒12～24小时后再处理。

第二节　尿液理学检验

一、尿量

使用量筒或其他带刻度的容器直接测定尿量。

个体尿量随气候、出汗量、饮水量等不同而异。一般健康成人为1.01～1.5L/24h,即1ml/(h·kg);小儿如按体重(kg)计算尿量,则较成人多3～4倍。

1.增多见于

(1)生理性:饮水过多,饮浓茶、咖啡、乙醇类或精神紧张等。

(2)病理性:常见于糖尿病、尿崩症、慢性肾炎和神经性多尿等。

2.减少见于

(1)生理性:饮水少和出汗多等。

(2)病理性:常见于休克、脱水、严重烧伤、急慢性肾炎、心功能不全、肝硬化腹水、流行性出血热少尿期、尿毒症和急慢性肾衰竭等。

二、尿液颜色

根据观察到的尿颜色进行报告。

正常尿颜色:因尿含尿色素可呈淡黄色。尿液浓缩时,颜色可呈深黄色,并受某些食物及药物的影响。

病理性尿颜色:凡观察到尿液呈无色、深黄色、浓茶色、红色、紫红色、棕黑色、绿蓝色、乳白色等,均应报告。浓茶样深红色尿可见于胆红素尿;红色尿见于血尿、血红蛋白尿;紫红色尿见于卟啉尿;棕黑色尿见于高铁血红蛋白尿、黑色素尿;绿蓝色尿见于胆绿素尿和尿蓝母;乳白色尿可能为乳糜尿、脓尿。

三、尿液透明度

根据尿的外观理学性状,将尿液透明度分为"清晰透明、微浑、浑浊、明显浑浊"4个等级。

浑浊尿的鉴别步骤为:①加热:浑浊消失,为尿酸盐结晶;②加入醋酸数滴:浑浊消失且产生气泡,为碳酸盐结晶;浑浊消失但无气泡,为磷酸盐结晶;③加入2％盐酸数滴:浑浊消失,为草酸盐结晶;④加入10％氢氧化钠数滴:浑浊消失,为尿酸结晶;呈现胶状,为脓尿;⑤在1份尿液中,加入乙醚1份和乙醇2份,振荡,浑浊消失,为脂肪尿;⑥尿液经上述处理方法后:仍呈浑浊,多为菌尿。

第三节　尿液化学检验

一、尿液干化学分析

(一)临床表现尿液干化学分析仪

尿液干化学分析仪由机械系统、光学系统和电路系统3部分组成。采用反射光度法原理对配套尿干化学试带进行检测,发生化学反应产生颜色变化的试带,被波长不同的发光二极管照射后,产生反射光,反射光由光电管接受,光信号转化成为电讯号,电讯号传送至模拟数字转换器,转换成数值,经微处理控制器处理,自动显示结果。

使用尿液干化学分析仪应注意如下问题:

1.检验人员有合格的能力

检验人员必须经规范培训合格才能上岗,上岗前必须仔细阅读仪器说明书,了解仪器的测定原理,熟悉操作方法、校正方法、仪器日常维修和保养要求等。

2.仪器校正带校准

部分仪器开机后虽会自动校正,但应每天用仪器自带的校正带进行测定,观察测定结果与校正带标示结果是否一致,只有完全一致才能证明仪器处于正常运转状态,同时记录测定结果。

3.保持仪器洁净

如尿液污染,应立即进行清除。

4.执行日常保养

按厂商规定,定期对仪器光学部分和机械部分进行保养。

5.使用配套专用试带

不同型号仪器应使用各自相应的尿试带。

6.操作温度

检测时,仪器、尿干化学试带和标本的最佳温度为 $20\sim25\,^\circ\mathrm{C}$ 。

(二)尿液干化学分析试带

1.试带法常用检验项目

【原理】

尿液干化学试带是以滤纸为载体,将各种试剂成分浸渍后干燥,作为试剂层,固定在塑料底层上,并在表面覆盖一层起保护作用的尼龙膜,通常能检测 $8\sim11$ 项尿化学试验。

试带法尿酸碱度(pH)、蛋白质、葡萄糖、酮体、隐血、胆红素、尿胆原、亚硝酸盐、比密、白细胞酯酶和维生素C测定的原理、参考区间和分析灵敏度见表6-2。

【操作】

按仪器说明书操作半自动或全自动尿液干化学分析仪。

表 6-2　尿试带法检验项目的原理、参考区间和分析灵敏度

项目	原理	参考区间	分析灵敏度
酸碱度(pH)	双指示剂系统	4.5～8.0	5.0～9.0
蛋白质(mg/L)	指示剂蛋白质误差	阴性	60～150
葡萄糖(mg/L)	葡萄糖氧化酶-过氧化物酶偶联酶反应	阴性	400～1250
酮体(mg/L)	硝普钠反应	阴性	50～10
隐血:①Hb:(mg/L);②RBC:(个/μl)	血红素的类过氧化物酶活性	阴性	①0.2～0.6;②5～20
胆红素(mg/L)	偶氮耦合反应	阴性	4～8
尿胆原(mg/L)	偶氮反应或改良 Ehrlich 反应	阴性或弱阳性	2～10
亚硝酸盐(mg/L)	偶氮耦合反应	阴性	0.5～0.6
比密	尿中离子溶质引起多聚电解质释放质子	随机尿标本 1.003～1.030;晨尿>1.020;新生儿 1.002～1.004	1.000～1.030
白细胞酯酶(白细胞:个/μl)	偶氮耦合反应	阴性	5～25 个
维生素 C(mg/L)	维生素 C 还原试带中染料	阴性	200

注:不同厂家尿干化学试带的检测原理、分析灵敏度不尽相同

【注意事项】

(1)干扰因素:试带法检测结果的干扰因素见表 6-3。

表 6-3　影响尿试带结果的因素

项目	假阴性结果	假阳性结果	说明
pH	甲醛溶液	-	尿试带蛋白区溢出时 pH 降低
蛋白质	不能检出球蛋白、免疫球蛋白轻链;色素尿	碱性尿(pH 9)、季铵类清洁剂、氯己定(洗必泰)、聚乙烯吡咯烷酮(血液代用品)	
葡萄糖	维生素 C、尿路感染	氧化型清洁剂、次氯乙酸	出现酮体时试验灵敏度降低;比密增高时试验灵敏度降低;新试剂使维生素 C 的假阴性减少
酮体	不能检出 β-羟丁酸;试带保存不当	色素尿(痕量);尿中有大量左旋多巴代谢物;2-巯基乙醇磺酸	不与 β-羟丁酸和丙酮反应;与苯丙酮酸或酞类化合物呈红色或橘红色反应,和酮体呈色不同

(续表)

项目	假阴性结果	假阳性结果	说明
隐血	甲醛；大剂量维生素C、亚硝酸盐；高比密尿；标本陈旧	氧化型清洁剂、次氯乙酸；尿路感染时微生物产生过氧化物酶	部分品牌试带因使用含碘酯盐试剂垫，排除了维生素C干扰
胆红素	尿中维生素C和亚硝酸盐浓度增高；曝光	菲那吡啶、依托度酸、大剂量氯丙嗪；素尿	出现维生素C时试验灵敏度降低；亚硝酸盐增多时试验灵敏度降低；硫酸吲哚酚对阴性和阳性结果都有干扰
尿胆原	甲醛(2g/L)；曝光	对氨基水杨酸、磺胺药、对氨基苯磺酸、非那吡啶（用非 Ehrlich 试剂）；色素尿	尿胆原缺乏不能用本试验检出
亚硝酸盐	感染细菌无亚硝酸盐还原酶、膀胱通过时间短、限制硝酸盐还原为亚硝酸盐、革兰阳性菌；饮食中无蔬菜	药物使尿呈红色或在酸性介质中尿呈红色；色素尿	因维生素C(≥250mg/L)直接和重氮盐反应形成无色产物，阻止偶联反应
比密	葡萄糖、尿素、碱性尿	酮酸、明显糖尿；放射线造影剂	注意有些新指示剂已不受非离子颗粒和造影剂影响；极碱性尿读数可降低；明显蛋白尿（>1g/L）时结果增高
白细胞酯酶	尿中四环素浓度高、维生素C、汞盐、胰蛋白酶抑制剂、草酸盐；1％硼酸；含黏液标本、含淋巴细胞标本	氧化型清洁剂、甲醛、叠氮钠；色素尿；阴道分泌物污染	葡萄糖（>30g/L）、比密和草酸浓度增高时灵敏度降低；受呋喃妥因、庆大霉素、头孢氨苄和高浓度清蛋白（>5g/L）的干扰

注：本表所收集资料来自几种商品试带的情况。个别试带因所用试剂不同，出现假阴性和假阳性的情况也不同。应注意阅读产品说明书

（2）标本要求：测定尿 pH、葡萄糖、酮体、隐血、胆红素、亚硝酸盐时，标本必须新鲜。

（3）试带保存：尿葡萄糖、胆红素试带易失效，应避光保存于室温干燥处。

（4）尿蛋白质：通常，试带法检测结果为阴性时，应再用加热醋酸法或磺基水杨酸法复查，以免漏诊阳性结果。

（5）尿隐血：由于红细胞易于沉淀，所以测试前标本必须混匀。为防止强氧化剂或某些产过氧化物酶细菌的干扰，可将尿液煮沸 2 分钟，再用试带进行检测。

【参考区间】

试带法尿 pH、蛋白质、葡萄糖、酮体、隐血、胆红素、尿胆原、亚硝酸盐、比密和白细胞酯酶测定的参考区间见表 6-2。

【临床意义】

(1)尿酸碱度:肉食者多为酸性,食用蔬菜水果可致碱性。久置腐败尿或泌尿道感染、脓血尿均可呈碱性。磷酸盐、碳酸盐结晶多见于碱性尿;尿酸盐、草酸盐、胱氨酸结晶多见于酸性尿。酸中毒及服用氯化铵等酸性药物时尿可呈酸性。

(2)尿蛋白质:分为短暂性蛋白尿,如功能性(发热、运动、充血性心力衰竭和癫痫发作等)和体位性(仅见于直立性体位),或持续性蛋白尿,如肾前性(免疫球蛋白重链和轻链分泌、肌红蛋白尿和血红蛋白尿等)、肾性(IgA 肾病、肾毒性药物所致小分子蛋白尿和进展性肾病等)和肾后性(如尿路感染、前列腺或膀胱疾病和阴道分泌物污染等)。

(3)尿葡萄糖:阳性见于糖尿病、肾性糖尿病、甲状腺功能亢进等。内服或注射大量葡萄糖及精神激动等也可致阳性反应。

(4)尿酮体:阳性见于妊娠剧吐、长期饥饿、营养不良、剧烈运动后。严重未治疗的糖尿病酸中毒患者,酮体可呈强阳性反应。

(5)尿隐血:尿隐血来自两种情况:①尿红细胞:无论试验前红细胞是否破坏,只要红细胞达到一定浓度,试带检测时均可出现隐血阳性。主要见于肾小球肾炎、尿路结石、泌尿系统肿瘤、感染等。②尿血红蛋白:即含游离血红蛋白的血红蛋白尿。正常人尿液中无游离血红蛋白。当体内大量溶血,尤其是血管内溶血,血液中游离血红蛋白可大量增加。当超过$1.00\sim1.35g/L$时,即出现血红蛋白尿。此种情况常见于血型不合输血、阵发性睡眠性血红蛋白尿、寒冷性血红蛋白尿症、急性溶血性疾病等。还可见于各种病毒感染、链球菌败血症、疟疾、大面积烧伤、体外循环、肾透析、手术后所致的红细胞大量破坏等。

(6)尿胆红素:阳性见于肝实质性及阻塞性黄疸。溶血性黄疸时,一般尿胆红素阴性。

(7)尿胆原:阴性见于完全阻塞性黄疸。阳性增强见于溶血性疾病及肝实质性病变如肝炎。

(8)尿亚硝酸:阳性见于尿路细菌感染,如大肠埃希菌属、克雷伯菌属、变形杆菌属和假单胞菌属感染。注意,亚硝酸盐结果阳性与致病菌数量没有直接关系。

(9)尿比密:增高见于少尿、急性肾炎、高热、心功能不全、脱水等;尿比密增高同时伴尿量增多,常见于糖尿病。尿比密减低见于慢性肾小球肾炎、肾功能不全、尿崩症等。连续测定尿比密比一次测定更有价值,慢性肾功能不全呈现持续性低比密尿。如临床怀疑肾小管疾病时建议采用冰点渗透压法测定尿渗量以明确诊断。

(10)尿白细胞酯酶:阳性提示尿路炎症,如肾脏或下尿道炎症,表明尿液中白细胞数量>20 个/μl;阳性也可见于前列腺炎。

(11)尿维生素 C:主要用于排除维生素 C 对干化学分析结果的干扰,阳性提示试带尿液隐血、胆红素、亚硝酸盐和葡萄糖检测结果可能为假阴性。

【注意事项】

(1)注意尿干化学分析试带测定结果与手工法化学试验测定结果的差异:如尿蛋白质试带测定的是清蛋白,对球蛋白不敏感;用葡萄糖氧化酶测定尿葡萄糖的灵敏度比班氏法高,但高浓度仅测到"3+"为止;尿胆红素试带法结果比 Hamson 法灵敏度低;尿白细胞酯酶检测白细胞只能测出有无粒细胞,而不与淋巴细胞发生反应等。

（2）尿干化学分析试带结果的确认检验：通常采用相同或更高灵敏度或特异度的相同或不同方法来检测同一物质。但是，采用相同干化学分析试带重复检测不能作为确证试验。

（3）试带法检测结果宜采用显微镜检查法来加以确认：国际上普遍认为，宜采用显微镜检查法来加以确认试带法检测结果。试带法白细胞酯酶和亚硝酸盐阳性时，宜采用病原生物学检查来排除尿路感染可能，采用显微镜检查法来确认菌尿或白细胞尿。当显微镜检查提示存在异常上皮细胞时，宜做细胞病理学检查来确认结果。疑为膀胱移行上皮细胞癌时，宜采用图像流式细胞分析法和DNA分析法来确证。

2.常用确证试验

目前，国内常用的试带法确认试验介绍如下，包括磺基水杨酸法测定尿蛋白质、Hamson法测定尿胆红素和显微镜法检查尿红细胞和白细胞（后者见本章第四节）。

（1）磺基水杨酸法尿蛋白质测定

【原理】

磺基水杨酸为生物碱试剂，在酸性环境下，其阴离子可与带正电荷的蛋白质结合成不溶性蛋白盐而沉淀。

【试剂】

1）100g/L磺基水杨酸乙醇溶液：取磺基水杨酸20g，加水至100ml，取此液与等量95%乙醇或甲醇液混合。

2）200g/L磺基水杨酸溶液：取磺基水杨酸20g，加水至100ml。

【操作】

1）加尿标本：取小试管加尿液3～5ml。

2）加试剂：加100g/L磺基水杨酸乙醇溶液3～4滴或200g/L磺基水杨酸溶液1～2滴，形成界面。

3）观察结果：如尿显浑浊，表示存在尿蛋白，浑浊深浅与尿蛋白量成正比。

4）结果判断：①阴性：尿液不显浑浊，外观仍清晰透明；②可疑（±）：轻微浑浊，隐约可见，含蛋白量约为0.05～0.2g/L；③阳性（＋）：明显白色浑浊，但无颗粒出现，含蛋白量约为0.3g/L；（2＋）：稀薄乳样浑浊，出现颗粒，含蛋白量约为1g/L；（3＋）：乳浊，有絮片状沉淀，含蛋白量约为3g/L；（4＋）：絮状浑浊，有大凝块下沉，含蛋白量≥5g/L。

【注意事项】

1）磺基水杨酸法灵敏度：0.05～0.1g/L尿。

2）浑浊尿处理：应先离心或过滤。

3）强碱性尿处理：应加5%醋酸溶液数滴酸化后再做试验，否则可出现假阴性。

4）假阳性结果：可见于有机碘造影剂、超大剂量使用青霉素；尿含高浓度尿酸或尿酸盐（出现阳性反应与尿蛋白阳性结果不同，前者加试剂1～2分钟后出现白色点状物，向周围呈毛刺状突起，并慢慢形成雾状）。

（2）Hamson法尿胆红素测定

【原理】

用硫酸钡吸附尿液中胆红素后，滴加酸性三氯化铁试剂，使胆红素氧化成胆绿素而呈绿色反应。

【试剂】

1)酸性三氯化铁试剂(Fouchet 试剂):称取三氯乙酸 25g,加蒸馏水少许溶解,再加入三氯化铁 0.9g,溶解后加蒸馏水至 100ml。

2)100g/L 氯化钡溶液。

3)氯化钡试纸:将优质滤纸裁成 10mm×80mm 大小纸条,浸入饱和氯化钡溶液内(氯化钡 30g,加蒸馏水 100ml)数分钟后,放置室温或 37℃温箱内待干,贮于有塞瓶中备用。

【操作】

1)试管法:取尿液 5ml,加入 100g/L 氯化钡溶液约 2.5ml,混匀,此时出现白色的硫酸钡沉淀。离心后弃去上清液,向沉淀物加入酸性三氯化铁试剂数滴。若显现绿色或蓝绿色者为阳性结果。

2)氯化钡试纸法:将氯化钡试纸条的一端浸入尿中,浸入部分至少 50mm 长,5~10 秒后,取出试条,平铺于吸水纸上。在浸没尿液的部位上滴加酸性三氯化铁试剂 2~3 滴,呈绿、蓝色为阳性,色泽深浅与胆红素含量成正比。

【注意事项】

1)本法灵敏度:0.9μmol/L 或 0.5mg/L 胆红素。

2)胆红素在阳光照射下易分解,留尿后应及时检查。

3)假阳性:见于尿含水杨酸盐、阿司匹林。

4)假阴性:加入 Fouchet 试剂过多,反应呈黄色而不显绿色。

二、尿本-周蛋白定性试验

(一)试验方法

1.过筛法

(1)热沉淀反应法

【原理】

本一周蛋白又称凝溶蛋白,是一种免疫球蛋白的轻链或其聚合体。此种蛋白在一定 pH 条件下加热至 40~60℃时沉淀,温度升高至 100℃时,沉淀消失,再冷却时又可重现沉淀。

【试剂】

1)200g/L 磺基水杨酸溶液。

2)2mol/L 醋酸盐缓冲溶液(pH 4.9±0.1):取醋酸钠($CH_3COONa \cdot 3H_2O$)17.5g,加冰醋酸 4.1ml,再加蒸馏水至 100ml,调 pH 至 4.9。

【操作】

1)先用磺基水杨酸法做尿蛋白定性试验:如试验阴性,则可认为尿标本中本-周蛋白阴性;如试验阳性,则继续以下试验。

2)取清晰透明的尿液 4ml 于试管中,再加入醋酸盐缓冲溶液 1ml,混匀后,放置 56℃水浴中 15 分钟。如有浑浊或出现沉淀,再将试管放入沸水中,煮沸 3 分钟,观察试管中浑浊或沉淀的变化,如浑浊变清、浑浊减弱或沉淀减少,均提示本-周蛋白阳性。若煮沸后,浑浊增加或沉淀增多,表明此尿液中还有其他蛋白质。此时,应将试管从沸水中取出,立即过滤;如滤液开始透明,温度下降后浑浊,再煮沸时又透明,提示本-周蛋白为阳性。

（2）对甲苯磺酸法

【原理】

本-周蛋白在酸性条件下,与对甲苯磺酸形成沉淀。一般蛋白质的等电点多在 5.0 以下,而本-周蛋白等电点略高于一般蛋白质,故本法测定本-周蛋白有相对特异性。

【试剂】

对甲苯磺酸溶液:对甲苯磺酸 12g,加冰醋酸至 100ml,溶解后即可使用。

【操作】

1)取尿标本:取透明尿液 2ml 于试管中。

2)加试剂:加对甲苯磺酸溶液 1ml,混匀,室温静置 15～30 分钟。

3)观察结果:5 分钟内出现沉淀或浑浊,提示本-周蛋白为阳性。

【注意事项】

1)尿液应新鲜:避免清蛋白、球蛋白分解变性而干扰试验。

2)尿液应清晰:浑浊尿应离心沉淀,取用上清尿液做试验。

3)设置对照管:本-周蛋白过多时,在 90℃ 以上不易完全溶解,故需与对照管比较(也可将尿液稀释后再测)。

4)煮沸过滤:应在保持高温状态下迅速除去尿白、球蛋白;避免同时滤去本-周蛋白。

5)对甲苯磺酸法灵敏度高与热沉淀反应法,但前者有假阳性。

2.确证试验——免疫电泳分析法

如本-周蛋白含量少时,应将尿液透析浓缩约 50 倍,在醋酸纤维素薄膜上点样进行电泳,本-周蛋白可在 α～γ 球蛋白区出现一条浓集的区带。为进一步确诊,可将尿液与抗 K 轻链及抗人轻链血清进行免疫学测定,以区分轻链类型。

（二）临床意义

本-周蛋白阳性,见于:

1.浆细胞恶性增殖

可能产生过多轻链或重链合成被抑制,致使过多轻链通过尿液排出。

2.多发性骨髓瘤

约 50% 患者。

3.巨球蛋白血症

约 15% 患者。

4.其他疾病

肾淀粉样变、慢性肾盂肾炎及恶性淋巴瘤等。

三、尿肌红蛋白定性试验

【原理】

肌红蛋白(Mb)和血红蛋白(Hb)一样,分子中含有血红素基团,具有过氧化物酶样活性,能催化 H_2O_2 作为电子受体使色原(常用的有邻联甲苯胺、氨基比林)氧化呈色,色泽深浅与肌红蛋白或血红蛋白含量成正比。Mb 能溶于 80% 饱和度的硫酸铵溶液中,而 Hb 则不能,两者由此可予以区别。

【试剂】

1.10g/L 邻联甲苯胺(o-tolidine)

冰醋酸溶液取邻联甲苯胺 1g,溶于冰醋酸和无水乙醇各 50ml 的混合液中,置棕色瓶中,冷藏保存,可用 8～12 周,若溶液变暗色,应重新配制。

2.过氧化氢溶液

冰醋酸 1 份,加 3% 过氧化氢溶液 2 份。

3.硫酸铵粉末

用化学纯制品。

【操作】

1.测试尿标本是否存在血红素

依次在试管中加入新鲜尿液 4 滴,邻联甲苯胺(或四甲基联苯胺)溶液 2 滴,混合后,加入过氧化氢溶液 3 滴,如出现蓝色或蓝绿色,表示尿中存在 Hb 和(或)Mb。

2.尿硫酸铵沉淀反应

尿液离心或过滤使透明;吸取上清液 5ml,加入硫酸铵粉末 2.8g,使之溶解混合(饱和度达80%),静置 5 分钟,用滤纸过滤;取滤液按上述操作步骤"1"重复测试是否存在血红素,如呈蓝色,则表示尿 Mb 阳性,如不显蓝色,则表示血红素已被硫酸铵沉淀,为尿 Hb 阳性。

【注意事项】

1.邻联甲苯胺

亦称邻甲联苯胺,即英文 o-tol-idine[3,3′-dimethyl-(1,1′-biphenyl)4,4′-diam-me,$C_{14}H_{16}N_2$,MW 212.3]。邻甲苯胺,英文 o-tolu-idine(2-aminotoluene,C_7H_9N,MW 107.2),可用于血糖测定。两者应予区别。

2.尿标本

必须新鲜,并避免剧烈搅拌。

3.本法为过筛试验

如少部分健康人出现假阳性,应进一步选用超滤检查法、电泳法、分光光度检查法和免疫化学鉴定法等加以鉴别。

【临床意义】

肌红蛋白尿症可见于下列疾病:

1.遗传性肌红蛋白尿

磷酸化酶缺乏、未知的代谢缺陷,可伴有肌营养不良、皮肌炎或多发性肌炎等。

2.散发性肌红蛋白尿

当在某些病理过程中发生肌肉组织变性、炎症、广泛性损伤及代谢紊乱时,大量肌红蛋白自受损伤的肌肉组织中渗出,从肾小球滤出而成肌红蛋白尿。

四、尿乳糜定性试验

尿液混有脂肪即为脂肪尿。乳糜微粒与蛋白质混合使尿液呈乳化状态浑浊即为乳糜尿。

【原理】

脂肪可溶解于乙醚中,而脂肪小滴可通过染色识别。

【试剂】

1.乙醚(AR)

2.苏丹Ⅲ醋酸乙醇染色液

5％乙醇 10ml,冰醋酸 90ml,苏丹Ⅲ粉末一药匙,先将乙醇与冰醋酸混合,再倾入苏丹Ⅲ粉末,使之充分溶解。

3.猩红染色液

先配 70％乙醇和丙酮 1：1 溶液,然后将猩红染色液加入至饱和为止。

【操作】

1.取尿液加乙醚

取尿 5～10ml,加乙醚 2～3ml,混合振摇后,使脂肪溶于乙醚。静置数分钟后,2000r/min 离心 5 分钟。

2.涂片加液

吸取乙醚与尿液的界面层涂片,加苏丹Ⅲ醋酸乙醇染色液或猩红染色液 1 滴。

3.镜检观察

是否查见红色脂肪小滴。

4.结果判断

(1)浑浊尿液:加乙醚后而澄清,则为脂肪或乳糜尿。

(2)镜检涂片:脂肪滴呈红色。

【注意事项】

(1)尿液中加少量饱和氢氧化钠,再加乙醚,有助于澄清。

(2)将分离的乙醚层隔水蒸干,若留有油状沉淀,也可加苏丹Ⅲ,镜检证实有无脂肪小滴。

【临床意义】

(1)正常人为阴性。

(2)因丝虫或其他原因阻塞淋巴管,使尿路淋巴管破裂而形成乳糜尿。丝虫病患者的乳糜尿的沉渣中常见红细胞,并可找到微丝蚴。

五、尿苯丙酮酸定性试验

【原理】

尿中的苯丙酮酸在酸性条件下与三氯化铁作用,生成 Fe^{3+} 和苯丙酮酸烯醇基的蓝绿色螯合物,磷酸盐对本试验有干扰,应先将其改变成磷酸铵镁沉淀后除去。

【试剂】

1.100g/L 三氯化铁溶液

称取三氯化铁 10g,加入蒸馏水至 100ml。

2.磷酸盐沉淀剂

氧化镁 2.2g,氯化铵 1.4g、280g/L 氢氧化铵液 2.0ml,加水至 100ml。

【操作】

1.加液过滤

尿液 4ml 加磷酸盐沉淀剂 1ml,混匀,静置 3 分钟,如出现沉淀,可用滤纸过滤或离心除去。

2.加试剂

滤液中加入浓盐酸 2～3 滴和 100g/L 三氯化铁溶液 2～3 滴,每加 1 滴立即观察颜色变化。

3.结果判断

如尿滤液显蓝绿色并持续 2～4 分钟,即为阳性。如绿色很快消失,提示可能有尿黑酸,可报告苯丙酮酸阴性。本法灵敏度约为 100mg/L;尿液作系列稀释后再测定,可粗略定量。

【注意事项】

1.尿标本

一定要新鲜,尿中若含酚类药物(如水杨酸制剂)及氯丙嗪,也可与氯化铁结合显色,试验前应停用此类药物。胆红素也可造成假阳性。

2.用 2,4-二硝基苯肼溶液(与赖氏法测定转氨酶试剂同)试验

试剂与尿液等量混合,如显黄色浑浊为苯丙酮酸阳性。本法灵敏度为 200mg/L。

3.儿童年龄

小儿出生后 6 周内不易查出,故宜出生 6 周后检查。

【临床意义】

(1)正常人为阴性。

(2)大多数苯丙酮尿症患者的尿液可出现阳性;有 1/4～1/2 病例可能会漏检。

六、尿妊娠试验

妊娠试验又名尿绒毛膜促性腺激素试验。人绒毛膜促性腺激素(hCG)是由胎盘绒毛膜滋养层细胞所合成,具有促进性腺发育的糖蛋白激素,分子量约在 37000D,由 237 个氨基酸残基和糖组成,有两个非共价键结合糖蛋白亚单位,称之为 α 和 β 亚单位。α 亚单位的氨基酸排列顺序和黄体生成素(LH)、促卵泡成熟激素(FSH)、促甲状腺激素(TSH)的 α 亚单位大体相同,故相互之间可发生交叉反应。而 β 亚单位则不同,结构特异,不存在于其他糖蛋白激素中。根据这一特点可制取 β-hCG 单克隆抗体,从而将上述激素之间的交叉反应降低到最低值,提高了试验的特异性及灵敏度,能更精确地反映 hCG 在尿液中的浓度。

金标抗体测定与酶标抗体测定,在原理上基本相似,只是金标抗体反应后直接呈现(金的)红色,适用于床旁或即时检验。

【原理】

金标抗体检测法:两个抗人 β-hCC 单克隆抗体,一个抗体吸附于硝酸纤维素薄膜(NC 膜)上,另一个抗体结合于金溶胶颗粒表面(即金标抗体)。尿液中 hCG 先与 NC 膜上的抗体结合,然后再与金标单抗溶液反应,最终形成"抗体-hCG-金标抗体"夹心式复合物,显红色金斑点。

【操作】

(1)见试剂盒说明书。

(2)结果判断

1)阳性反应:质控点(线)和测定点(线)均呈红色。

2)阴性反应:仅质控点(线)呈红色。

3)无效反应:质控点(线)和测定点(线)均不显色。

【注意事项】

(1)质控点(线)与测定点(线)均不呈红色,表示试剂失效。

(2)金标早早孕检测试剂盒有薄膜渗滤法(呈现两个红色斑点)和试带法(呈现两条红杠)。因操作简便,可作家庭监测受孕应用。

(3)本法灵敏度 0.8~2.0ng/L。

(4)在滴加金标抗体溶液前,应上下颠倒试剂瓶混匀溶液。

【临床意义】

1.早期妊娠诊断

受孕 2~6 天即呈现阳性。

2.妊娠与相关疾病和肿瘤

诊断及鉴别诊断。

3.过期流产或不完全流产

本试验呈阳性,提示子宫内仍有活胎盘组织。

4.人工流产后

本实验仍呈阳性,提示宫内尚有残存胚胎组织。

5.宫外孕

hCG 低于正常妊娠,仅有 60% 阳性。

七、尿液比密和渗量测定

(一)尿液比密测定

【原理】

尿液比密测定方法很多,常用方法有试带法、折射计法和比密计法。目前,比密计法因操作烦琐和影响因素多,已不再是测定尿液比密的准确方法。但基层医院仍有使用,故介绍如下。

物质的重量与同体积的纯水,在一定温度下(4℃、15.5℃)相比,得到的密度为该物质的比密(俗称比重)。尿比密计是一种液体比密计,可测出规定温度下尿液的比密。

【操作】

(1)充分混匀尿液后,沿管壁缓慢倒入小量筒或小量杯中,如有气泡,可用滴管或吸水纸吸去。

(2)比密计放入杯中,使悬浮于中央,勿触及杯壁或杯底。

(3)等比密计停稳后,读取与尿液凹面相切的刻度,即为被测尿液的比密。

【注意事项】

1.比密计校正

新比密计应用纯水在规定温度下观察比密是否准确。蒸馏水 15.5℃应为 1.000,8.5g/L 氯化钠溶液在 15.5℃应为 1.006,50g/L 氯化钠液在 15.5℃应为 1.035。

2.温度影响

温度高时,液体的比密低,反之则比密高,故一般比密计上都注明测定温度。如不在指定的温度下测定时,则每高于指定温度 3℃时,比密应加 0.001,每低 3℃,则减去 0.001。

3.尿内容物的影响

(1)尿内含糖、蛋白时,可增高尿液比密。

(2)盐类析出,比密下降,应待盐类溶解后测比密。

(3)尿素分解,比密下降。

(4)尿液含造影剂,可使比密大于 1.050。

【参考区间】

正常成人随机尿标本 1.003～1.030,晨尿＞1.020,新生儿 1.002～1.004。

【临床意义】

1.比密增高

尿量少且比密增高,见于急性肾炎、高热、心功能不全和脱水等;尿量多且比密增加,见于糖尿病。

2.比密降低

见于慢性肾小球肾炎、肾功能不全和尿崩症等。

(二)尿液渗量测定

【原理】

尿液渗量测定是反映尿中具有渗透活性粒子(分子或离子等)数量的一种指标,与粒子大小及电荷无关。因分子量大的蛋白影响小,故是评价肾脏浓缩功能较理想的指标。

溶液中有效粒子状态,可用该溶液沸点上升(从液态到气态)或冰点下降(液态到固态)的温度变化(ΔT)用以表示。1 个渗透摩尔(Osm)浓度可使 lkg 水的冰点下降 1.858℃,因此渗摩尔量:

$$Osm/(kg \cdot H_2O) = \frac{观察取得冰点下降℃数}{1.858}$$

冰点渗透压计,包括标本冷却室、热敏电阻,其工作原理是根据溶液的结冰曲线。溶液的浓度、温度过低、样品的容量和热传导状态等均会影响结冰曲线的形态,继而影响冰点测定结果。

【操作】

1.标本收集

使用清洁干燥的容器,不加防腐剂。用较高速度离心,除去全部不溶性颗粒。但尿中盐类沉淀应使之溶解,不可除去。如不能立即测定,应置冰箱内保存,临用前将标本预温,使盐类沉淀完全溶解。

2.操作准备

使用时,应先接通标本冷却室的循环水,继而注入不冻液,调试并保持不冻液温度为-7~8℃后再开始标本的测定。在测试过程中,要保持搅动探针的适当振幅(1~1.5cm)。

3.校正渗透压

用氯化钠(GR级)12.687g/(kg·H_2O)校正400mOsm/(kg.H_2O)读数。

4.测定尿渗量

记录读数。

【参考区间】

尿液渗量一般为(600~1000)mOsm/(kg·H_2O),24小时内最大范围为(40~1400)mOsm/(kg·H_2O),血浆渗量约为(275~305)mOsm/(kg·H_2O),尿与血浆渗量之比为3:1~4.7:1。

【临床意义】

(1)正常人禁水12小时,尿渗量>800mOsm/(kg·H_2O),尿渗量:血浆渗量>3。

(2)尿渗量:血浆渗量<3,表示肾脏浓缩功能不全。急性肾小管功能障碍时,尿与血浆渗量之比<1.2,且尿Na^+>20mmol/L。

(3)渗量检测应结合血液电解质考虑:如糖尿病、尿毒症时,血液渗量升高,但尿Na^+下降。

八、尿液化学检验的质量管理

(一)室内质控

1.使用阴性和阳性质控品

尿液干化学试带应至少使用阴性和阳性质控品进行室内质控,每工作日至少检测1次,偏差不超过1个等级,且阴性不可为阳性,阳性不可为阴性。应制定程序对失控进行分析并采取相应的措施,应检查失控对之前患者样品检测结果的影响。

2.自制室内质控品的配制

见表6-4、表6-5。因人工尿的化学成分总是不如自然尿,有时带来误差较大,故如条件许可,应制备以正常人尿为本底,加入各有关成分的尿质控物。适量分装(50ml),冷冻防腐,每天取出一瓶,使其达室温后再使用。

(二)使用尿液干化学试带应注意的问题

1.仔细阅读尿试带说明书

不同厂家生产用于尿液化学检查的试带,同一厂家生产的不同批号的试带不具有等同性。使用试带前,要仔细阅读产品说明书,严格按其说明进行操作。了解各项目的测定原理及操作有关事项。

2.严格试带与尿液的反应时间

需严格遵循厂家说明书的规定操作。

3.其他

必须准确掌握尿试带每种成分检测的灵敏度和特异性。

表 6-4 尿液化学检验室内质控人工尿液的配制

成分	低浓度质控人工尿液		高浓度质控人工尿液	
	1L 中含量（g）	浓度（mmol/L）	1L 中含量（g）	浓度（mmol/L）
氯化钠（MW58.5）	5.0	85.5	10.0	170.9
尿素（MW60.06）	5.0	83.3	10.0	166.5
肌酐（MW113.1）	0.5	2.21	1.0	4.42
葡萄糖（MW180.2）	3.0	16.6	15.0	83.2
300g/L 牛清蛋白	5.0ml	1.5g/L	35ml	10.5g/L
正常全血（Hb:130~150g/L）			3~5μl	0.4~0.7mg/L
丙酮（MW58.08）	-	-	2ml	27.54
氯仿（MW119.38）	5ml	5ml/L	5ml	5ml/L
蒸馏水	加至 1L		加至 1L	

表 6-5 人工尿液质控期望值

项目	低浓度质控人工尿液	高浓度质控人工尿液
pH	6	6
蛋白质定性	2+	4+
葡萄糖定性	-	3+
酮体定性	-	-
比密	1.006	1.020
渗量[mOsm/(kg·H_2O)]	305	660
隐血试验	-	2+~3+

4.尿试带反应结果读取

因人工读取尿试带结果有个体差异,故应选择合适光源,并让试带靠近比色卡。

5.充分熟悉假性反应

操作者应熟知(包括厂家说明书提供的)引起尿试带出现的假阴性、假阳性反应的因素。

6.试带保存原则

应根据厂家推荐的条件(如温度、暗处等)保存于厂商提供的容器中,在有效期内使用。试带应避免直射光下照射或暴露于潮湿环境中。储存试带容器应密封。

7.尿试带取用原则

一次只取所需要量的试带,并应立即将瓶盖盖好。多余试带不得放回原容器中,更不应该合并各瓶的试带。操作中注意切勿触摸试带上的反应检测模块。

（三）复检要求

在临床医生未要求做镜检、非泌尿道疾病、肾病、糖尿病、应用免疫抑制剂和妊娠者,且尿标本外观、浊度正常情况下，如尿试带结果同时满足以下 4 项条件：①白细胞酯酶结果为阴性；②亚硝酸盐结果为阴性；③尿蛋白结果为阴性；④隐血（血红蛋白或红细胞）结果为阴性，则可不进行尿液沉渣显微镜检查。否则，则必须进行镜检复核。

第四节　尿液有形成分检验

一、尿液有形成分分析仪

目前，在国内外已推出了能对部分尿液有形成分进行自动筛检分析的仪器，称尿液有形成分分析仪，这些系统多数采用电阻抗、光散射（包括对有形成分进行各种染色如荧光染色后的流式细胞术检测）或数字影像分析术的原理，识别或分类红细胞、白细胞、上皮细胞、小圆上皮细胞、管型、细菌、精子、黏液丝、结晶等有形成分，已逐步成为尿液显微镜检查的首选筛检方法。

【原理】

1.筛检方法一

采用流式细胞术和电阻抗法原理。先用荧光染料对尿中各类有形成分进行染色，然后经激光照射每一有形成分发出的荧光强度、散射光强度及电阻抗大小进行综合分析，得出红细胞、白细胞、上皮细胞、管型和细菌定量数据，以及各种有形成分的散射图和 RBC、WBC 直方图，尿中红、白细胞信息和病理性管型、小圆上皮细胞、结晶、酵母样细胞等信息。

2.筛检方法二

采用影像分析术和自动粒子识别系统原理。先用 CCD 数字摄像机自动捕获数百幅图像，然后进行数字化图像分析，用自动粒子识别软件进行比较，最后定量报告尿中多种有形成分的数量，包括红细胞、白细胞、白细胞聚集、透明管型、未分类管型、鳞状上皮细胞、非鳞状上皮细胞、细菌、酵母菌、结晶、黏液和精子等。

【试剂】

按仪器分析所需试剂的说明书准备试剂。

【操作】

各种仪器操作步骤不尽相同，操作前应首先仔细阅读仪器操作说明书。简单步骤如下：

1.准备标本

充分混匀收集的全部新鲜尿液，倒入洁净的试管中（标本量约 10ml）。

2.启动仪器

打开仪器电源，待仪器动核查通过后，进入样本分析界面。

3.进行质控

如质控通过，则可继续下一步操作；如失控，则分析并解决原因后，才能继续患者标本检测。

4.检测标本

在仪器上输入样本号，按开始键手工进样，或由自动进样架自动进样。

5.复核结果

根据实验室设定的仪器分析结果复检规则(包括显微镜复核),确认仪器分析结果。

6.发送报告

在确认仪器和复检结果的基础上,可发送检验结果报告。

【参考区间】

可供参考的全自动尿液有形成分分析仪分析结果的参考区间见表6-6。各实验室应根据仪器、试剂厂商所提供的参考区间和参考人群,通过必要的验证或评估来确定符合自身特点的参考区间。

表6-6　全自动尿液有形成分分析仪参考区间

项目	Regeniter A 等	Lamchiagdhase P 等
红细胞(个/μl)	0.5～13.9	0～9.0
白细胞(个/μl)	0.6～15.7	0～11.0
上皮细胞(个/μl)	0.1～8.9	0～11.9
管型(个/μl)	0～1.86	-
细菌(个/μl)	6.3～173.4	-

【注意事项】

1.尿标本

自动化仪器检测常采用不离心新鲜尿液标本。

2.尿容器

应确保尿容器的洁净,避免存在任何污染物。

3.干扰结果的自身因素

尿中存在大量黏液、结晶、真菌、精子、影形红细胞等会使管型、红细胞、细菌等项目计数结果假性增高或减低。

二、尿液有形成分显微镜检查

(一)尿沉渣显微镜检查

1.试验方法

(1)尿沉渣未染色检查法

【器材】

1)离心试管:可用塑料或玻璃制成;须足够长,防止离心时尿液标本溢出;须干净、透明,便于尿液外观检查;须带体积刻度(精确到0.1ml);容积须＞12ml 而＜15ml;试管底部应为锥形,便于浓缩沉渣;无化学物质污染;试管须有盖,可防止试管内液体溅出及气溶胶形成;建议使用一次性离心试管。

2)移液管:必须洁净;使用一次性移液管。

3)尿沉渣板:须标准化,具有可定量沉渣液的计数池,并一次性使用。如采用在普通玻片上滴加尿沉渣液后加盖玻片的检查方法,则不能提供标准化、可重复的结果。

4)显微镜:应使用内置光源的双筒显微镜;载物台能机械移动玻片;物镜能放大10倍、40倍,目镜能放大10倍;同一实验室使用多台显微镜,其物镜及目镜的放大倍数应一致。

5)离心机:应使用水平式有盖离心机;离心时须上盖,以确保安全。离心时的相对离心力应稳定在400g。应每12个月对离心机进行一次校正。

【操作】

1)尿标本用量:应准确取尿10ml。如标本量<10ml,应在结果报告单中注明。

2)离心留尿量:在相对离心力400g条件下离心5分钟。离心后,一次性倾倒或吸取上清尿液,留取离心管底部液体0.2ml。

3)尿沉渣制备:充分混匀尿沉渣液,取适量滴入尿沉渣板;或取20μl,滴入载玻片,加盖玻片(18mm×18mm)后镜检。

4)结果报告:①方法1:以每微升(μl)单位体积各尿沉渣成分数量报告结果;②方法2:管型,以低倍(10×10)镜视野全片至少20个视野所见的平均值报告;细胞,以高倍(40×10)镜视野至少10个视野所见的最低—最高数的范围报告;尿结晶等,以每高倍镜视野所见数换算为半定量的"—、±、1+、2+、3+"等级报告(表6-7)。

表6-7 尿结晶、细菌、真菌、寄生虫等报告方式

	报告等级				
	-	±	1+	2+	3+
结晶	0	1～4个/HP	5～9个/HP	>10个/HP	
原虫、寄生虫卵	0	1个/全片～4个/HP	5～9个/HP	>10个/HP	
细菌、真菌	0	数个视野散在可见	各视野均可见	量多、团状聚集	无数
盐类	无	罕见	少量	中等量	多量

(2)尿沉渣染色检查法:有时,活体染色(如Stemheimer-Malbin染色或0.5%甲苯胺蓝染色)有助于细胞和管型的鉴别。但也不足以鉴别或确认尿沉渣中所有成分,如在检查下列有形成分时,可采用一种或多种特殊染色。

1)脂肪和卵圆脂肪小体:采用油红O染色和苏丹Ⅲ染色。

2)细菌:采用革兰染色和巴氏染色。

3)嗜酸性粒细胞:采用Hansel染色、瑞氏染色、吉姆萨染色、瑞·吉染色和巴氏染色。

4)含铁血黄素颗粒:采用普鲁士蓝染色。通常,特殊染色需要制备特定涂片,如浓缩涂片、印片或细胞离心涂片。巴氏染色常用于肾小管上皮细胞、异常尿路上皮细胞、腺上皮细胞和鳞状上皮细胞的鉴别。Hansel染色用于检测嗜酸性粒细胞尿。

2.参考区间

因各实验室所用尿标本量、离心力、尿沉渣液量、观察尿沉渣用量、尿沉渣计数板规格等均不尽相同,尿沉渣检查参考区间应由实验室通过必要的验证或评估来确定。

3.注意事项

实验室应统一尿液有形成分形态的鉴别标准和报告方式。

4.临床意义

（1）白细胞：增多表示泌尿系统有化脓性炎症。

（2）红细胞：增多常见于肾小球肾炎、泌尿系结石、结核或恶性肿瘤。

（3）透明管型：可偶见于正常人清晨浓缩尿中；透明管型在轻度或暂时性肾或循环功能改变时可增多。

（4）颗粒管型：可见于肾实质性病变，如肾小球肾炎。

（5）红细胞管型：常见于急性肾小球肾炎等。

（6）白细胞管型：常见于急性肾盂肾炎等。

（7）脂肪管型：可见于慢性肾炎肾病型及类脂性肾病。

（8）宽形管型：可见于慢性肾衰竭，提示预后不良。

（9）蜡样管型：提示肾脏有长期而严重病变，见于慢性肾小球肾炎晚期和肾淀粉样变。

（二）1 小时尿沉渣计数

目前，12 小时尿沉渣计数（Addis 计数）因影响结果准确性的因素很多，故在临床上已很少应用。现常采用 1 小时尿沉渣计数。

【操作】

（1）患者先排尿弃去，准确收集 3 小时尿液于清洁干燥容器内送检（如：标本留取时间5∶30～8∶30）。

（2）准确测量 3 小时尿量，充分混合。取混匀尿液 10ml，置刻度离心管中，1500r/min 离心 5 分钟，用吸管吸取上层尿液 9ml，留下 1ml，充分混匀。吸取混匀尿液 1 滴，注入血细胞计数板内。细胞计数 10 个大方格，管型计数 20 个大方格。

【计算】

$$1\ 小时细胞数 = 10\ 大格细胞总数 \times \frac{1000}{10} \times \frac{3\ 小时尿总量\ ml\ 数}{3}$$

$$1\ 小时管型数 = \frac{20\ 大方格管型总数}{2} \times \frac{1000}{10} \times \frac{3\ 小时尿总量\ ml\ 数}{3}$$

式中：1000 为 μl 换算成 ml 数；10 为尿液浓缩倍数。

【参考区间】

（1）红细胞男性＜3 万/小时，女性＜4 万/小时。

（2）白细胞男性＜7 万/小时，女性＜14 万/小时。

（3）管型＜3400 个/小时。

【注意事项】

（1）尿液应新鲜检查，pH 应在 6 以下，若为碱性尿，则血细胞和管型易溶解。

（2）被检尿液比密最好在 1.026 以上，如小于 1.016 为低渗尿，细胞易破坏。

（3）如尿中含多量磷酸盐时，应加入少量稀醋酸液，使其溶解；但切勿加酸过多，以免红细胞及管型溶解；含大量尿酸盐时，应加温使其溶解，以便观察。

【临床意义】

（1）急性肾炎患者红细胞增加。

（2）肾盂肾炎患者白细胞可明显增加。

（三）尿液有形成分检查的推荐参考方法

2003 年，国际实验血液学学会（ISLH）提出了尿中有形成分计数的推荐参考方法，用于自动化尿液有形成分分析仪中红细胞、白细胞、透明管型和鳞状上皮细胞参考计数。

【试剂】

1.染色贮存液

（1）2％阿辛蓝溶液：阿辛蓝 1mg 溶解于 50ml 蒸馏水中。

（2）1.5％派洛宁 B 溶液：派洛宁 B 0.75mg 溶解于 50ml 蒸馏水中。

溶液用磁力搅拌器充分搅拌，混匀 2～4 小时，在 20℃过夜后过滤。并用分光光度计核查吸光度，阿辛蓝溶液的最大吸光度为 662nm，派洛宁 B 溶液的最大吸光度为 553nm。贮存液在 20CC 能保存 3 个月以上。

2.染色应用液

使用时，将 2 种贮存液按 1：1 比例混合。应用液在 20℃能保存 2～4 周。

【操作】

1.器材准备

使用前，先用流水，再用乙醇冲洗并干燥计数盘和盖玻片。将 Fuchs-Rosenthal 计数盘放在显微镜载物台上，加盖玻片。

Fuchs-Rosenthal 计数池结构：分 16 大格；每大格体积为 1mm（长）×1mm（宽）×0.2mm（高）＝0.2μl；每块计数盘有 2 个计数池，总体积＝2×16×0.2μl＝6.4μl。

2.尿标本染色

于试管中，将 1 份染色应用液和 9 份尿标本混匀，染色 5 分钟。

3.混匀混合液

将试管内染色尿标本颠倒混匀 20～40 次。

4.计数盘充液

用移液管吸取尿液，以 45°角充入计数池中。充池量 15～16μl。充池后，静置 5 分钟。

5.显微镜计数

先用低倍镜（10×10 倍）扫描整个计数盘，保证颗粒分布均匀。然后，用高倍镜（10×40 倍）计数颗粒数量。大型颗粒（管型和鳞状上皮细胞）可在低倍镜下观察并计数。

计数原则：和血细胞计数相同，颗粒计数符合泊松分布的特征，为达到颗粒计数统计学精度，必须计算足够容积中的颗粒数。通常，管型和鳞状上皮细胞至少计数 50 个，使计数 CV＜14％；白细胞和红细胞至少计数 200 个，使计数 CV＜7％。为避免颗粒重复计数或漏计数，可采用"数左不数右，数上不数下"的规则。

6.结果报告

计数结果以"个/μl"报告。

【注意事项】

1.计数推荐方法

使用相差显微镜和活体染色技术。

2.尿标本

尿液有形成分检查参考方法采用不离心新鲜尿液标本。

3.器材

标本容器须使用塑料或硅化玻璃,避免颗粒黏附;容量为 5～12ml。使用塑料或硅化玻璃移液管,避免尿中颗粒黏附,容量误差应＜5%;盖玻片须适用于在相差显微镜下观察,边角应呈圆形,边缘光滑。不能使用薄盖玻片(＜0.4mm)。盖玻片用 25mm(长)×22mm(宽),允许误差±1mm。盖玻片置于计数盘上如能见衍射光环,则表示平整。

4.充池要求

速度不能太快;凡充池液太多,计数区域充池不全、有气泡或有碎片等异常,均必须重新充池。

5.计数时间

应于 1 小时内完成计数;计数时如发现计数池液体干涸,须清洗后重新充池。

三、尿液有形成分检验的质量管理

(一)室内质控

尿液有形成分分析仪红细胞、白细胞计数检验项目,可参照 GB/T 20468-2006《临床实验室定量测定室内质量控制指南》进行室内质控。应至少使用正常和异常 2 个浓度水平的质控品,每工作日至少检测 1 次,至少使用 13s、22s 失控规则。应制定程序对失控进行分析并采取相应的纠正措施,应检查失控对之前患者样品检测结果的影响。

(二)复检要求

当自动化尿液分析(包括尿干化学分析和尿液有形成分分析)结果异常时,需要做手工法尿沉渣显微镜检查复核。当自动化尿液分析结果阴性时,结合临床实际可不做显微镜复检。

如使用自动化尿液有形成分分析仪筛检尿液有形成分时,实验室应:

(1)制定尿液有形成分分析的显微镜复检标准以实验室自定义(结合临床医师要求;临床特定疾病,如泌尿道疾病、肾病、糖尿病、应用免疫抑制剂等;理学和化学检查结果异常等情况)和尿液有形成分分析仪固有提示的异常为依据制定复检标准。

(2)规定验证复检标准的标准和方法,假阴性率应＜5%。以显微镜检查结果作为真阳性和真阴性判断标准,各种仪器筛检结果与之比较,得出阳性符合率、阴性符合率、假阳性率和假阴性率数据。

(3)记录和保存显微镜复检结果。

(三)镜检能力要求

镜检应能识别的尿液有形成分如下所述,能力考核时应采用至少 50 幅显微摄影照片(包括正常和异常尿液有形成分)或其他形式图像,要求能正确识别照片或图像中≥80%的有形成分。

尿液主要有形成分的形态特征如下:

1.上皮细胞

(1)鳞状上皮细胞:直径 30～50μm,扁平和圆形、多角形或卷曲呈管状;核圆形、居中,染色质中度致密;胞质大量、无色,伴角化颗粒。

(2)肾小管上皮细胞:直径 $15\sim35\mu m$,多面体形或卵圆形;核圆形和偏位,染色质颗粒状;胞质含颗粒,无色。

(3)移行上皮细胞:直径 $20\sim40\mu m$,多面体形或球形;核圆形或卵圆形,染色质细颗粒状;胞质无色、细颗粒状,可呈尾形。

2.血细胞

(1)红细胞:正常红细胞直径 $7\sim8\mu m$,呈圆形、近卵圆形双凹圆盘形,高渗标本呈锯齿形,边缘和表面不规则,低渗标本呈球形"影"细胞;胞质淡橘黄色,可无色,染色后呈红色或紫色。异型红细胞直径 $7\sim8\mu m$,但不定,呈圆形或近卵圆形,泡状胞质;胞质淡橘黄色,可无色,染色后呈红色或紫色。

(2)中性粒细胞:直径 $10\sim12\mu m$,呈圆形、卵圆形或阿米巴形;新鲜尿中核呈分叶状,陈旧尿中核模糊、呈卵圆形,染色质粗颗粒状聚集;新鲜尿中胞质颗粒状,陈旧尿中胞质无颗粒。

(3)嗜酸性粒细胞:直径大于中性粒细胞,呈圆形、卵圆形;核呈分叶状,染色质粗颗粒状;胞质含粗颗粒,Wright 染色呈橘红色。

(4)淋巴细胞:直径 $7\sim10\mu m$,呈圆形、卵圆形;核呈圆形、卵圆形或锯齿形,染色质致密;胞质透明。

(5)单核细胞和巨噬细胞:直径 $12\sim14\mu m$,胞质含吞噬物质或多核者较大,呈圆形、卵圆形或不规则形;核呈分叶、锯齿、折叠状,巨噬细胞可多核,染色质细颗粒状;胞质呈泡沫状、空泡、含吞噬物质。

3.管型

(1)透明管型:长形、雪茄形,有时扭曲或卷曲形,圆形末端或一端锥形,边缘光滑;长度不定,宽度常等于肾小管宽度,为 $30\sim50\mu m$;外观透明无色,折光性低,含少量颗粒;成分主要是 Tamm-Horsfall 黏蛋白和清蛋白。

(2)颗粒管型:长圆柱形,罕见折叠或弯曲,圆形末端,边缘光滑,长度不定,宽度常等于肾小管宽度,$25\sim50\mu m$;外观可含少量或大量球形颗粒散布在基质上,颗粒大小各异,可细可粗;是透明基质散布各种大小颗粒。

(3)红细胞管型:圆柱状、雪茄形,圆形末端;长度不定,但常不长,宽度不定,可较宽;基质部分或全部覆盖完整或破碎红细胞。

(4)白细胞管型:形态和大小似红细胞管型,但基质部分或全部覆盖完整或破碎白细胞和大量颗粒。

(5)细胞管型:形态和大小似红细胞管型,但基质部分或全部覆盖完整或破碎肾小管上皮细胞,并常在管型中见到白细胞。

(6)蜡样管型:圆柱状,钝圆或方形末端;边缘有裂隙或锯齿;长度不定,但相对较短而粗硬,宽度不定,可较宽;是致密凝固蛋白质,是细胞凋亡的终末产物,牛油蜡样黄色基质,厚的胶样,高折光性。

(7)宽管型:形态似蜡样管型,常较宽,直径是肾小管宽度几倍,常 $>40\mu m$。

(8)脂肪管型:圆柱状、雪茄形、钝圆末端;长度不定,但常不长,宽度不定,可较宽;基质部分或全部覆盖各种大小的球形颗粒,高折光性,内部结构不易辨认,管型上常见肾小管上皮细胞。

4.微生物

(1)细菌:单个微生物常 $1\mu m$,可变;以 2 种形态为主,呈圆形或杆状;外观无色,Wright 染色呈深蓝色;成堆或成链状,也可单个。

(2)寄生虫:可见蛲虫、阴道毛滴虫、埃及血吸虫卵等。

(4)真菌:酵母菌 $5\sim7\mu m$,假菌丝长度可超过 $50\mu m$;酵母菌形态呈卵圆形,假菌丝形态较长伴分支状,末端有出芽;外观无色和厚壁,显示出芽。

5.结晶

(1)无定形尿酸盐结晶:细颗粒;pH$<$5.8;双折光性;无色或红黄色、粉红色、棕红色和砖灰色。

(2)无定形磷酸盐结晶:微小颗粒;pH$>$6.3;无色。

(3)草酸钙结晶:$3\sim12\mu m$;卵圆形、双锥体形;pH$<$5.4;强双折光性;无色,偶见胆汁染色。

(4)胆固醇结晶:大;直角平板形,有一个或多个突起,呈层状;pH 中性或酸性;中折光性;无色。

(5)胱氨酸结晶:大小不定;六边形,常部分层状;pH$<$5.5;无折光性;无色。

(6)三联磷酸盐结晶:大小不定;呈六边形、星形、直角形;pH 6.2$\sim$7.0;中折光性;透明。

(7)尿酸结晶:中等大小;长菱形,偶见六角形,也可呈星形、圆筒形、立方形、玫瑰花形;pH$<$5.8;强折光性;多色,呈黄色、米黄色或棕黄色等。

6.其他

(1)污染物:如纤维、淀粉颗粒、花粉和脂肪滴等。

(2)黏液丝:大小不定;常长条形,可卷曲;外观纤细透明、波浪形,SM 染色呈粉红色或蓝色。

(3)精子:头 $4\sim6\mu m$,尾 $40\sim60\mu m$,可相互分离;头呈圆形或椭圆形,尾呈纤维丝状;胞质无色。

第七章　粪便检查

第一节　粪便标本的采集与处理

一、粪便收集

1.常规检验

采集粪便标本的方法因检查目的不同而有差别,如常规检验留取新鲜指头大小(约5g)即可,放入干燥、清洁、无吸水性的有盖容器内送检。不应采取尿壶、便盆中的粪便标本,因标本中混入尿液和消毒剂等,可破坏粪便的有形成分,混入植物、泥土、污水等,因腐生性原虫、真菌孢子、植物种子、花粉等易干扰检验结果。粪便标本检验时,应选择其中脓血黏液等病理成分,若无病理成分,可多部位取材。采集标本后,应在1小时内完成检查,否则可因pH及消化酶等影响,使粪便中细胞成分破坏分解。

2.寄生虫检验

粪便必须新鲜,送检时间一般不宜超过24小时。如检查肠内原虫滋养体,应于排便后迅速送检,立即检查,冬季需采取保温(35～37℃)措施。血吸虫毛蚴孵化应留新鲜便,不少于30g。检查蛲虫卵需用透明胶带,在清晨排便前由肛门四周取标本,也可用棉签拭取,但均须立即镜检。检查寄生虫体及虫卵计数,须用洁净、干燥的容器,并防止污染;粪便不可混入尿液及其他体液等,以免影响检查结果。

3.化学检验

采用化学法做隐血试验应嘱患者于收集标本前3天起禁食动物性和含过氧化物酶类食物(如萝卜、西红柿、韭菜、木耳、花菜、黄瓜、苹果、柑橘和香蕉等),并禁服铁剂和维生素C等,以免假阳性反应;连续检查3天,并选取外表及内层粪便;收集标本后须迅速送检,以免因长时间放置使隐血反应的敏感度降低。粪胆原定量检查应收集3天粪便,混合称量,从其中取出约20g送验;查胆汁成分的粪便标本不应在室温中长时间放置,以免阳性率减低。

4.细菌检验

粪便标本应收集于灭菌有盖容器内,勿混入消毒剂及其他化学药品,并立即送检。

二、检验后粪便标本的处理

1.粪标本

应按生物危害物处理,遵照各级医院规定的医疗废弃物处理方法进行处理。

2.纸类或塑料等容器

使用后置入医疗废弃物袋中,统一处理。

3.瓷器、玻璃等器皿

使用后可先浸入消毒液(如 0.5%过氧乙酸、5%甲酚皂液等)浸泡消毒 12～24 小时后再处理。

第二节 粪便理学检验

粪便理学检验包括颜色、性状、粪便隐血试验。

一、颜色

可根据观察所见报告,如黄色、灰白色、绿色、红色和柏油样等。

正常粪便因粪胆素而呈棕黄色,但可因饮食、药物或疾病影响而改变粪便颜色。灰白色见于钡餐后、服硅酸铝、阻塞性黄疸、胆汁减少或缺乏。绿色见于食用含叶绿素的蔬菜后及含胆绿素时。红色见于下消化道出血、食用西红柿、西瓜等。柏油样便见于上消化道出血等。酱色便常见于阿米巴痢疾、食用大量咖啡和巧克力等。

二、性状

可报告为软、硬、糊状、泡沫样、稀汁样、血水样、血样、黏液血样、黏液脓样、米泔水样和有不消化食物等。

正常时为有形软便。球形硬便可见于便秘。黏液稀便可见于肠壁受刺激或发炎时,如肠炎、痢疾和急性血吸虫病等。黏液脓性血便多见于细菌痢疾。酱色黏液(可带脓)便多见于阿米巴痢疾。稀汁样便可见于急性肠胃炎,大量时见于假膜性肠炎及隐孢子虫感染等。米泔水样便并有大量肠黏膜脱落,见于霍乱、副霍乱等。扁平带状便可能因直肠或肛门狭窄所致,如直肠癌和直肠息肉等。

第三节 粪便隐血试验

上消化道有少量出血时,红细胞被消化而分解破坏,由于显微镜下不能发现,故称为隐血。目前,粪便隐血试验(OBT)常用化学法或免疫法测定粪中血红蛋白,也可联合测定粪中转铁蛋白。其中,免疫法粪便隐血试验是一种高灵敏度的测定方法,有胶乳凝集法、EIA 法、胶体金法和免疫层析法等。此外,还有半自动、全自动的粪便隐血试验仪器。

一、化学法

【原理】

血红蛋白中的亚铁血红素有类似过氧化物酶的活性,能催化 H_2O_2 作为电子受体使色原(如邻联甲苯胺)氧化而显色(如邻联甲苯胺氧化成邻甲偶氮苯显蓝色)。

【试剂】

(1)10g/L 邻联甲苯胺冰醋酸溶液。

(2)3％过氧化氢液。

【操作】

(1)用小木棍挑取少量粪便,涂在消毒棉签或白瓷板上。

(2)滴加 10g/L 邻联甲苯胺(o-tolidine)冰醋酸溶液 2～3 滴于粪便上。

(3)滴加 3％过氧化氢液 2～3 滴。

(4)立即观察结果,在 2 分钟内显蓝色为阳性。

【结果判定】

1.阴性

加入试剂 2 分钟后仍不显色。

2.阳性＋

加入试剂 10 秒后,由浅蓝色渐变蓝色。

3.阳性 2＋

加入试剂后初显浅蓝褐色,逐渐呈明显蓝褐色。

4.阳性 3＋

加入试剂后立即呈现蓝褐色。

5.阳性 4＋

加入试剂后立即呈现蓝黑褐色。

【注意事项】

(1)3％过氧化氢液易变质失效,须进行阳性对照试验,将过氧化氢滴在血片上,应产生大量泡沫。

(2)齿龈出血、鼻出血、月经血等可导致阳性反应。

(3)用具应加热处理(如试管、玻片、滴管等),以破坏污染的过氧化物酶。

(4)也可选用中等敏感(0.3～1mg Hb/g 粪便)的愈创木酯法,但必须选购质量优良的愈创木酯,配制成 20g/L 愈创木酯乙醇溶液,代替 10g/L 邻联甲苯胺冰醋酸溶液,操作同上。

二、免疫法

【原理】

采用抗人血红蛋白的单克隆抗体或多克隆抗体,与粪便样品中的人血红蛋白特异性结合以检测粪便中有无血液。本试验不受动物血红蛋白的干扰,试验前不须禁食肉类,

【操作】

根据不同试剂盒的说明书操作。

【注意事项】

1.灵敏度和特异性

(1)灵敏度:样品中血红蛋白浓度达到 10～14mg Hb/L 或 0.2mg Hb/g 粪便,就可得到阳性结果。

(2)特异性:免疫法对人血红蛋白特异性很强,样品中鸡、牛、马、猪、羊等动物血液血红蛋白含量在 500mg/L 以下时,不出现假阳性结果。

2.试验局限性

（1）本法可以帮助医生早期发现胃肠道因病变的出血，然而，由于家族性息肉或直肠癌可能不出血，或间断性出血，或出血在粪便中分布不均匀，或粪便处理不当（高温、潮湿、放置过久等）都可造成阴性结果。

（2）本法对正常人检验有时也会得到阳性结果，这是由于某种刺激胃肠道的药物造成粪便隐血所致。

（3）本法只能作为筛查或辅助诊断用，不能替代胃镜、直肠镜、内镜和 X 线检查。

（4）上消化道出血者本法阳性率低于化学法。

【临床意义】

（1）消化道出血时（如溃疡病、恶性肿瘤、肠结核、伤寒、钩虫病等）本试验可阳性。一般而言，上消化道出血时化学法比免疫法阳性率高；下消化道出血时免疫法比化学法灵敏度高。

（2）消化道恶性肿瘤时，一般粪便隐血可持续阳性，溃疡病时呈间断性阳性。本法对消化道恶性肿瘤的早期检出率 30％～40％.进展期约为 60％～70％，如果连续检查 2 天，阳性率可提高 10％～15％。

第四节　粪便有形成分检验

一、直接涂片镜检

【操作】

（1）洁净玻片上加等量盐水 1～2 滴，选择粪便的不正常部分，或挑取不同部位的粪便做直接涂片检查。

（2）制成涂片后，应覆以盖玻片。涂片的厚度以能透过印刷物字迹为度。

（3）在涂片中如发现疑似包囊，则在该涂片上于盖玻片边缘近处加 1 滴碘液或其他染色液，在高倍镜下仔细鉴别，如仍不能确定时，可另取粪便做寄生虫检查。

（4）粪便脂肪南结合脂肪酸、游离脂肪酸和中性脂肪组成，经苏丹Ⅲ染液（将 1～2g 苏丹Ⅲ溶于 100ml 70％乙醇溶液）直接染色后镜检，脂肪呈较大的橘红色或红色球状颗粒，或呈小的橘红色颗粒。若显微镜下脂肪滴＞60 个/HP 表明为脂肪泻。

【注意事项】

（1）应注意将植物纤维及其细胞与寄生虫、人体细胞相鉴别，并应注意有无肌纤维、结缔组织、弹力纤维、淀粉颗粒、脂肪小滴等。若大量出现，则提示消化不良或胰腺外分泌功能不全。

（2）细胞中应该注意红细胞、白细胞、嗜酸性粒细胞（直接涂片干后用瑞氏染色）、上皮细胞和巨噬细胞等。

【临床意义】

1.白细胞

正常粪便中不见或偶见。小肠炎症时，白细胞数量不多（＜15 个/HP），均匀混合于粪便中，且细胞已被部分消化难以辨认。结肠炎症如细菌性痢疾时，白细胞大量出现，可见白细胞呈灰白色,胞质中充满细小颗粒,核不清楚,呈分叶状,胞体肿大,边缘已不完整或已破碎,可见成堆出现的脓细胞。若滴加冰醋酸,胞质和核清晰可见。过敏性肠炎、肠道寄生虫病(阿米巴痢疾或钩虫病)时还可见较多的嗜酸性粒细胞,同时常伴有夏科·雷登结晶。

2.红细胞

正常粪便中无红细胞。上消化道出血时,红细胞多因胃液及肠液而破坏,可通过隐血试验予以证实。下消化道炎症(如细菌性痢疾、阿米巴痢疾、溃疡性结肠炎)、外伤、肿瘤及其他出血性疾病时可见到多少不等的红细胞。在阿米巴痢疾的粪便中以红细胞为主,成堆存在,并有破碎现象。在细菌性痢疾时红细胞少于白细胞,常分散存在,形态多正常。

3.巨噬细胞

正常粪便中无巨噬细胞。胞体较中性粒细胞大,核形态多不规则,胞质常有伪足状凸起,内常吞噬有颗粒或细胞碎屑等异物。粪便中出现提示为急性细菌性痢疾,也可见于急性出血性肠炎或偶见于溃疡性结肠炎。

4.肠黏膜上皮细胞

整个小肠和大肠黏膜的上皮细胞均为柱状上皮细胞。在生理情况下,少量脱落的上皮细胞大多被破坏,故正常粪便中不易发现。当肠道发生炎症,如霍乱、副霍乱、坏死性肠炎等时,上皮细胞增多。假膜性肠炎时,粪便的黏膜块中可见到数量较多的肠黏膜柱状上皮细胞,多与白细胞共同存在。

5.肿瘤细胞

乙状结肠癌、直肠癌患者的血性粪便中涂片染色,可见到成堆的癌细胞,但形态多不太典型,判断较难。

6.夏科-雷登(Charcot-Leyden)结晶

为无色或浅黄色两端尖而透明具有折光性的菱形结晶,大小不一。常见于肠道溃疡,尤以阿米巴感染粪便中最易检出。过敏性腹泻及钩虫病患者粪便亦常可见到。

7.细菌

占粪便净重的1/3,小肠正常菌群以乳酸杆菌、肠球菌和类白喉杆菌等为主,大肠正常菌群以厌氧菌为主,包括拟杆菌属、双歧杆菌、梭状芽孢杆菌、乳酸杆菌、厌氧链球菌等。正常菌群消失或比例失调可因大量应用抗生素所致,除涂片染色找细菌外,应采用不同培养基培养鉴定。

二、寄生虫检查

粪便检查是诊断寄生虫病常用的病原学检测方法,详见第四篇第八章寄生虫检验与常规鉴定。

第八章　脑脊液检验

脑脊液检验主要包括脑脊液理学、化学、有形成分及病原学等检查,中枢神经系统任何部位发生感染、肿瘤、外伤等均可引起脑脊液性状和成分改变,从而为中枢神经系统疾病的诊断和治疗提供依据。

第一节　脑脊液标本的采集与处理

(1)脑脊液主要由临床医师采集,一般行腰椎穿刺,必要时从小脑延髓池或侧脑室穿刺采集。将脑脊液分别收集于3个无菌试管中,每管1～2ml,第一管做化学或免疫学检查,第二管做病原微生物学检查,第三管做理学和显微镜检查。

(2)标本采集后无特殊处理要求,应立即送检,不超过1小时。久置可致细胞破坏,影响细胞计数及分类检查,葡萄糖分解使含量降低,以及病原菌破坏或溶解。病原微生物检验标本须室温条件下运送,以免冷藏致某些微生物死亡。

(3)细胞计数管应避免标本凝固,遇高蛋白标本时,可用EDTA盐抗凝。

第二节　脑脊液理学检验

脑脊液理学检验包括脑脊液颜色、透明度、凝固性、比重。

一、颜色

【结果判定】

正常为无色透明;病理情况下可有不同改变。

【临床意义】

中枢神经系统发生感染、出血、肿瘤等,脑脊液中出现过多的白细胞、红细胞和其他色素,颜色会发生异常改变。

1.红色

多见于穿刺损伤出血、蛛网膜下隙出血或脑室出血等,如标本为血性,为区别病理性出血或穿刺损伤,应注意:

(1)将血性脑脊液离心沉淀(1500r/min),如上层液体呈黄色,隐血试验阳性,多为病理性出血,且出血时间已超过4小时,约90%患者为12小时内发生出血;如上层液体澄清无色,红细胞均沉管底,多为穿刺损伤或因病变所致新鲜出血。

(2)显微镜下红细胞皱缩,不仅见于陈旧性出血,在穿刺损伤引起出血时也可见到。因脑脊液渗透压较血浆高所致。

2.黄色

除陈旧性出血外,脑脊髓肿瘤所致脑脊液滞留时,也可呈黄色;黄疸患者(血清胆红素 171～257μmol/L)脑脊液也可呈黄色,但前者呈黄色透明胶冻状;橘黄色见于血液降解和进食大量胡萝卜素。

3.米汤样

为白细胞增多,可见于各种化脓性细菌引起的脑膜炎。

4.绿色

可见于铜绿假单胞菌、肺炎链球菌、化脓性链球菌引起的脑膜炎。

5.褐色或黑色

黑色可见于侵犯脑膜的中枢神经系统黑色素瘤;褐色可见于脑出血的康复期。

二、透明度

【结果判定】

正常为清澈透明;病理情况下可有不同程度的浑浊。

【临床意义】

脑脊液中细胞数大于 300×10^6/L 或含大量细菌、真菌时呈不同程度混浊。结核性脑膜炎时呈毛玻璃样浑浊;化脓性脑膜炎时呈脓性浑浊;正常脑脊液可因穿刺过程中带人红细胞而呈轻度浑浊。

三、凝固性

【结果判定】

静置 24 小时不形成薄膜、凝块或沉淀。

【临床意义】

脑脊液中蛋白质(特别是纤维蛋白原)含量多于 10g/L 时出现薄膜、凝块或沉淀,如:化脓性脑膜炎在 1～2 小时内即可出现肉眼可见的凝块;结核性脑膜炎在 12～24 小时内形成薄膜或纤细凝块;神经梅毒可出现小絮状凝块;蛛网膜下凸阻塞时呈黄色胶冻状。脑脊液同时存在胶样凝固、黄变症和蛋白质.细胞分离(蛋白质明显增高,细胞正常或轻度增高)、隐血试验阴性,称为 Fromn 综合征,是蛛网膜下凸梗阻的脑脊液特点。

四、比重

【原理】

采用折射仪法。

【操作】

(1)使用手持折射仪时,用左手指握住橡胶套,右手调节目镜,防止体温传入仪器,影响测量精度。

(2)打开进光板,用柔软绒布将折光棱镜擦拭干净。

(3)将蒸馏水数滴,滴在折光棱镜上,轻轻合上进光板,使溶液均匀分布于棱镜表面,并将仪器进光板对准光源或明亮处,眼睛通过接目镜观察视场,如果视场明暗分界不清楚,则旋转接目镜使视场清晰,再旋转校零螺钉,使明暗分界线置于零位。然后擦净蒸馏水,换上待测脑脊液,此时视场所处相应分划刻度值则为比重。

【参考区间】

腰椎穿刺:1.006～1.008,脑室穿刺:1.002～1.004,小脑延髓池穿刺:1.004～1.008。

【临床意义】

比重增高常见于各种颅内炎症、肿瘤、出血性脑病、尿毒症和糖尿病;比重降低见于脑脊液分泌增多。

第三节　脑脊液化学检验

一、蛋白质定性试验

【原理】

脑脊液中球蛋白(Glb)与苯酚结合,可形成不溶性蛋白盐而下沉,产生白色浑浊或沉淀,即潘氏(Pandy)试验阳性。

【试剂】

5％酚溶液:取纯酚25ml,加蒸馏水至500ml,用力振摇,置37℃温箱内1～2天,待完全溶解后,置棕色瓶内室温保存。

【操作】

取试剂2～3ml,置小试管内,用毛细滴管滴入脑脊液1～2滴,衬以黑背景,立即观察结果。

【结果判定】

阴性:清晰透明,不显雾状。

极弱阳性(±):微呈白雾状,在黑色背景下,才能看到。

阳性:(＋)为灰白色云雾状;(2＋)为白色浑浊;(3＋)为白色浓絮状沉淀;(4＋)为白色凝块。

【临床意义】

正常时多为阴性。有脑组织和脑膜感染性疾患(如化脓性脑膜炎、结核性脑膜炎、中枢神经系统梅毒、脊髓灰质炎和流行性脑炎等)、蛛网膜下凸出血及蛛网膜下凸梗阻等时常呈阳性反应。脑出血时多呈强阳性反应,如外伤性血液混入脑脊液中,亦可呈阳性反应。

二、蛋白质定量测定

【原理】

磺基水杨酸为生物碱试剂,能沉淀蛋白质,对清蛋白沉淀能力比球蛋白强,加适量硫酸钠后,沉淀清、球蛋白的能力趋于一致,再与标准蛋白比较进行定量测定,即磺基水杨酸.硫酸钠比浊法。

【试剂】

磺基水杨酸-硫酸钠(SS-S)试剂:取磺基水杨酸3.0g和无水硫酸钠7.0g,加蒸馏水至

100ml。过滤后,储存于棕色瓶中,如显色或混浊则不能用。

【操作】

1.制备标准曲线

含蛋白质 200mg/L、400mg/L、800mg/L、1200mg/L、1600mg/L 的稀释混合人血清蛋白标准系列各 0.5ml,加 SS-S 试剂 4.5ml,充分混匀 7 N15 分钟后,用 420nm 波长比浊,以吸光度为纵坐标,蛋白质为横坐标,绘制标准曲线。

2.样品检测

取待测脑脊液标本各 0.5ml 于两个试管中,其中一个试管加 SS-S 试剂 4.5ml,另一个试管加 154mmol/L 的 NaCl 溶液 4.5ml 作为空白管。在与制作标准曲线相同的条件下比色,所测吸光度可从标准曲线上求得蛋白质浓度。

【参考区间】

腰椎穿刺:0.2～0.4g/L;脑室穿刺:0.05～0.15g/L;小脑延髓池穿刺:0.10～0.25g/L(磺基水杨酸.硫酸钠比浊法)。

【临床意义】

1.中枢神经系统炎症

脑部感染时,脑膜和脉络丛毛细血管通透性增加,首先是清蛋白增高,随后是球蛋白和纤维蛋白增高。

2.神经根病变

如梗阻性脑积水、吉兰·巴雷综合征,多数患者有蛋白质增高,而细胞数正常或接近正常,即蛋白.细胞分离现象。

3.椎管内梗阻

脑与蛛网膜下隙互不相通,血浆蛋白由脊髓静脉渗出时,脑脊液蛋白质含量显著增高,有时高达 30～50g/L,如脊髓肿瘤、转移癌、粘连性蛛网膜炎等。

4.其他

早产儿脑脊液蛋白含量可达 2g/L,新生儿为 0.8～1.0g/L,出生 2 个月后逐渐降至正常水平。

【注意事项】

(1)脑脊液如呈混浊外观,应先离心取上清液检查。如蛋白质浓度过高,应先用生理盐水稀释后再测定。

(2)加入 SS-S 试剂的方法、速度,室温和比浊前标本放置时间都会影响实验结果,故操作时应注意控制操作方法和比浊时间与标准曲线制作方法一致。应随气温改变,勤作标准曲线。

三、葡萄糖测定

【原理】

采用己糖激酶法,同血清葡萄糖测定。

【参考区间】

腰椎穿刺:2.5 ～ 4.4mmol/L;脑室穿刺:3.0 ～ 4.4mmol/L;小脑延髓池穿刺:2.8～4.2mmol/L(己糖激酶法)。

【临床意义】

正常脑脊液内葡萄糖含量仅为血糖的50%～80%,早产儿及新生儿因血脑屏障通透性增高,葡萄糖含量比成人高,一般认为无病理意义。葡萄糖增高见于脑出血、影响到脑干的急性外伤、中毒及糖尿病等;降低见于急性化脓性脑膜炎、结核性脑膜炎、真菌性脑膜炎、脑肿瘤、神经性梅毒和低血糖等。

四、氯化物测定

【原理】

采用电极分析法,同血清氯化物测定。

【参考区间】

成人:120～130mmol/L;儿童:111～123mmol/L(电极分析法)。

【临床意义】

(1)氯化物增高见于脱水、尿毒症、心力衰竭及浆液性脑膜炎等。

(2)氯化物降低主要见于呕吐、细菌性脑膜炎、真菌性脑膜炎、结核性脑膜炎、病毒性脑膜炎、肾上腺皮质功能减退、肾病变、脊髓灰质炎及脑肿瘤等。

五、酶类测定

【原理】

采用速率法,同血清相关酶类测定。

【参考区间】

乳酸脱氢酶(LDH)<40U/L、天冬氨酸氨基转移酶(AST)<20U/L、丙氨酸氨基转移酶(ALT)<15U/L、肌酸激酶(CK)0.5～2U/L、腺苷脱氨酶(ADA)<8U/L(速率法)。

【临床意义】

LDH活性增高见于脑组织坏死、出血等。ALT、AST活性增高见于脑梗死、脑萎缩及急性颅脑损伤等。CK活性增高见于化脓性脑膜炎、结核性脑膜炎及多发性硬化等。ADA活性增高见于化脓性脑膜炎、脑出血及吉兰·巴雷综合征等。

六、免疫球蛋白测定

【原理】

采用免疫比浊法,同血清免疫球蛋白测定。

【参考区间】

IgG 10～40mg/L,IgA<6mg/L,IgM<0.22mg/L和IgE极少量(免疫比浊法)。

【临床意义】

IgG增高见于神经梅毒、化脓性脑膜炎、结核性脑膜炎及病毒性脑膜炎等;IgA增高见于化脓性脑膜炎、结核性脑膜炎及病毒性脑膜炎等;IgM增高见于化脓性脑膜炎、病毒性脑膜炎、肿瘤及多发性硬化等;IgE增高见于脑寄生虫病等。

七、蛋白质电泳

【原理】

常用醋酸纤维素薄膜电泳和琼脂糖凝胶电泳法,同血清蛋白质电泳测定。

【参考区间】

前清蛋白 3%～6%,清蛋白 50%～70%,α$_1$-球蛋白 4%～6%,α$_2$-球蛋白 4%～9%,β-球蛋白 7%～13% 和 γ-球蛋白 7%～8%(琼脂糖凝胶电泳法)。

【临床意义】

前清蛋白增高见于舞蹈症、帕金森病及脑积水等,减少见于中枢神经系统炎症;清蛋白增高见于脑血管病变,减少见于脑外伤急性期;α-球蛋白增高见于脑膜炎、脑肿瘤等;β-球蛋白增高见于退行性病变、外伤后偏瘫等;γ-球蛋白增高见于脑胶质瘤、多发性硬化等。

第四节　脑脊液有形成分分析

【操作】

1.红细胞计数

(1)澄清标本:可混匀脑脊液后用滴管直接滴入血细胞计数池,静置 1 分钟,在高倍镜下,计数 5 个大方格内红细胞数,乘以 2 即为每微升红细胞数。如用升表示,则再乘以 10^6。

(2)浑浊或血性标本:可用微量吸管吸取混匀的脑脊液 20μl,加入含红细胞稀释液 0.38ml 的小试管内,混匀后滴入血细胞计数池内,静置 2～3 分钟,在高倍镜下,计数中央大方格内四角和正中 5 个中方格内红细胞数,乘以 1000 即为每升脑脊液的细胞总数。对压线细胞按"数上不数下、数左不数右"的原则。

2.白细胞计数

(1)非血性标本:小试管内加入冰醋酸 1～2 滴,转动试管,使内壁沾有冰醋酸后倾去,然后滴加混匀脑脊液 3～4 滴,数分钟后,混匀充入计数池,按血液白细胞计数法计数。

(2)混浊或血性标本:将混匀脑脊液用 1% 冰醋酸溶液按血液白细胞计数法稀释后进行计数。为剔除因出血而来的白细胞数,用下式公式进行校正。

脑脊液白细胞校正数=脑脊液白细胞计数值-出血增加的白细胞数

出血增加的白细胞数=外周血白细胞数×脑脊液红细胞数/外周血红细胞数

3.细胞分类

(1)直接分类法:白细胞计数后,将低倍镜换为高倍镜,直接在高倍镜下根据细胞核形态分别计数单个核细胞(包括淋巴细胞、单核细胞)和多个核细胞,应数 100 个白细胞,并以百分率表示。若白细胞少于 100 个,应直接写出单个核、多个核细胞的具体数字。

(2)染色分类法:如直接分类法不易区分细胞或临床需细胞分类结果时,可将脑脊液离心沉淀,取沉淀物 2 滴,加正常血清 1 滴,推片制成均匀薄膜,置室温或 37℃ 温箱内待干,行瑞氏染色后用高倍镜或油镜分类。如见有不能分类的细胞,应请有经验技术人员复核,并另行描述报告,如脑膜白血病或肿瘤细胞。最好取 0.5ml 脑脊液用玻片离心沉淀仪制片后染色分类,可最大限度地获取全部细胞,并保持细胞完整性,脑脊液中找到癌细胞是临床确诊脑膜癌重要手段。

【参考区间】

红细胞计数:$0×10^6/L$。

白细胞计数:成人$(0～8)×10^6/L$;儿童$(0～15)×10^6/L$;新生儿$(0～30)×10^6/L$。

细胞分类:淋巴细胞:成人$40\%～80\%$,新生儿$5\%～35\%$;单核细胞:成人$15\%～45\%$,新生儿$50\%～90\%$;中性粒细胞:成人$<6\%$,新生儿$<8\%$。

【注意事项】

(1)计数应在标本采集后1小时内完成。如放置过久,细胞会破坏、沉淀或纤维蛋白凝集,导致计数不准确。

(2)细胞计数时,应注意新型隐球菌与白细胞区别。前者不溶于醋酸,加优质墨汁后可见不着色荚膜。

(3)使用计数板后应立即清洗,以免细胞或其他成分黏附在计数板上,影响使用。

【临床意义】

(1)中枢神经系统病变的脑脊液细胞数可增多,其增多程度及细胞种类与病变性质有关。

(2)中枢神经系统病毒感染、结核性或真菌性脑膜炎时,细胞数可中度增加,常以淋巴细胞为主,早期伴有中性粒细胞及单核细胞。

(3)细菌感染时,如化脓性脑膜炎者细胞数显著增加,早期以中性粒细胞为主。

(4)脑寄生虫病时,可见较多嗜酸性粒细胞。

(5)脑室或蛛网膜下腔出血时,脑脊液内可见多数红细胞,红细胞吞噬细胞及含铁血黄素细胞。

(6)脑膜白血病和脑膜癌时,可见白血病细胞或癌细胞。

第九章 精液检验

精液是男性生殖器官和附属性腺分泌液体,主要由精子和精浆组成。精液检验包括理学检查、化学检验、有形成分分析等,为男性生殖系统疾病的诊断、预后判断以及男性生育能力的评价提供依据。

第一节 精液标本的采集与处理

一、精液标本的采集

(1)采样前禁欲时间为2~7天。如需多次采集标本,每次禁欲时间天数均应尽可能一致。3个月内至少应检查2次,2次间隔时间应>7天,但不超过3周。

(2)应提供患者关于精液标本采集的清晰的书面和口头的指导,应强调精液标本采集必须完整,应要求患者告知精液标本是否有部分丢失的情况。

(3)使用专用或指定清洁干燥广口带刻度容器收集精液。仅在特殊情况下,可使用专门为采集精液设计的无毒性避孕套来采集标本。

(4)容器应保持在20~37℃环境中,并尽快送检。容器必须注明患者姓名和(或)识别号(标本号或条码),标本采集日期和时间。

(5)应将一次射精精液全部送检。如标本不完整,应在检验报告中注明。

二、精液标本的处理

收到标本记录留取时间后,应立即加盖保存于37℃环境中观察液化时间。精液内可能含有HBV、HIV和疱疹病毒等,故精液和相关使用过的器材应按潜在生物危害物进行处理。

第二节 精液理学检验

通常,精液理学检验包括以下步骤:①开始5分钟,将标本容器置37℃环境,待精液液化;②30~60分钟,评估精液液化时间、外观、精液量、精液pH、精子活力、精子数量、精子存活率、混合抗球蛋白反应试验、过氧化物酶试验和免疫珠试验;③3小时内:标本送至微生物实验室;④4小时后,评估精子形态学,如需要测定附属性腺标志物和间接免疫珠试验。

理学检查包括精液外观、精液量、液化时间、黏稠度和酸碱度等。

一、精液外观

正常精液外观呈均质性、灰白色,精子浓度非常低时,精液略显透明。有红细胞时(血精)

精液呈红褐色,黄疸患者和服用维生素或药物者的精液可呈黄色。

二、精液量

正常一次射精精液量为 1.5~6.8ml。推荐采用称重法测量精液量;或将精液标本直接采集到一个改良的广口带刻度玻璃量杯中,直接从刻度上读取精液体积(精确到 0.1ml),不推荐将精液吸到移液管或注射器,或倒入量筒来测量体积。精液量减少见于射精管阻塞、先天性双侧输精管缺如或精囊腺发育不良,也可能是采集问题、不完全逆行射精或雄激素缺乏。精液量增多见于附性腺活动性炎症。

三、黏稠度

精液液化后,用一次性广口径(直径约 1.5mm)移液管吸入精液,然后让精液靠重力滴落,观察拉丝长度。或将一玻棒插入标本,提起玻棒,观察拉丝长度。正常精液形成不连续的小滴,拉丝长度<2cm。黏稠度增加干扰精子活力、精子浓度、精子表面抗体和生化标志物的检测。

四、液化时间

精液射到收集容器后很快呈现典型的半固体凝胶的团块。通常,在室温或 37℃ 孵箱内几分钟内,精液开始液化(变得稀薄),精液标本在 15 分钟内常完全液化,很少超过 60 分钟。若液化时间超过 60 分钟则为异常,应做记录。正常液化的精液标本可能含有不液化的胶冻状颗粒,无任何临床意义。

五、酸碱度

pH 应在液化后测量,最好在 30 分钟后,宜使用测量范围为 6.0~10.0 的 pH 试纸来测量酸碱度。正常精液 pH 为 7.2~8.0(平均 7.8)。pH<7.0 并伴有精液量减少和精子数量少,可能存在射精管阻塞、先天性双侧输精管缺如或精囊腺发育不良。pH 增高不能提供有用的临床信息。

第三节 精浆果糖测定

【原理】

间苯二酚显色法:果糖与间苯二酚在加热条件下可生成红色化合物,经与标准曲线比较,可得到样本中果糖含量。

【试剂】

1.0.175mol/L $ZnSO_4 \cdot 7H_2O$

50.2g/L 硫酸锌,加蒸馏水至 1L。

2.0.150mol/L $Ba(OH)_z \cdot 8H_2O$

47.3g/L 氢氧化钡,加蒸馏水至 1L。

3.1g/L 间苯二酚

分析纯间苯二酚 1g,加 95% 乙醇 1L 配制。

4.10mol/L HCl

于 87ml 蒸馏水中加入浓 HCl 413ml。

5.果糖标准贮存液

50mg 果糖加蒸馏水至 100ml。

6.果糖标准液

果糖标准贮存液 1ml,加蒸馏水至 10ml。

【操作】

(1)取精浆 0.1ml,加蒸馏水 2.9ml,混匀,加 0.5ml 0.15mol/L Ba(OH)$_2$,0.5ml 0.175mol/L ZnSO$_4$,混匀,静置 5 分钟,离心取上清液备用。

2.按表 9-1 操作

表 9-1　间苯二酚法测定精浆果糖操作步骤

试剂(ml)	测定管	标准管	空白管
待测上清液	1	-	-
果糖标准液	-	1	-
蒸馏水	-	-	1
间苯二酚	1	1	1
10mol/L HCl	3	3	3

90℃水浴 10 分钟,流水冷却,490nm,空白管调零,读取吸光度

【结果判断】

果糖(g/L)=(测定管吸光度/标准管吸光度)×2。

【参考区间】

0.87~3.95g/L。

【临床意义】

减低见于精囊腺炎和雄激素分泌不足;阙如见于先天性精囊腺阙如、逆行射精等。

第十章　阴道分泌物检验

阴道分泌物检验包括理学检验、化学检验、有形成分分析等,是妇科检查的常规项目,对于女性生殖系统炎症、肿瘤等疾病的诊断,是临床诊断阴道疾病的重要依据。

第一节　阴道分泌物标本的采集与处理

【操作】

由临床医师负责采集。采集容器应清洁,一般采用生理盐水浸湿的棉拭子于阴道深部或阴道后穹隆、宫颈口等处取材,采用生理盐水涂片法观察阴道分泌物,或用生理盐水悬滴法观察滴虫。取得标本后应立即送检。

【注意事项】

月经期间不宜进行阴道分泌物检验。检测完毕的标本须按潜在生物危害物处理。

第二节　阴道分泌物理学检验

一、外观

【结果判定】

阴道分泌物正常为白色稀糊状、无气味、量多少不等,与生殖器官充血和雌激素水平有关。近排卵期时量增多,清澈透明、稀薄;排卵期 2～3 天后量少、浑浊、黏稠;月经前期量又增加;妊娠期量较多。

【临床意义】

阴道分泌物外观呈脓性、黄色或黄绿色、味臭,多见于滴虫性或化脓性阴道炎等;呈脓性泡沫状,多见于滴虫性阴道炎;呈豆腐渣样,多见于真菌性阴道炎;呈黄色水样,多见于子宫黏膜下肌瘤、宫颈癌、输卵管癌等引起的组织变性坏死;呈血性伴特殊臭味多见于恶性肿瘤、宫颈息肉、老年性阴道炎、慢性宫颈炎及使用宫内节育器不良反应等;呈灰白色、奶油状和稀薄均匀状,多见于细菌性阴道病,如阴道加德纳菌感染;呈无色透明黏液性状,见于应用雌激素后和卵巢颗粒细胞瘤。

二、酸碱度

【结果判定】

正常阴道分泌物呈酸性,pH 为 4.0～4.5。

【临床意义】

增高见于各种阴道炎、幼女和绝经后的妇女。

第三节　阴道分泌物化学检验

阴道分泌物化学检验主要包括过氧化氢、白细胞酯酶、唾液酸酶的检测。

【原理】

样品中的过氧化氢经过氧化物酶作用,释放出新生态氧,后者在安替吡啉存在下,使 N-乙基-N-(2-羟基-3-磺丙基)-3-甲基苯胺钠盐氧化,呈现红色或紫红色,呈色深度与过氧化氢浓度成正比。白细胞酯酶通过水解 X-醋酸盐,释放出溴吲哚基,后者在氧存在的条件下呈蓝色,呈色深度与白细胞酯酶活性成正比。唾液酸苷酶能水解 X-乙酰神经氨酸,释放出溴吲哚基,与重氮盐反应呈红色或紫色,呈色深度与唾液酸苷酶活性成正比。

【操作】

参照相应试剂盒说明书的操作步骤。

【临床意义】

过氧化氢反映阴道分泌物中有益菌的多少,阴性表明乳酸杆菌多,阳性表明阴道环境可能处于病理或亚健康状态。白细胞酯酶反映阴道分泌物中白细胞的多少,阳性表明白细胞>15个/HP,可能有阴道炎。唾液酸酶阳性可能与细菌性阴道病、生殖道肿瘤或其他炎症等有关。

参考文献

[1]王兰兰.临床免疫学检验.第5版.北京:人民卫生出版社,2012.

[2]郑凤英.免疫学检验技术.武汉:华中科技大学出版社,2012.

[3]尚红,潘柏申,关明,等.医学检验项目指南——帮你解析化验结果,北京:人民卫生出版社,2011.

[4]刘辉.临床免疫学检验实验指导,第4版.北京:人民卫生出版社,2011.

[5]张秀明,熊继红,杨有业.临床免疫学检验质量管理与标准操作程序,北京:人民军医出版社,2011.

[6]王兰兰.医学检验项目选择与临床应用.北京:人民卫生出版社,2010.

[7]曹雪涛.医学免疫学.第6版.北京:人民卫生出版社,2010.

[8]王鸿利,尚红,王兰兰,等.实验诊断学.第2版.北京:人民卫生出版社,2010.

[9]何维,曹雪涛,熊思东,等.医学免疫学.第2版,北京:人民卫生出版社,2010.

[10]徐军发.临床免疫学检验实验.北京:科学出版社,2010.

[11]吴蠡荪.新编临床辅助检查指南.北京:中国医药科技出版社,2009.

[12]丛玉隆,王鸿利.实用检验医学.北京:人民卫生出版社.2009.

[13]林贵高,李金明:临床实验室建立TORCH检验程序的重要性,中华检验医学杂志,2008,31(7):737-741.

[14]中华人民共和国卫计委医政司.全国临床检验操作规程.第3版.南京:东南大学出版社,2006.

[15]李金明.临床酶免疫检测技术,北京:人民军医出版社.2005.

[16]托马斯.临床实验诊断学:实验结果的应用和评估,吕元,朱汉民,沈霞,等译,上海:上海科学技术出版社,2004.

[17]中华人民共和国卫计委.WS/T 407-2012.医疗机构内定量检验结果的可比性验证指南.北京:中华人民共和国卫计委,2012.

[18][美]特金.检验医学基础理论与常规检测技术.彭明婷,申子瑜,译.第5版.北京:世界图书出版公司,2012.

[19]刘成玉,罗春丽.临床检验基础,第5版,北京:人民卫生出版社.2012.

[20]熊立凡,刘成玉.临床检验基础,第4版.北京:人民卫生出版社,2008:41-42.